国家出版基金项目
NATIONAL PUBLICATION FOUNDATION

“十二五”国家重点图书出版规划项目

国医大师临床研究

张琪临床医学丛书

张佩青 曹洪欣 总主编

中华中医药学会 组织编写

张琪学术思想探赜

姜德友 吴深涛 主编

科学出版社
北京

内 容 简 介

本书是“十二五”国家重点图书出版规划项目《国医大师临床研究·张琪临床医学丛书》分册之一，系根据国医大师张琪教授从医70年临床经验及学术研究，经整理提炼升华而撰写。全书内容分为医事传略和学术思想两部分。医事传略部分从励志弘医，挺国医脊梁；善辨治疑难杂症，救危厄重病的苍生大医；执中创新，理实合一；培育英才，展大师风范；大德修心，仁者寿五方面叙述了张琪为医、为师、为人的事迹。学术思想部分分为首重经典，博采众家之长；持脉知内，以脉明理；内伤杂病从五脏论治；疗肾病注意整体而以脾肾为要；辨治疑难，以气血为纲；倡导顾护脾胃观；复合病证，宜用大方复法；方类类方，择善而审机裁变；药法与病证相合，活用平奇毒猛、对药群药；养生防病，贵在守恒有节10个部分。本书资料翔实、结构严谨、分析深透、内涵凝炼，是研究张琪学术思想和临床经验必备的重要文献。

本书可供广大中医药临床、教学、科研及管理人员阅读，也可供全国中医院校学生及中医药爱好者参考使用。

本书的出版获得国家出版基金项目资助。

图书在版编目 CIP 数据

张琪学术思想探赜 / 姜德友，吴深涛主编. —北京：科学出版社，2013.1
(国医大师临床研究·张琪临床医学丛书/张佩青，曹洪欣总主编)
ISBN 978-7-03-036270-4

Ⅰ.张… Ⅱ.①姜… ②吴… Ⅲ.中医学-临床医学-经验-中国-现代
Ⅳ.R249.7

中国版本图书馆CIP数据核字(2012)第304111号

责任编辑：郭海燕　曹丽英 / 责任校对：包志虹
责任印制：肖　兴 / 封面设计：黄华斌　陈　敬

科学出版社 出版
北京东黄城根北街16号
邮政编码：100717
http://www.sciencep.com
北京盛源印刷有限公司 印刷
科学出版社发行 各地新华书店经销
*
2013年1月第 一 版　开本：787×1092 1/16
2016年1月第三次印刷　印张：13 3/4
字数：388 000

定价：78.00元

(如有印装质量问题，我社负责调换)

《国医大师临床研究·张琪临床医学丛书》
编　委　会

《张琪学术思想探赜》编委会

主　编　姜德友　吴深涛
副主编　符　强　孙元莹　徐　巍
编　委　（以下按姓氏笔画排序）
王　兵　王得力　刘　征　刘　娜　刘春红
孙元莹　李文英　李富震　李淑菊　吴深涛
张　淼　陈　飞　林　静　周雪明　姜德友
徐　巍　常佳怡　符　强
主　审　曹洪欣

路　序

吾友张琪教授天性敦敏，无涉虚浮，皓首穷经，师而不泥，诊病疗疾，出奇制胜，化险为夷，诚吾辈之翘楚，国医之栋梁。近闻张老于九十大寿之际，又将其学术思想和宝贵经验系统整理成书，即将付梓，欣喜之余，仅弁言数行，以表贺忱。

张老系首获国医大师殊荣之一，但其素性谦和，毫无骄姿，而是愈感不足，团结同道，唯善是从。不尚空谈重疗效，知行合一。常曰："医乃活人之道，余不自欺亦不欺人也。"故博及各科，尤精研肾病数十载，救人无数，成果丰硕，蜚声华宇。医之大者天下为公，寿臻耄耋，常思中医之振兴，多次建言献策，可谓用心良苦。年虽九十，犹亲临一线，为民服务，实杏苑之楷模。

夫名垂青史者，非独名钟鼎于庙廊，垂竹帛于殿堂。《左传》有言："太上立德，其次立功，其次立言，谓之不朽。"而张老利济苍生七十载，起民之夭札，而增其寿者，难以数计。自轩辕尊岐伯为天师，探鸿蒙之秘，阐生生之机。制九针，尊养生。神农尝百草，医药始成，开世界医学之先。厥后仲景、皇甫、思邈等历代医家，纷纷著书立说，使中国医药学不断发展，日臻完善。至于近代，运气有别，习性有异，新知不应束之高阁，古论不能弃之不用，发皇古意，融汇新知，为治学之道。张老于鲐背之年，医湛德高，仍好学不倦，立言以传后世，毫无保留公之于众，乃龙江医派今之旗帜。

张老养生有术，守恒有节，九十高龄仍耳聪目明，心广体健，实大德者有其寿，为中医之福。研索经典，老而弥坚，博采众长，推陈创新，临证思维，跃然纸上。叹书之宏富，辨病与辨证之精，立法处方遣药之妙等，足可为后世登堂入室之舟楫。

吾与张老，既是同乡，又是同道，相知相交数十年，互相砥砺，切磋学问，日有所益。惜吾辈年事已高，不觉间年近期颐，忆往昔民生之多舛，国医之浮沉，感慨良多。曾几何时，中医将废，幸中医同道奋起反抗，仗义执言。看今朝，中医药事业蒸蒸日上，国泰民安，不仅国内繁荣发展，且走出国门，跻于世界医学之林，为人类造福，吾辈欢欣鼓舞，难以言表。

祝张老福体康泰，传承后学，再续佳作。愿我后学，若能参阅本书，捷足先登，步入大医之途，则幸矣！

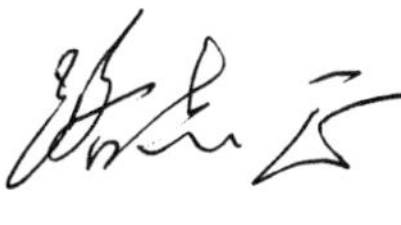

壬辰年孟冬于北京怡养斋

颜　序

杏林耆宿，张琪国医大师，河北乐亭名医之后。幼承庭训，早窥国医之堂奥；未及弱冠，只身闯荡东北。从事中医药临床、教学、科研工作七十春秋，既登堂执鞭，饱育桃李，又坚守临证，未尝一日懈怠；既衷岐黄仲景，遍览金元明清诸家，又与时俱进，借鉴今人之医学成果，通古贯今，活人无算，为北疆龙江医派当今之旗帜，名扬寰宇。近年来兼任上海同济大学中医大师人才传承首席教授，循循善诱，不远万里，几下江南，大家风范，为世所重。为医精勤，诊必有得。关心中医事业，八老上书，传为佳话。

余与张琪先生以医会友，交厚数十载，谈医论艺，获益良多。今逢老友九十寿诞，门人弟子将其历年著作、论文、验案、讲课资料多方整理，汇成一轶。余觉其收罗宏博，取舍谨严，珠玉琳琅，皇然巨制，蔚为大观，兹一出版，必将补苴前失，嘉惠后来，诚为医门盛事，意至美也。欣见杏林又增大作，乐为之序。

颜德馨

壬辰大雪于餐芝轩

总前言

张琪是我国著名中医学家、中医临床家、中医教育家，全国著名中医肾病专家，首届国医大师，黑龙江省中医研究院的创建人之一，全国肾病治疗中心奠基人，位列黑龙江省四大名医，当代龙江医派的旗帜，是黑龙江中医发展史上的一座丰碑，更为中医学术上的一代宗师。

张琪历任黑龙江省祖国医药研究所（现黑龙江省中医研究院）研究员、内科研究室主任、副所长、技术顾问；黑龙江中医药大学教授、博士生导师；中华中医药学会常务理事、顾问、终身理事；中国中医科学院学术委员会委员；国务院首批享受政府特殊津贴专家；首批全国老中医药专家学术经验继承工作指导老师；曾当选第五届、第六届全国人民代表大会代表，第七届、第八届黑龙江省政协常委；九三学社黑龙江省省委员会常委、顾问。

张琪出生于中医世家，少承庭训，克绍箕裘，自幼熟读中医经典，秉承祖父"不为良相，便为良医"的谆谆教诲，勤学不倦。青年时期，他亲历国难，为解民众之疾苦，他不顾中医界每况愈下之前景，毅然决然地投身于哈尔滨汉医讲习所，精研中医理论，密切临床实际，博采众长，开始了悬壶济世的一生。新中国成立后，张琪积极响应政府号召，办诊所，兴教学，抓科研，为中医药事业的振兴与发展奔走呼号，鞠躬尽瘁。张琪以其精湛的医术和正派的为人，深受业内外人士的赞颂。

黑龙江省祖国医药研究所自 1956 年开始筹建，张琪作为其创建人之一，将对中医的满腔热情全部倾注在该所的建设与发展上，奉献出了自己全部精力。并于 20 世纪 60 年代即开始致力于肾病的研究和治疗，至今该所已成为全国闻名的肾病治疗中心。张琪从医 70 年，肩负临床、教学、科研重任，硕果累累，桃李满园。

张琪为学，首重经典，博及医源，探幽索微，无一时虚度。他遍览群书，殚见洽闻，深谙儒家思想精髓，医儒相汇，堪称一代儒医之典范。张琪治学勤勉求真，既不自欺，更不欺人，不尚空谈，但求务实。《脉学刍议》、《张琪临证经验荟要》、《张琪临床经验辑要》、《中国百年百名中医临床家丛书·张琪》、《国医大师临床丛书·张琪肾病医案精选》、《跟名师学临床系列丛书·张琪》、《国医大师临床经验实录·国医大师张琪》等经验集均已付梓，皆源于临床有效实例，真实完整地反映了他的学术思想和临床经验，获得业界人士的广泛赞誉。

张琪为医，怀普治苍生之情，成造福桑梓之事，处世济贫苦，行医为人民。他详审病机，辨证精准，遣方用药，切中肯綮，运用多元化思想，善用大方复法辨治内伤疑难杂病，尤以治肾病经验宏富。他思求经旨，博采众方，师古而不泥，在昌明国粹的同时，不忘融汇新知。利用现代医学技术，结合 70 年中医临床、教学与科研经验，开展了多项科研课题，成绩斐然，并将科研成果应用于临床，制成系列中成药，减轻了患者的身心痛苦，降低了患者的经济负担，在百姓心中是济世活人的苍生大医。

张琪为师，非常重视中医学术薪火相传，青蓝为继，他承岐伯以《内经》教黄帝、长桑以秘药传扁鹊、公乘阳庆以禁方授仓公之遗风，传道授业，尽心竭力。数十年来，他言传身教，无论其著书立作，或临证讲授，所思所悟，悉心教诲。如今张琪培养的众多弟子，多得心法真传，并在各自领域有所建树。张琪杏坛播春雨，学生杏林散芬芳。张琪以其巨人般宽厚的臂膀，承载着弟子们在中医界的赫赫丰功。

张琪为人，性情平和，如水随形，善利万物而不争；淡泊名利，清净高远，具有崇高的追求和高尚的意趣，将省疾诊病奉为第一要务。其以"不求尽如人意，只愿无愧我心"为座右铭，在自心坦荡之余不忘众生，以海纳百川的胸襟，壁立千仞的气度，广施德泽，行仁义之事，俯仰无愧，心无萦纡，是其能荣登寿域之缘由。生活中，他遵养生之法，御守恒有节之术，虽星霜染鬓，但面色红润，精神矍铄，得享鲐背之寿。

本丛书概括了张琪七十春秋为中医界做出的重要贡献，是对其为人、为医、为师的总结，本丛书成书之时恰逢张琪九十华诞，忝为贺礼。疏漏之处敬祈识者斧正。

《国医大师临床研究·张琪临床医学丛书》编委会

2012年10月1日

目　录

医事传略

第一章　砺志弘医，挺国医脊梁

一、幼承家学，弱冠之年名噪乡里

张琪，1922 年 12 月 31 日出生在河北省乐亭县农村一户清贫的读书人家。他 5 岁丧母，从小跟着祖父母长大。其家族虽非显赫，却是书香门第。祖父张文兰精于医典，以教书行医为生，在乡间颇有声望，但因其为人敦厚淳良，一生博施济众，生活始终简朴清贫。张琪幼习四书五经，文兰公对其疼爱有加，有意栽培孙儿继承衣钵，常常在油灯下教 6 岁的孙儿诵读《汤头歌诀》、《药性赋》、《脉诀》等医书。麻桂椒姜成了伴随张琪成长的歌谣，浮沉微弦成了催他入眠的乐曲。每当看到端坐在炕桌前的孙儿专心致志，过目成诵，爷爷便满意地捋捋胡须，面露喜色，深情地说："宋朝的范仲淹先生有句名言'不为良相，便为良医'，人生在世，当不了治国的宰相，也要当个济世的良医啊！"孙儿似懂非懂，好奇地望着爷爷，但"不为良相，便为良医"的名言却深深地镌刻在他那幼小的心里。受家庭熏染，张琪年少矢志岐黄之术，随祖父习医，习读中医经典，如《黄帝内经》、《伤寒论》、《金匮要略》、《温病条辨》等，为探究中医医理打下了坚实的基础。同时，他也继承了祖父温良恭谨的行事作风，为他日后成为德高望重的中医家埋下了伏笔。

1931 年，日本帝国主义的铁蹄踏进了中国东北。一时间，全国各地人心惶惶，硝烟四起，自此国无宁日，疾病流行。此时正值少年的张琪早已熟读《伤寒论》和《金匮要略》，他不仅推崇仲景论证之精辟，更钦佩医圣"感往昔之沦丧，伤横夭之莫救"的崇高社会责任感。他牢记先祖教诲，立志解除民众疾病，于是更加勤奋地攻读医书，撷采众长，学问大增。一次偶然的机会，张琪遇到了一位久治不愈的高热病人，眼见病人的痛苦模样和家属的哀伤绝望，他沉着冷静，细心辨证，回想着祖父及书中各医家的诊疗经验，运用扎实的中医知识为病人遣方用药，不料竟效如桴鼓。病人家属千恩万谢，左邻右舍口耳相传，张琪一时名扬乡里。这次小试牛刀的成功更加坚定了他悬壶济世的决心和信心，由此开始了张琪与中医事业的一世情缘。

二、历经磨难，求学从医虽艰不改初衷

1938 年，祖国沦陷，中华大地哀鸿遍野，民不聊生。年仅 16 岁的张琪只身闯荡东北，由长春辗转至哈尔滨，在天育堂药店开始了学徒生涯。名为学徒，实为仆人。白天蹬药碾子做药，拉药匣子抓药，还要不分昼夜地侍候师傅生活。北疆的冬天寒风刺骨，张琪买不起棉衣棉鞋，冻得手脚都生了冻疮，那刺痒的感觉犹如千万只虫豸啃噬。尽管辛酸劳累，张琪却不言放弃，他明白"天将降大任于斯人也，必先苦其心志，劳其筋骨，饿其体肤，空乏其身，行拂乱其所为，所以动心忍性，增益其所不能"的道理，他时刻提醒自己济世救人的理想，愈是辛苦，就愈用心学习。胸怀大志的他边做杂务边温书，抓药的同时留心记下坐堂先生给病人开具的药方，夜深人静时偷偷

起床点上小油灯对着医书细细揣摩。

尽管有幼时的基础，又有药房的历练，他仍然觉得缺少点什么。他意识到，在那个西学东渐的年代，没有系统的医学知识必将影响疗效，固步自封的诊疗方法难以跟上时代文明的进程。1941 年，黑龙江中医教育的开创者和奠基人高仲山创办了“哈尔滨汉医学讲习会”，以汉医学研究会为依托，为中医进修提高、交流心得经验、磋商疑难问题提供了平台。张琪闻讯犹如久旱逢甘霖，立刻报名成为了第一批学员。在那里，没有偷师的艰难，从龙江各地请来的名医教师毫无保留、倾囊相授；在那里，没有学徒间的猜忌保守，来自伪满时期十一省、一市、一州、一国的五百名中医学子畅所欲言、相互学习。在一年紧张充实的学习中，张琪了解到了西医解剖学、生理学、病理学与中医理论间的差异，体会到了众医家在《汉医学月刊》上的百家争鸣。他把攒下的工钱都买了医书，拿出十足的劲头加紧学习，如饥似渴地汲取着医学知识，终于在 1942 年 6 月以优异的成绩顺利毕业。

在日伪政府的统治下，中医师得不到应有的地位和尊重，甚至连称谓都被强行改为“汉医”，伪满政府要对中医进行“汉医登记”、“汉医考试”，发“汉医许可证”，中医行医归由警察署管理，对中医实行种种限制。在当局的重重卡压和阻碍下，张琪在毕业当年即凭借扎实的理论基础和过硬的临床能力通过了汉医资格考试，取得了开业行医的资格证书，开始在哈尔滨天育堂附设的锺麟诊所行医。

哈尔滨解放后，中医从业者终于获得了工作和思想上的自由。1948 年，张琪经松江省（黑龙江省旧称）卫生行政部门考试，以第二名的优异成绩，获得了中医师证书。但此时，社会上却又出现了对中医的质疑声。1951 年，东北人民政府卫生部王斌提出要改造中医，所有中医从业者进入哈尔滨市中医进修学校脱产学习西医课程一年。此次学习不仅没有动摇张琪在临证时秉承中医理论的决心，反而让他更加深入地思考中医学与现代医学间的关系、比较两者间的优劣，进而形成了他精于辨证、中医辨证与西医辨病相结合的诊疗特点。

1951 年，为响应政府号召，他与赵麟阁、高瑞圃、周国卿四名中医组建了哈尔滨市第四联合诊所，与工厂建立医疗合同，专门为工人诊治疾病、解除病痛。刚过而立之年的他虽然年轻，却凭借精湛的医术和高尚的医德，深得业内人士及广大患者的赏识与信任。

1954 年，在高仲山的积极努力和大力推动下，大批高水平中医大家齐聚冰城，成立了黑龙江中医药大学的前身黑龙江省中医进修学校。次年，张琪被调入执教，同时还为哈尔滨医科大学及省中医进修班、西医学中医班等讲授伤寒论、金匮要略、温病学、诊断学等课程，从此踏上了培养中医后来人的道路，为中医人才培养付出了大量心血，为培养本省的中医骨干和黑龙江中医药大学首批师资力量做出了应有的贡献。

1957 年，张琪参与筹建黑龙江省祖国医药研究所，并任中医内科研究室主任。同年加入九三学社。1960 年 7 月，光荣加入中国共产党。作为该所的创始人之一，张琪的主要临床研究业绩、科研教学成果、中医理论造诣的升华以及获得的许多殊荣，都与这个研究所的发展与壮大紧密地联系在一起。可以说，张琪的辉煌业绩一定程度上推动了黑龙江省祖国医药研究所的发展壮大，而该所对他工作的全力支持以及为其提供的宽广的研究平台，为他个人成就的实现铸造了坚实的后盾。在那里，张琪潜心钻研中医业务，如入世外桃源；在那里，他培养了一批批中医后来人，桃李芬芳；在那里，他给予患者健康，屡起沉疴；在那里，他用疗效为中医药正名，弘扬国粹。1995 年，在他的带领下，黑龙江省祖国医药研究所被国家中医药管理局批准为全国五所中医肾病治疗中心之一。

三、力挺国医，忧国忧民八老上书

随着现代科技的日新月异，国人对西方文化的迷恋一度达到了盲目的程度。20世纪初期，余云岫一派妄图废止中医，直至党和政府在1950年召开的全国卫生工作会议上表明了对中医的支持态度后，形势才有所缓解。但20世纪60年代，许多人试图用西医理论来解释中医，把中医的脉学与西医的心血管系统机械地联系起来，丢失了中医脉学特色。张琪讲授诊断学课程时，深感有必要为脉学正言，遂于1964年撰写了《脉学刍议》一书。该书针对脉学中有关问题加以阐发，尤以仲景脉学为中心内容，主张言证必言脉，言脉必言证，揭示了脉学在中医临床辨证中的重要地位。张琪认为，中医八纲辨证不能用现代医学解释，亦不能用现代心血管理论来解释脉学。脉学虽有心血管方面的内容，但又不完全等同。脉学以中医阴阳、升降浮沉理论为基础，表里寒热虚实皆离不开脉。如浮脉医表，沉脉医里；迟脉主寒证，数脉主热证；弱脉见于虚证；大脉、实脉见于实证。脉学的价值体现在具体疾病的诊断中，特别是外感病，如湿温见濡数脉，湿盛见濡脉。而对于一些无证而有脉的疾病，脉诊更是必不可少。对于现代疾病，脉学也很有诊断意义，如痛风见脉数，则为热象，应治以清热祛湿、活络除痛；甲型流感病毒所致的发热亦属温病，常见于素体阴虚之人，必见数脉。同时，经过多年临床实践，张琪认为，虽然诊脉在四诊中必不可少，但并非对所有疾病都有价值，有些病要舍脉从证，不可将脉学神化。但总的来看，脉诊不可缺。该书发行后在国内颇有影响，许多读者纷纷来信给予高度评价。这次脉学保卫战让张琪明白了著书立说、传承经验的重要性。

1976年，他随黑龙江省卫生厅厅长下乡，在呼兰县举办的乡村医生学习班主讲伤寒论。他还奉卫生厅之命，组织人员编著了乡村医生普及读物《中草药》和《中医基础》。其后他又先后编写出版了《临床经验集》、《张琪临证经验荟要》、《中国名老中医经验集萃》、《张琪临床经验辑要》等多部著作。其中，《临床经验集》获黑龙江省医药卫生科技成果三等奖，并入选中国优秀图书要览；《张琪临证经验荟要》获黑龙江省中医药科技进步二等奖；与任继学等名老中医合著的《中国名老中医经验集萃》获北京市科技进步三等奖。

1978年，全国科学大会召开，张琪作为寥寥无几的中医界代表光荣出席，决心为中医科技事业再扬风帆。同年，任黑龙江省祖国医药研究所副所长的张琪当选为黑龙江省人民代表大会代表，并连任第五届、第六届全国人民代表大会代表。张琪深感作为中医人的任重道远，他意识到，要想让中医学经得住现代科学浪潮的洗礼，必须尽快实现中医的自强，让她在新的历史时期焕发出勃勃生机与活力，要让患者、让社会、让全世界知道，中医药是中华民族的伟大瑰宝，是世界医学领域无法舍弃的重要成员。这勇气并不仅仅源于中华儿女的民族自豪感，更是来自于几十年来数不尽的取效病例，是多年的临床经验让张琪的心底生发出对中医深沉的热爱与执著，是扎实广博的中西医知识让他敢于直面种种质疑声，是心中对祖国医药事业、对人民健康的强烈责任感让他在捍卫中医的曲折道路上越走越坚定。

进入20世纪90年代，古稀之年的张琪反而更忙了。他坚持不懈地出专家门诊、查病房；承担科研课题，指导硕博士研究生；作为黑龙江省职改评委会中医药组组长、科技进步奖评委会主任委员，参加职称评定和奖项评审；应国家中医药管理局及有关部门的邀请，常为一些研讨班、培训班讲学。他更加关注中医药事业的前程，为振兴中医药事业奔走呼号，上书谏言，献计献策。

1990年，正值国家机构改革时期，成立于1986年的国家中医药管理局很可能被撤销，中医工作要合并到卫生部去，中药工作要合并到医药局去。正在长春参加编写会的张琪、邓铁涛、方药中、何任、路志正、焦树德、步玉如与任继学八位全国著名中医药专家闻讯忧心不已，决定联合致信国家主席，恳切呼吁加强国家中医药管理局的职能。他们在信中写道："我们认为在国家机构改革中，国家中医药管理局要进一步转变职能，精兵简政，提高效能。但目的只能是加强和完善这个机构，而不是乘此机会把它撤并掉。如果真是这样，这将是一种历史的倒退，不仅可能使中医药事业失去特色并最终导致消亡，而且对全国的中医药界将是一个沉重的打击，前辈们几十年来为中医药事业奋斗的成果将付诸东流，中医药的国际领先地位也将永远丧失，重新陷于从属地位的中医药队伍包括民族医药队伍很可能成为一个不稳定的社会因素。这绝非危言耸听。我们是过来人，老马识途，对中医药学术、对中医药事业、对中医药队伍有深切的了解，特别是中医药学术的丢失，将是全民族的无法挽回的损失。"此次上书得到了党中央、国务院领导的高度重视。两个月后，中共中央办公厅、国务院办公厅信访局回函答复，同意加强国家中医药管理局管理全国中医药工作职能等意见，并相继成立了省、市级中医药管理局。同年11月，国家"两部一局"确定了全国500名老中医药专家带徒名单，张佩青、朱永志作为张琪的学术继承人，出席在北京人民大会堂召开的全国继承老中医药专家学术经验拜师大会。

1998年，要在医疗机构中施行"抓大放小"政策，有很多中医院准备合并到综合医院，中医学院合并到西医学院，这意味着中医将逐渐丧失原本就处于劣势的阵地。8月11日，张琪、邓铁涛、任继学、路志正、焦树德、巫君玉、颜德馨与裘沛然八位中医泰斗致信国务院总理，提出在我国的医疗机构发展方面，"西医是壮年，中医是少年，抓大放小，中医就活不了"，同时也反映了当时中医药存在的一些问题。11月2日，国家中医药管理局复函转达了国务院总理的批示，并就八老对中医药事业的关心和支持表示了感谢。最终，原定合并入西医院校中的六个中医学院中只有两个实现了合并。这第二次上书便是我国中医药发展史上著名的"八老上书"，再次对维护中医药地位、推动中医药事业的发展起到了积极的作用。

为中医药事业奔走呼号的同时，张琪不忘巩固立业之基，不遗余力地开展临床、科研、教学工作，建树颇丰，为创新中医药理论、弘扬中医药文化做出了突出的贡献。国家卫生部授予他"全国卫生先进工作者"、"全国文明先进工作者"、"边远地区优秀科技工作者"称号；黑龙江省人民政府授予他"黑龙江省名老中医"、"黑龙江省劳动模范"、"黑龙江省劳动模范标兵"、"黑龙江省优秀科技工作者"、"黑龙江省人民政府直属机关优秀党员"、"黑龙江省卫生系统先进个人标兵"等称号；1989年，他被英国剑桥国际传记中心载入《世界知识分子名人录》、《世界男人名人录》；1990年，他被国务院批准为首批享受政府特殊津贴专家。

进入21世纪，已是耄耋老人的张琪并没有停下"一世为良医"的脚步。2000年10月，由他主持完成的"肝舒康冲剂治疗慢性乙型肝炎及肝纤维化的临床与基础研究"获黑龙江省科技进步二等奖；10月29日，他被广州中医药大学第二临床医院即广东省中医院聘为客座教授。2001年4月20日，应邀参加广东省中医院举行的国家级名老中医拜师仪式，配高徒徐大基、林启展两名；5月26日，应邀出席中国(天津)首届中医药文化节，并为劳动模范义诊；10月28日，出席在北京举行的"全国著名老中医邓铁涛学术思想研讨会"；11月5日，应邀为在北京举行的全国名老中医临床经验高级讲习班授课。2002年1月19日，黑龙江中医药大学授予他"优秀博士研究生导师"光荣称号；6月，由他主持完成的"肾炎Ⅱ号水丸治疗IgA肾病血尿的进展研究"获黑龙江省科技进步三等奖。2004年6月，获首届中国医师奖，全国只有4名中医获此殊荣。2008年11月，他被上海同济大学"中医大师传承班"聘为师承导师，并赴上海参加开班仪式、讲学。2009年，他又入选首届"国医大师"，这是新中国成立以来我国第一次在全国范围内评选国家级中医大师，是中医界的最高荣誉。

一路走来，张琪将全部的心血和热情奉献给了中医事业。其专著《临床经验集》的前言可谓是他中医之路的写照："予自少年酷爱医学，遂遵'大医精诚'之训，悉心钻研医典，博览古今医著，在临床实践中亦兼采西医之长，期能尽医之天职，为人民群众服务，在医苑中微有建树。为洞悉医理，常苦苦思索，寻根溯源；为疗危难，常潜心研究，以求救验；为启迪后学，常精写教案，循循善诱。凡医理有所悟，临症有所得，教学有所长，辄援笔志之。日积月累，积稿渐丰，撰为是书，冀为同道抛砖引玉，为人民的健康事业献身。"

第二章　善辨治疑难杂症，救危厄重病的苍生大医

20世纪60年代初，刚过不惑之年的张琪就以医学功底深厚、善治疑难病著称，享誉黑龙江省四大名医之一。他在胸痹、痹病、肝病、肾病、血液病、神志疾病等方面有着丰富的临床经验，许多疑难危重的病人经他治疗后转危为安，并通晓兼治妇科、外科、儿科疾病，经常被邀请参加省内外疑难病中西医会诊，常被省委省政府有关领导请去诊病。1961年，受党中央和省领导委托，和哈尔滨医科大学的胸科专家傅世英教授一起，赴黑龙江省黑河为前苏联阿穆尔州秘书长多布雷治好了心脏病。1967年7～10月，他参加了农村医疗队为农民防病治病。黑龙江省兰西县农村，听说从省城来了名医，十里八村的农民赶着车，骑着毛驴，用门板抬着病人来到张琪驻地。张琪不顾条件简陋，一一耐心地给乡亲们诊治，在缺医少药的农村，张琪的到来犹如及时雨，很多病人在他的精心调治下很快恢复了健康。有的农民朋友一直与他保持着联系。进入21世纪，已是耄耋老人的张琪并没有停下一世为良医的脚步。随年龄的增长，对内科疑难杂病探究愈深，把疑难重证作为临证主攻目标，研究数十春秋，独具特色，其疗效卓著闻名杏林，享誉海内外。

一、善治顽难病证

由于黑龙江省地处高寒区，慢性支气管炎、支气管哮喘、肺气肿为常见病、多发病，而其最终转归都是慢性肺心病、慢性肺纤维化、右心衰竭乃至肺性脑病。众所周知，慢性肺心病、慢性肺纤维化为不可逆病理变化，西医常规抗感染、平喘、强心、利尿初期有一定效果，但究其根本，还是属于对症治疗的范围，而且随着病情恶化，往往出现耐药现象，中医治疗不仅可以有效改善症状，同时还可以有效增强病人体质，防止病情进一步恶化，改善呼吸状态，减少复发，提高生存质量。张琪在临床上善用血府逐瘀汤合生脉散治疗慢性肺心病，屡用屡验。

有一位48岁女性患者王某，慢性支气管炎病史15年，每年冬春两季必有发作，静脉滴注抗生素可以暂时缓解病情。逐年迁延发作，病情持续加重，逐渐进展为肺气肿、肺源性心脏病。本次因外感风寒而复发，咳嗽、咳痰、心悸、气短、喘息、水肿发作明显。由于常年大量应用抗生素，本次住院痰培养加药物敏感实验显示，目前临床应用的抗生素均不敏感，病人自行服用阿奇霉素，出现过敏现象，病人无奈，求治于中医。初诊之时病人自觉胸闷、咳嗽、咳痰、痰色黄而质地黏稠，难以咯出，心悸，气短口干，不能平卧，后背冰冷不温，腹部胀满不适，食欲不振，小便少，一昼夜仅300ml，大便秘结一周一行。活动后则心悸气短加重明显。由于阿奇霉素过敏病人周身有红色粟粒状皮疹，扪之碍手。心脏彩超示，肺心病，右心衰竭。西医诊断：肺心病心衰竭Ⅱ度。中医诊断：肺心病心水，辨证为心阳虚衰，水气凌心，血脉瘀阻，痰浊上犯。心阳虚衰为本，血瘀痰浊为标，本虚标实。治以血府逐瘀汤合生脉散加减。病人服药14剂，自觉呼吸状态好转，夜间可以平卧，口唇、爪甲、颜面发绀明显减轻，咳嗽、咳痰有所减轻，腹水有所减少，周身皮疹基本消失，大便排出基本通畅，三日一行，

仍尿少，一昼夜仅为700ml，双下肢水肿消退不明显，舌质紫有瘀斑瘀点，苔白，脉沉。再服21剂，浮肿明显减轻，发绀进一步好转，排尿1800ml/24h，大便排出状态进一步改善，可以一日一行。体力有所增加，病人再服药21剂，状态已如平常人，好转出院，嘱其慎起居，避风寒，避免过劳，随访年余，状态稳定，未闻复发。

许多冠脉支架术后的老年冠心病患者，仍常有少气懒言、心悸不适、心律不齐、早搏、心力衰竭等症状，脉细弱无力或结代，无法再安放支架，西医对此治疗乏术，张琪常用生脉饮加补肾药治疗，他对各种参的应用很有讲究，伴心力衰竭者，他喜用红参，补气力强而迅速，早搏者喜用西洋参补气养阴；若胸闷胸痛，舌有瘀斑等血瘀之征，则以生脉饮加血府逐瘀汤治疗，收效显著。

有一位22岁男性患者王某，4岁时母亲因第三者插足而离家出走，父亲再婚后与继母长期感情不和，病毒性心肌炎病史16年，中西医多方治疗，有所控制，但因高考复习，劳累过度而明显恶化，平素心率40～190次/分，夜间经常有"憋醒"现象，每心率低于55次/分，或高于120次/分，则自觉心悸、气短、胸闷难以忍受，同时伴有濒死感。西医诊断为病毒性心肌炎、心肌损伤。心动超声显示，心脏轻度扩大；经人介绍，求治于张琪。病人形体消瘦，身高172cm，体重仅45kg，主要表现为心悸、气短、头晕乏力、食少纳呆，每活动后则各种症状明显加重。心电图显示，广泛心肌缺血。血压80/50mmHg*，心率62次/分。辨证为气阴两虚，余邪不尽。以大量红参、黄芪益气助阳，同时佐以清热解毒，服药14剂，心悸气短明显减轻，饮食纳佳，夜间憋醒现象未再发作。心电图显示，心肌缺血范围明显减少，血压90/60mmHg；再服28剂，心悸气短基本消失，体力明显增加，但过劳后仍觉心悸气短明显，心率基本稳定在55～110次/分，舌质红紫，苔薄白，脉沉迟。心电图显示，心肌缺血基本消失，血压95/60mmHg，加杜仲、续断等温补肾阳。病人先后共服药150剂，心率稳定60～110次/分，一切均如常人，从而治愈。病人停药后，体重增长18kg，身高增加4cm，正常毕业，于2004年考取哈尔滨师范大学硕士研究生，后娶妻生子，状态稳定。

随着人口的日趋老龄化，老年病的比例逐年上升，老年痴呆、脑萎缩日益成为临床常见病、多发病，两者经常相互伴随发生，我国现有600万左右老年性痴呆，位居世界各国之首。老年痴呆症是继心血管病、脑血管病和癌症之后，成了老人健康的"第四大杀手"。西医治疗仅能缓解其精神症状，中医辨证论治补肾化瘀，填精益髓，可有效阻止病情发展，增强患者体质，延缓衰老。经过长期大量的临床实践，张琪提出肾虚血瘀是老年人的生理特点和临床各种老年病的病理基础。两者互为因果，形成恶性循环，其中肾虚为本，血瘀为标，本虚标实，肾虚血瘀为老年病的基本病理。人至老年，下元虚衰，虚阳上浮，痰浊随之上泛，与瘀血交互为患，上扰清空，则神明受阻，气血不能通调，出现神志异常。

有一位73岁男性患者，家属代述记忆力逐年下降，遗忘明显，性格改变，疑心较大，行为异常，经常担心家中失窃，于午夜时分拨打"110"电话报警，家人为此尴尬不堪。同时出现轻度智力障碍，反应迟钝，语言表达欠清，时有词不达意。CT示：脑萎缩。西医诊断为：老年痴呆阿尔海默型，脑萎缩。经西医多方治疗无明显效果，求治于中医。家属代述，头晕

---

* 1mmHg＝0.133kPa。

头痛，失眠健忘时有幻觉，近来脱发明显。病人形体消瘦，语言表达失常，须发皆白，颜面及双手有较多老年斑。舌质紫暗舌苔白微厚腻，脉沉迟。辨证为心肾两虚挟痰浊瘀血，痹阻脑络，髓海失充。治以补肾健脑养心，填精益髓，同时佐以活血通络。服药30剂，语言表达基本清楚，夜间睡眠良好，服药期间情绪稳定，未再拨打"110"，又服药60剂，并且妄想感消失，疑心明显减轻，精神轻松，饮食睡眠良好，嘱其停药观察，家属恐其前症复作，不同意停药。又自行令病人服药30剂，精神状态已如常人，面色红润，双手及颜面老年斑明显减少。平素须发稀少皆白，服药后再生之须发均为黑色，且有浓密光泽。家人大喜，遂停药。随访半年，状态稳定，再无复发。

神志疾病，包括现代医学抑郁症、强迫症、神经官能症等，此类疾病为当今社会常见难治疾病，因其反复缠绵，往往使医生劳而无功。此类疾病多由思虑过度，所思不遂及忧伤郁闷所致，张琪擅从心肝论治，运用经方时方，随证加减，治愈了多例神志病患者。

有一位42岁女性患者韩某，由于其配偶另寻新欢，加之自身下岗，情绪难以平复，日久不解，严重失眠，甚至连续2周不能入睡，情绪失控，时而喜笑不休，时而暴怒不能控制，用擀面棍毒打亲生女儿，由哈尔滨市精神病院确诊为精神分裂症，用氯丙嗪、卡马西平初期有一定效果，但逐渐失去作用，症状逐渐加重，加量亦无效，最多一晚口服氯丙嗪、卡马西平各50片，被送至附近医院，急诊洗胃。亲属多方联络，求治于张琪，观其神志呆板，苦闷表情，默默不语，舌体胖大，质紫暗有瘀斑，苔白腻，脉象滑有力。辨证为气虚，肝气郁血瘀，痰浊扰于神明，治宜养心疏肝，活血化痰浊法，服药35剂，睡眠明显改善，一夜能入睡3～4小时，但时有噩梦伴有心烦不宁，无端喜笑及愤怒现象基本消失，精神状态稳定。再服21剂，睡眠状态明显改善，不用安眠药能入睡，一夜6～7小时，精神稳定，症状基本消失，家属及病人均要求继续服药，巩固疗效。再服60剂，一切如平人，随访半年，状态稳定，后去住家附近公交车站打工，其女考入卫校学习。

有一名就读于某著名大学的女大学生，因学习过于劳累，导致精神分裂，出现幻想症，痴痴不语，张琪辨其证为心气虚肝气郁热证，以《伤寒论》中主治胸满烦惊之"柴胡加龙骨牡蛎汤"加减治疗，其中柴胡有疏肝泄热之功，龙骨、牡蛎养心，珍珠母、茯神安神，共就诊30次，服用60剂后症状痊愈，笑容满面地回校复学。

张琪用此方化裁治愈了很多神志病患者，深感此方如用之恰当灵活，则效如桴鼓！为了让更多的神志病患者受益，张琪在此方基础上化裁，潜心研究出中药复方"宁神灵"，治疗精神神经系统疾病疗效显著，使众多患者解除了失眠多梦、烦躁忧郁的困扰，1987年获得布鲁塞尔尤里卡国际发明博览会银奖，并被研制成新药，在临床上广泛应用。

张琪熟读《脾胃论》，受李东垣升阳补脾理论启发，善治脾胃疾病。如各类胃炎、胃及十二指肠溃疡、胃黏膜脱垂症、胃神经官能症、十二指肠壅滞症及憩室等。此类疾病见于中医学的胃痛、胀满、吐酸、嘈杂、呕吐等，前人虽有论述，但散见于各家，既不完善又不系统。张琪根据多年临床经验，总结归纳出治胃十法，即疏肝和胃法、疏肝泻热法、柔肝滋胃法、健中温脾法、益气健脾养胃法、消食和胃法、清胃温脾法、活血通络法、疏气温中法、和中安蛔法。并制定有效的方药，既有规律可循，又有方药可用。

有一位65岁女性患者吴某，2001年3月17日初诊。患病1年余，胃脘胀满，食后益甚，两胁胀，唇干，口干，空腹饥饿，上泛黏沫，从口出，大便秘结不爽2～3天一行，舌质红少津，薄苔，体消瘦，脉象弦。经胃镜检查诊断：萎缩性胃炎、胆汁反流。辨证为胃热伤阴，脾失濡润，肝郁上逆，治法宜清胃热养阴，疏肝开郁。处方：生地、百合、沙参、砂仁、石斛、寸冬、川连、柴胡、川朴、青皮、蒌仁、半夏、大黄、内金、麦芽、神曲。上方加减连续服用月余。4月23日复诊，胃胀满及反酸均除，大便日一行，饮食亦佳，每日3餐饭后无不适，舌薄苔，脉象沉滑，继以上方化裁调治以巩固疗效。本年10月经胃镜复查，萎缩性胃炎转为浅表性胃炎，从而缓解。

有一55岁男性患者康某，1989年2月18日初诊。自述半年来胃脘痛时烧心吞酸，痛如刀割样，有时饥饿痛，得进食稍缓解，大便2天一行，舌苔白少津，质红，脉象弦滑，经胃镜检查诊断：十二指肠球部溃疡，辨证为脾胃不和寒热互结之症，宜甘草泻心汤增味，温脾清胃法。处方：甘草、川连、黄芩、干姜、半夏、人参、吴茱萸、公丁香、大黄。上方加减服用1个月，3月18日复诊。又服前方10剂胃脘未痛，无自觉症状，3月10日经X线胃透复查，龛影缩小，嘱继服前方观察。

我国慢性病毒性肝炎的发病率很高，张琪对此病的治疗亦有精辟见解，认为肝郁脾虚为慢性肝炎的基本病机，疏肝健脾法为主要治疗大法，十分重视疏肝健脾益气药物的应用。1996年，由张琪主持完成的“疏肝健脾益肾、清热利湿、活血软坚法治疗肝炎后肝硬化的临床与基础研究”获黑龙江省科技进步二等奖。2000年由他主持完成的“肝舒康冲剂治疗慢性乙型肝炎及肝纤维化的临床与基础研究”获黑龙江省科技进步二等奖。

有一位46岁男性患者谷某，大庆市某公司负责人，2001年5月16日初诊。经西医院诊断为丙型病毒性肝炎，早期肝硬化。经治疗无明显效果，来门诊医治。现两胁痛，连后腰酸痛，脘腹胀，痞满不舒，消化不良，大便溏，伴有不消化样便，面色尚可，肝掌，舌淡胖，脉象沉弦，平时嗜酒。肝功能：谷氨酰转肽酶64U/L(标准值：50U/L)，胆碱酯酶15 703U/L(标准值：12 000U/L)，谷丙转氨酶66U/L(标准值：40U/L)。B超：弥漫性肝病表现，脾厚4.1cm，胆囊炎。中医辨证为肝气不疏，郁而化热，邪热内伏，脾气虚而不运。治疗疏肝柔肝以利肝气条达，清热解毒以除热邪，健脾益气扶正以助消化功能，旨在调理肝脾，清热解毒，正邪兼顾。处方：柴胡、白芍、枳实、甘草、白术、云苓、山药、鸡内金、黄芪、太子参、炙鳖甲、郁金、桃仁、败酱草、茵陈、五味子、炮姜、虎杖。6月6日至7月11日二次复诊共服药28剂，两胁痛脘腹胀满均减，大便成形，日一次，饮食亦佳，精神体力均好转，肝功能谷丙转氨酶49U/L(标准值：40U/L)，继以上方化裁。7月11日至9月19日连续服上方加减，胁痛脘腹胀均除，大便日一次成形，无消化不良，食欲佳，精神体力均佳，舌润薄苔，脉象弦滑，肝掌亦减轻，体重增1kg，肝功能检查谷丙转氨酶等均正常，唯谷氨酰转肽酶73U/L(标准值：50U/L)，仍高于正常值，脾未查，拟疏肝益气健脾补肾之剂以扶正，清热解毒活血之品以除邪。9月19日至2002年1月3日中间复诊4次，继服上方症状全除，过劳后右季肋稍不适，其余均正常，肝功能：谷丙转氨酶28U/L(标准值：40U/L)，谷氨酰转肽酶63U/L(标准值：54U/L)，后1月30日复查谷氨酰转肽酶50U/L(标准值：54U/L)，无明显症状，嘱其继服上方加西洋参15g，以巩固疗效。

张琪对肝硬化并发大量腹水患者，据病情体质攻下之法。

曾治一位43岁男性患者李某，为长途汽车司机，长期独自在外，饮食不节，感染乙型肝炎，治疗不及时，逐渐恶化为肝硬化失代偿期，病人家庭条件较差，妻子下岗，儿子年仅7岁，西医多方治疗，收效甚微，家中微薄积蓄，花费殆尽，一度丧失治疗信心，曾经考虑在医院自杀，骗取保险，家属反复劝说，多方联系，求治于张琪。病人一般状态较差，身体羸瘦不支，面色黧黑，巩膜黄染，口唇干燥，高度腹水，腹部膨隆，B超显示肝脏已明显缩小，脾大位于肋下3横指，腹水大约5000～6000ml，腹胀不能饮食，难于行动，大便不爽，3日1行，小便量少，颜色黄赤，辨证为肝胆血瘀，无力运化，湿邪困脾，郁而化热，水湿与邪热交互为患。以舟车丸改为汤剂加减，服药7剂，尿量显著增加，24小时2500ml左右，大便基本1日1行，病人先后服药30余剂，腹水全消，又以鳖甲煎丸之类加减，服药半年余，肝功能基本正常，与其妻开小卖店，可以正常卖货，收入基本自给自足。

对于中风患者的治疗，张琪亦有独到见解。随着生产力进一步发展，人们高脂饮食日益增加，体力活动逐渐减少，中风的发病率日益提高，张琪认为中医中药在对中风的防治上，具有独到优势。适时得当加入中医治疗，可以明显降低病人的致残率、致死率、改善病人预后，增强体质，防止复发。

有一位64岁男性患者李某，高血压病病史23年，冠心病病史15年，糖尿病病史13年。先天脑血管畸形，破裂，导致脑出血，CT回报，出血部位以内囊-基底节区为主，MRI（磁共振）回报为壳核出血，出血量大约为35ml，病人因长期患有高血压病、冠心病，一般状态较差，不适于手术，行内科保守治疗，在哈尔滨医科大学附属二院抢救1周，无明显效果，请张琪会诊。病人神志昏迷，右侧半身瘫痪，颜面红赤，口眼㖞斜，双唇干燥脱皮，牙关紧闭，呼吸气粗，喉间痰声响亮如拽锯，双手握固，小便自遗，颜色黄赤，大便7日未行，病人体温一直在39.5℃以上，用常规退热药，体温一度降至39℃以下，1～2小时后，又上升至39℃以上。血压130～150/80～95mmHg。心率105～120次/分，心电监护显示下壁有明显心肌缺血。诊断为中风，中脏腑，辨证为阳闭。病人从事领导工作多年，平素不喜运动，嗜好饮酒，饮食喜进肥甘厚味，为痰热之体，本次因户外活动量稍大，汗出后感受风寒，复又饮酒，故引起中风。病情的主要特点为，痰热内阻，腑实不通，清窍闭塞。治以化痰清热，通腑泻浊，活血祛瘀，开窍醒神。病人服药3剂，意识有所清醒，仍然处于嗜睡状态，但对话偶尔可以回答1～2句，体温基本保持在39℃以下，牙关已开，小便已基本自知，大便仍然未排，舌红，舌苔黄厚，脉弦滑数而有力，此为痰热与内结之实稍减，清窍渐利。又服药3剂，大便行下3次、量多、色棕黑、坚硬成块，意识逐渐转为清醒，已能对话，体温在38℃左右。再进3剂，病人神志基本清楚，语言表达基本流利，但右侧半身不遂无明显变化，后转入张琪病房进一步治疗，又服药50余剂而基本痊愈，后随访状态稳定。张琪对于神志疾病的治疗多从心、肝、风、痰论治，随证加减，灵活变通，常能显效。

有一名特发性血小板减少性紫癜的女童，服用了大量激素仍不能控制病情，血小板持续下降，且激素的副作用突出，其父母心急如焚，辗转托人找到张琪求治，来诊时该童面红，手足心热，心烦易怒，脉数。按血热辨证，用地骨皮饮子加清热凉血药加减治疗，2周后血小板明显上升，情绪稳定，又复诊3次以此方化裁治疗2个月，血小板升至正常值的低限

（为发病以来的最高值），且已停用激素，服用中药期间，血小板可稳定在正常范围。后因停药反复一次，又用此方治疗，重又恢复正常，且未再复发。其父母不胜感激，命该童向张琪叩首以感谢其再造之恩，在场之人无不动容。

有一位从威海慕名而来的67岁女性糖尿病患者许某，十余年经上海等医院给予胰岛素治疗无效，曾用其他降糖药均无效，空腹血糖高达16.1mmol/L，却对降糖药物不能耐受，多方求治无效，病人长期腹泻，稍食凉物即泻，全身疲倦乏力。张琪用中药健脾益气补肾而获效。服7剂腹泻止，血糖下降至5.6～6.0mmol/L，继服药观察2个月，空腹血糖稳定在6.0mmol/L以下。

痹证相当于现代医学之风湿关节炎、类风湿关节炎、坐骨神经痛及某些结缔组织病，张琪治疗此病也有独到之处。

哈尔滨某大学在校学生，患腰骶部痛，不能久坐，坐2小时以上则疼痛难忍，经西医院确诊为强直性脊柱炎。转来中医门诊求治，自述颈部亦僵，活动受限，张琪见其舌紫少苔，诊其脉滑，辨其病位在督脉与肝肾，乃是督脉不充，肝肾素虚，筋脉失养，外邪侵袭，血络瘀阻所致，治以补肝肾强筋骨，活络化瘀，尤用蜈蚣、乌蛇、穿山甲搜剔风邪。2周后症状疼痛减轻，稍能延长坐时，继以前方化裁，服药14剂后，疼痛明显减轻，后又4次复诊，本方化裁，共服药5个月，疼痛消失，活动自如，可以久坐，全身有力，精神转佳，回校复课。

有一位28岁女性患者，12年前离家去外地读书时，住宿条件差，受寒湿而起病，手足关节肿痛变形5年余，伴有颈肩及双下肢关节疼痛，每逢阴雨天则周身关节疼痛难忍，晨起周身关节僵硬，活动不利，周身肌肉酸痛，倦怠乏力。类风湿因子阳性。西医诊断为类风湿关节炎。经中西医多方治疗，服用激素，效均不显，而且出现相当程度的肝肾损害，转氨酶升高，尿常规出现蛋白，病人手足关节肿痛变形，遇冷痛剧，得热则减，周身关节遇阴雨天则疼痛难忍，手足凉，畏寒严重，甚至盛夏亦经常用频谱仪取暖，其中有多次还造成不同程度的烫伤，月经量少，颜色暗红，由初潮时每个月1行，拖延到3～6个月1行，伴有大量紫黑色血块，舌淡紫、苔白稍厚，脉沉而无力。西医诊断为类风湿关节炎，中医诊断为顽痹，证属寒湿闭阻经络。治以祛寒除湿通络兼以活血化瘀。以六虫汤加减。病人服药14剂，关节疼痛明显减轻，体力增加，畏寒明显好转，患者前后9次复诊，共服药90余剂，周身关节痛基本消失，唯晨起仍觉手足胀，月经量正常，经色暗红，血块消失，舌淡、苔薄白，脉沉而稍数，遂减前方中虫类搜剔之品，加养血补肝肾之品，又服14剂，除手足关节变形无法纠正外，一切如常人，遂停药，随访年余，无复发。

张琪曾在门诊治一位老年女性重症肌无力患者，就诊时言语不利，吞咽困难，四肢无力，不能握拳，眼睑下垂，抬起无力，气短，语声低微。他认为脾主肌肉，为生化之源，运化水谷精微，脾虚则运化失司，四肢失养，发为肌痿，张琪以归脾汤加减，重用黄芪50g，配伍健脾之白术等复方，连续治疗3个月，四肢力复，可自行来看病，语言流利，眼可睁开，吞咽正常，遂以本方化裁制成丸剂，长期服用，至今病情稳定。

曾有一青年男性是白塞病患者，寻遍全国名医久治不愈，来诊时颜面及全身布满片状出血点，连成一片，几乎无健康皮肤，患者情绪低落。张琪分析：《素问·痿论》谓："脾主身之肌肉"。《难经·四十二难》云："(脾)主裹血，温五脏"。此病人脉证均无热象，乃属脾虚不能统血，而血外溢，遂按脾虚之肌衄治疗，应用归脾汤重用黄芪50g取得了良效。

许多过敏性紫癜患者，每于劳累则作，紫癜量少色淡，常伴气虚症状，反复发作，缠绵难愈，张琪将这种紫癜辨为"阴斑"，使用本法，皆获得痊愈。

有些疾病虽症状明显，西医检查及化验却无异常，诊断不明，但张琪对此类疾病运用传统中医临床思维治疗每每得心应手。

曾有一老年女性患者，下肢拘挛，不能走路，西医诊断未明确，来求张琪诊治，肝主筋，此属中医"筋痿"范畴，当柔肝养筋，用《伤寒论》芍药甘草汤加减，重用芍药40～50g，柔肝缓急，经治疗2个月后已能正常走路。

当今社会男科疾病愈加受到关注，张琪对该类疾病亦深研有得。

曾治一位30岁男性患者，婚后5年，其妻未怀孕，经检查精子成活力低下30%，全身乏力，腰酸痛，性欲淡漠，早泄，时有遗精，大便溏泄，舌淡，脉弱，此属脾肾阳虚，脾失健运，精关不固，以巴戟天、仙灵脾等补肾阳为主，《内经》云：精不足者补之以味，尤用鹿角胶血肉有情之品，辅以滋肾阴之品，取阴中求阳之意，再加莲子、芡实健脾固精之品，以此方加减共服40剂，使精子成活率达到80%，其妻终于妊娠，如期生一男孩。

二、专科疗肾病

随着社会经济的发展，生活节奏的加快，生活压力的增大，肾脏疾病逐渐增多且越加复杂，严重危害人们的健康，尤其是肾衰竭晚期尿毒症，成为世界公认的疑难顽症。面对此顽症，国内外众多的医学工作者投入了巨大的精力，但治疗效果仍不尽人意，最终不得不选择透析或肾移植，但治疗费用昂贵，许多患者因无力承受而放弃了治疗。对此，张琪看在眼里，痛在心上，立志攻此顽疾。

张琪对中医肾病的研究始于20世纪60年代初，时任黑龙江省祖国医药研究所内科研究室主任。当时，内科病房收治了许多慢性肾炎患者，病人周身浮肿，颜面口唇发白，衰弱无力，病情反复发作，最后因肾衰竭、尿毒症而死。为此张琪心急如焚，认为中医应以此病为切入点。1962年，张琪与西医学中医的单翠华合作开始研究慢性肾炎的治疗方法。中西医结合治疗慢性肾炎当时在全国还没有先例，要闯出一条路子谈何容易。张琪对中医经典及其他古典医籍中治疗肾病的经方、时方、秘方深入探索，他根据中医对肾病的病理机制的认识，总结出治疗肾病的方药，既以古方新用化裁，辨证施治，又创制出了治疗慢性肾炎的方药；单翠华则以特有的精细和韧劲，日复一日地协助张琪监测病人，对比观察，详细记录，科学分析。一位中医，一位西医，配合默契，经过十余年的努力，两位开拓者的研究成果已见曙光。在消除水肿和尿蛋白方面提出有独到见解的补、清、利三方及治血尿的泄热逐瘀法，疗效显著。1981年，此项工作初步取得的研究成果，达到了国内先进水平，被授予黑龙江省卫生系统科研成果二等奖。1986年被国家科委和卫生部确定为“七五”攻关计划，11 月，张琪关于“中医治疗劳淋的研究”课题中标。他在原来对肾炎研究的基础上，很快组建了肾病研究室和专科门诊，开始对肾病进行更进一步的研究。

40 余年来，张琪扎根于临床实践，先后开展了“中医中药治疗慢性肾小球肾炎的临床研究”、“中医中药治疗慢性泌尿系感染的临床与实验研究”、“血尿的中医治疗研究”以及“中医药延缓慢性肾衰竭进展的临床及基础研究”等课题研究，对急慢性肾盂肾炎、急慢性肾小球肾炎、肾病综合征、慢性肾衰竭、糖尿病肾病、高血压肾病、过敏性紫癜性肾炎等肾病的病因、病机进行分析、归纳，辨证论治，形成了一整套独具特色、行之有效的理法方药，总结出肾小球肾炎水肿辨治六法、肾小球肾炎蛋白尿辨治四法、肾小球肾炎血尿辨治五法、益气养阴清热解毒利湿法治疗慢性泌尿系感染、补脾肾泻湿浊解毒活血法治疗慢性肾衰竭氮质血症、三步论治法治疗过敏性紫癜性肾炎、益气滋阴补肾活血化瘀法治疗糖尿病肾病等，据此研制出的方剂已作为院内制剂被广泛应用于临床，如泌炎康颗粒、肾炎止血丸、肾炎消白颗粒、肾衰竭保肾胶囊、肾衰竭泻浊丸等，带来了巨大的经济效益和社会效益。他使无数患者摆脱了肾病的折磨，或延缓、推迟了肾病的进展。在造福患者的同时，张琪和他的课题组也取得了丰硕的成果：1989 年 9 月，张琪主持完成的“血尿的临床研究”课题，获黑龙江省科学进步奖；1990 年主持完成的“中西医结合治疗慢性肾小球肾炎”课题，获黑龙江省医药卫生科技进步二等奖；1991 年，主持完成的“中医药治疗劳淋的临床与实验研究”课题获国家中医药管理局科技进步二等奖、黑龙江省科技进步二等奖。

张琪不仅被国内中医界誉为肾病专家，也带动了黑龙江省中医研究院肾病专科的发展，培养出一批后继梯队，形成了诊疗特色突出、人才优势明显、科研成果显著的强大学科，1995 年，鉴于肾病专科成绩突出，经国家中医药管理局批准为全国中医肾病治疗中心之一。进入 21 世纪以后，张琪的科学研究与时俱进，与西医肾脏病理相结合，主持完成了对“肾炎Ⅱ号水丸治疗 IgA 肾病血尿的进展研究”，并于 2002 年 6 月获黑龙江省科技进步三等奖。现如今虽已年近耄耋，仍门诊病房应诊不怠，笔耕不辍，2008 年 7 月，《张琪肾病医案精选》由科学出版社出版，书中全面系统介绍了张琪治疗肾脏疾病的思想与独到见解，毫不保留地将其经验、学术思想、验方验案及独创方剂等公之于世，与同道共飨，充分展示了一位大医的仁心博爱。

劳淋，西医称为“尿路感染”，包括慢性肾盂肾炎和反复发作的膀胱炎。张琪通过临床观察，认为其病机关键在“劳”，劳乃正气虚也。

曾治疗一例患“劳淋”10 年的老年女性患者，每于劳累则作，作则小便痛，夜不能寐，反复发作，初用抗生素有效，后期则无效，就诊时症见五心烦热，舌红苔薄，脉虚数，按气阴两虚辨治，清心莲子饮重用黄芪、党参益气扶正，加白花蛇舌草、金银花、连翘以解毒。3 剂即大好，连服 3 周而愈，之前每逢冬必作，随诊 1 年未作。

张琪曾组织课题组临床辨证论治劳淋 326 例，其中气阴两虚型 256 例。

有一位 62 岁女性患者黄某，自述于 35 年前妊娠时患急性泌尿系感染，恐伤及胎儿，仅口服少量消炎药，未彻底治疗，分娩后逐渐转为慢性，西医诊断为慢性肾盂肾炎。每每由于感受寒凉，过度劳累，情志刺激，病情均有不同程度发作。病情发作明显时，尿路刺激症状明显，尿频、尿急、尿痛、尿道灼热难忍。静脉滴注青霉素，注射庆大霉素之类可以逐渐缓解症状。随着年龄增长，病情逐年加重。尤其 51 岁绝经之后，发作次数明显增加，症状严重程度明显加重。开始应用青霉素、氧氟沙星、甲硝唑之类尚可缓解，随着病情频繁发作，抗生素逐渐失去作用，依次试用各种高效抗生素，效果均不明显，甚至静脉滴注抗生素的同时，症状仍然有明显发作。尿培养回报目前临床应用之抗生素均耐药，西医无奈推荐求治于中医。初诊之时，病人自觉腰痛如折，喜温喜按，倦怠无力嗜卧，尿道灼热干涩、尿频、尿急、尿痛、尿有余沥，最令人难堪者，每每听见流水声音，则必有遗尿，如时值雨天，一昼夜则可排尿30余次，周身轻度浮肿，活动后气短汗出明显。泌尿系B超显示肾盂肾盏有瘢痕形成，双侧肾盂变形并有少量积水，膀胱，尿道有慢性炎性改变。西医诊断为慢性肾盂肾炎。中医诊断为劳淋，辨证为气阴两虚，膀胱湿热，治以益气养阴，清热解毒，温阳利湿之法。方用清心莲子饮加减。服药30剂，尿频，尿道灼热均为减轻，体力增加，时值雨天一昼夜排尿仅10次左右，腰痛有所减轻，但活动后仍觉腰痛明显，气短乏力有所改善，但每次上楼后仍觉气短汗出明显。再进21剂，尿频、尿急、尿道灼热进一步减轻，如不过量饮水，一昼夜仅排尿4～5次，腰痛乏力进一步减轻，可以从事简单家务劳动，但是活动量稍微加大，则腰痛乏力明显。又服30剂后复诊，尿路症状基本消失，舌质淡红，苔薄白，尿常规均正常，唯劳力后仍觉腰酸乏力，再服14剂，诸症皆除，随访半年，未闻复发。

还有一位44岁女性患者宋某，教师，20年前于新婚时去海边度蜜月，在过凉海水中长时间游泳，患急性尿路感染，因当时条件所限，未予充分治疗，仅口服少量抗生素，症状基本控制，后妊娠分娩，因胎儿过大，分娩出血过多，体质明显下降，尿路刺激症状时有发作，因当时急于哺乳，仍未予彻底治疗，逐渐转为慢性。经常由于外感风寒，过度劳累，情志刺激而诱发，用青霉素甲硝唑之类有所缓解。近3年来发作次数增多，1年前因过劳，受凉后而出现尿频、尿急、尿痛，静脉滴注抗生素虽可缓解症状，但停药1周后必复发。且症状呈进行性加重。近3个月以来，病情反复发作，药敏试验无敏感药物，现自觉腰部冷痛如折，小腹坠胀冷痛，双足冰冷，虽时值初夏仍穿棉鞋，尿频，每半小时必排尿1次，不能完整讲授一节课，自觉尴尬不堪，尿急尿痛，手足及双下肢轻度浮肿，畏寒喜暖，倦怠乏力，西医诊断为慢性肾盂肾炎。对于此患者中医诊断为劳淋，辨证为肾阳虚衰，膀胱湿热，治以温补肾阳，清利湿热，方用桂附八味丸加减。服21剂后，仍觉腰痛，小腹坠痛，但程度较前明显减轻，尿频尿痛减轻，约2小时排尿1次，手足及双下肢仍有浮肿，再进35剂，浮肿，尿频，尿急，尿痛消失。过劳后觉腰痛，小腹坠痛，嘱其再服14剂以巩固疗效，病人唯恐前症复发，自行服药42剂，遂自觉口苦咽干，心烦喜冷饮，尿道灼热疼痛，此为过服辛燥，化热伤阴所致，予八正散5剂，随手而愈，随访年余，无复发。

同样对于肾结石疾病尽管手术水平日益提高，以及开展体外碎石，但是中医药治疗肾结石，仍然有其独到的优势，对于多发散在性结石，以及结石不甚大，尿路梗阻不甚严重，尤其是高年体虚不宜手术的病人，中药治疗不仅可以避免手术对肾实质的损伤，而且可以更有效地促进肾积水的吸收、感染的消退以及肾功能的恢复。肾结石往往虚实夹杂，又经常并发血尿、肾积水，治疗并非易事。经过大量实践，张琪总结精炼出验方消坚排石汤治疗本病，屡用屡验。

有一位31岁女性患者，中学教师，大学毕业后自愿到西部偏远山区支教，当地饮水条件较差，2年前体检，B超发现右肾有一小结石，直径27mm，因无明显症状，加之工作繁忙，未予治疗。3个月前腰痛如针刺，B超示，右肾有结石8～10个，直径2.1～7.4mm，右肾盂积水，左肾结石3～5个，直径1.2～3.5mm，左肾盂少量积水，西医多方排石治疗无明显疗效，服排石素、溶石素，效果不显，病人表示，自己大部分收入都用于资助当地贫困学生，难以承受更多治疗费用，多方联系，求治于张琪，现病人尿意仍频，尿急，辨证为肾阳不足，血络瘀阻。治以消坚排石汤加减，服药14剂，病人自觉腰痛明显减轻，尿路症状明显好转，体力明显增加。病人先后复诊6次，以上方加减化裁，共服药120余剂，先后排出结石13块。B超示结石消失，但仍有积水。病人自觉腰酸，舌质淡苔白，脉沉滑，继以温阳通络，清热利湿法化其积水。服药50余剂，病人自觉诸症悉除，B超复查肾积水已消失。随访半年再无复发。

其中一例65岁女性患者，自35年前妊娠时患急性泌尿系感染，恐伤及胎儿，仅口服少量抗感染药，未彻底治疗，分娩后逐渐转为慢性。西医诊断为慢性肾盂肾炎，随着年龄的增长，病情日益加重。每因感冒、情志刺激加重，用抗生素基本无效。就诊时症见气阴两虚之倦怠乏力，手足心热，口干不欲饮，舌质淡红，脉细数无力；膀胱湿热之尿频、尿道灼热等症。尿白细胞满视野，尿细菌培养阳性。治以益气养阴，清利膀胱湿热。方用黄芪、党参、茯苓、甘草补脾益气，麦冬、地骨皮、石莲子养阴而清心火，白花蛇舌草、瞿麦、萹蓄、车前子等清利下焦湿热、解毒通淋，方中黄芪扶正为主用至30～50g，白花蛇舌草清利膀胱湿热用至50g，服药7剂后，尿频、尿道灼热感减轻，体力增加。效不更方，再进14剂，除仍腰酸乏力外，其他症状消失，舌质淡红，苔薄白，尿中白细胞10～20个/高倍镜，中段尿培养阴性。继服前方21剂后复诊，尿常规、尿培养正常，唯劳累后觉腰酸乏力。再服14剂，诸症皆除。随访半年，未复发。

劳淋病人湿热久羁伤阴，阴损及阳，加上长期过用苦寒克伐之品，导致肾阳亏虚，膀胱气化不利，阳气不能运化水湿，膀胱湿热未尽，故在淋证中伴有虚寒之象，张琪常将此类淋证辨为“寒淋”。治疗此类患者仅用清热解毒利湿药不仅无明显疗效，且常加重病情，故治疗时应以补肾温阳固涩治本为主，佐以清热解毒、利湿通淋。经过不懈努力，张琪在1990年完成了“中医治疗劳淋的研究”的课题，并取得可喜成果，此病国外的治愈率为40%，而他收治的120例病患治愈率达到60%，有效率为90%。在此基础上，以清心莲子饮化裁研制的院内制剂泌炎康冲剂，为许多反复泌尿系感染的患者解除了痛苦。可见张琪治疗此病的特色在于扶正为主、辅以祛邪，经其治疗之大量病例，不仅症状消失，尿中白细胞、细菌亦随之消失。

从脾肾论治慢性肾脏病。张琪从中医学术理论体系入手，总结大量临床经验，认为肾病之水肿、蛋白尿与肺脾肾相关，其病机关键为肺、脾、肾功能失调，三焦气化失司，尤其是慢性肾脏病，脾肾阴阳失调贯穿疾病的始终。

曾治一位53岁男性患者潘某，干部，1998年2月就诊。近3个月来恶心不欲食，胃脘不适，经某医院按胃病治疗无效，进一步检查，血肌酐449μmol/L，尿素氮24mmol/L，二氧化碳结合力19mmol/L，尿常规蛋白+，红细胞3～5个，血红蛋白87g/L，诊断慢性肾小球肾炎、慢性肾衰竭、氮质血症期，病人面色不泽，舌质紫暗，头昏心烦，手足心热，便秘，周身乏力，恶心厌食，脉象弦数，辨证为湿热毒邪入侵血分，血络瘀阻，宜活血解毒泄热法，处方：

连翘、桃仁、红花、当归、枳壳、葛根、赤芍、生地、丹皮、丹参、柴胡、甘草、大黄。经1个月治疗，血肌酐明显下降，诸症减轻。同年9月检查血肌酐170μmol/L，尿素氮9.0mmol/L，二氧化碳结合力25mmol/L，血红蛋白100g/L，尿蛋白+，脉缓，舌红润薄苔。病人一直上班工作，1999年3月复查血肌酐、尿素氮均在正常范围，病情缓解。张琪临床观察对本病的治疗不论用芳化湿浊或清热解毒，甚至补肝肾、益脾胃、补气血等辅以活血祛瘀，确有良好疗效。

又有一位55岁女性患者刘某，1998年10月入院。腹胀满膨隆，腹水+++，下肢及颜面俱浮肿，尿少，恶心呕吐，手足心热，口干苦，舌赤苔厚腻，脉象滑，尿常规检查，蛋白+++，颗粒管型+，血浆白蛋白26g/L，球蛋白30g/L，总蛋白56g/L，血肌酐350μmol/L，尿素氮18.7mmol/L，血压154/100mmHg。诊断肾病综合征、肾功能不全、氮质血症期。辨证为脾胃湿热，水与热互结于中焦，健运失司。宜清热利湿分消法：川朴、枳实、黄连、黄芩、半夏、陈皮、姜黄、白术、人参、砂仁、茯苓、泽泻、干姜、猪苓、甘草、槟榔。用此方随证加减服药40剂，尿量逐渐增多，水肿全消，腹部宽松，能进饮食，大便日行一次。尿检蛋白+，其他(－)，血浆总蛋白67g/L，白蛋白35g/L，球蛋白32g/L，血肌酐115μmol/L，尿素氮7.0mmol/L，舌苔白，脉滑。病人出院后继续治疗，1个月后复查，尿蛋白(－)，血肌酐、尿素氮俱正常，远期疗效巩固。

张琪对于下焦疾病最为擅长，肾病、前列腺疾病每每药到病除，慢性前列腺炎属于临床男性常见病、多发病、以尿频、尿急、尿痛、尿线细、尿等待、尿分叉，小腹胀为主要临床表现。急性前列腺炎初起往往易于治疗，西医静脉滴注抗生素，或口服清热解毒利湿中药，如龙胆泻肝汤或八正散之类往往收效显著。但是慢性前列腺炎则大多好发于中老年，以增生为主，阻塞尿路，以致小便点滴而出，甚则闭塞不通，相当于中医“癃闭”的范畴，病势缠绵，中西医均无明确有效疗法，导尿及手术治疗又给病人带来诸多不便。大量临床实践证明，中医药治疗，不仅可以有效缓解本病的症状，而且能够巩固远期疗效，提高机体免疫力，防止复发，增强病人体质，改善生活质量。

有一患者史某，男，71岁，为离休干部，前列腺增生病史20余年，小便排出不畅，因病人同时患有高血压、冠心病、糖尿病，不适于手术，所以一直采用保守治疗，症状减轻不明显，近1个月以来小便不通，点滴而下，小腹胀痛难忍，西医诊断为前列腺增生并发尿路感染。终日导尿，病人痛苦不堪，曾静脉滴注多种抗生素无明显疗效；服清热解毒利尿通淋之中药八正散之类20余剂，效亦不显。经人介绍，求治于张琪。初诊时病人自觉小便滞涩不畅，尿道灼热不适，小腹以及会阴部坠胀疼痛，腰部酸痛乏力，大便秘结2～3日一行，舌质红，脉弦滑而稍数。中医诊断为癃闭，辨证为肾阳衰微，下元虚寒，湿热痰瘀，阻塞水道。治以调补肾中阴阳，清热利湿之法。方用滋肾通关丸合八味肾气丸加清热利湿之品。病人服药21剂，不需导尿，小便可以自行排出，但仍不甚通畅，尿道灼热基本消失，腰酸痛，小腹及会阴胀痛大减，大便一日一行，但排出仍然不爽。病人再服14剂，排尿基本通畅，但仍有尿频，尿等待，尿线细，尿分叉现象，偶尔觉小腹会阴部坠胀，大便一日一次，排出顺利。舌质紫，脉沉弦。此为热邪已去，湿浊痰瘀阻滞下焦，导致水道不畅。治以补肾助阳，化瘀利湿。病人连续11次复诊，以上方加减化裁，共服药80余剂，诸症消除，前列腺检查质地变软，体积缩小，基本不影响排尿，病人不仅小便恢复正常，而且体力明显增加，随访1年，状态稳定，无复发，从而治愈。

随着社会开放程度的增加，本病越来越呈现低龄化趋势。

有一患者王某，男35岁为一大学教师，1999年5月24日初诊。病人自述，高中时因年幼无知，染上手淫恶习，引起前列腺炎，羞于向父母提起，治疗不及时，转为慢性，时有发作。现已结婚4年，一直未育，配偶体检一切正常。西医诊断为慢性前列腺炎，曾经中西医多方治疗，静脉滴注抗生素以及服补肾壮阳中药数十剂，均无明显效果，求治于张琪。病人现自觉尿道涩痛不适，每次排尿后有少许脓性分泌物流出，小腹部会阴部以及睾丸精索冷痛坠胀不适，偶尔伴有抽搐，痉挛现象；腰膝酸软，倦怠乏力，头晕耳鸣，性欲减退，夜寐多梦，梦遗早泄，畏寒肢冷，虽时值初夏仍穿毛衣，得温则诸症有所减轻，精液常规；精子计数$56\times10^9/L$，活动度42%，畸形精子35%。中医辨证为肾阳不足，膀胱湿热，加之久病必瘀，治以温阳利湿，清热化瘀解毒；方用薏苡附子败酱散加减。病人服药14剂，尿道症状明显减轻，白浊消失，小腹会阴部不适大减，体力较前有所增加，夜寐有所好转，畏寒明显减轻，梦遗早泄有所好转，病人先后复诊7次，共服药60余剂，前列腺液检查及精子常规均恢复正常，同年10月其妻妊娠，次年8月，剖宫产得一女婴，重7斤6两(1斤＝500g，1两＝50g)，正常生长至今。

三、巧降高热

张琪治疗内科各种顽固性高热有独到见解，疗效卓著。在黑龙江中医进修学校讲课时，被委以讲授温病学的重任，因此，精读了《温病条辨》、《瘟疫论》、《温热经纬》等书，同期治疗了大量热性病，如小儿麻疹，肺炎等，对顽固性高热的治疗深有体会，见解独到。

曾治一位16岁男性患者刘某，患者自幼父母离异，寄养年迈祖母家，照顾不周，体质较差。于月余前，无明显诱因出现气短、心悸、乏力，就诊于哈尔滨医科大学附属一院，经查发现右肺大量胸腔积液，胸腔穿刺结果显示积液为结核性，于医大诊断为结核性胸膜炎并发感染。转入结核病院，经过西医常规抗结核、抗菌、抗病毒，对症及支持治疗后，胸水基本消失，但持续近1个月高热不退，晨起一般38℃左右，午后逐渐上升至40℃以上，甚至有数次达到42℃高温，应用西医常规退热治疗，体温曾降至38.5℃左右，但是2小时后又升至40℃，迫不得已，曾用激素降温治疗，效果也不明显，经人介绍，求治于张琪。初诊正值下午，病人有气无力，神疲倦怠，颜面红赤，体温40.3℃，咳痰黏稠，色黄，不易咳出。口渴喜冷饮，舌干红，苔薄白而干，脉细数无力。中医诊断为肺痨与外感交互为患，辨证为邪热炽盛，气阴两虚。病人正气不足，邪热入里化热，郁而不解，耗伤肺阴，气阴两虚，邪热炽盛。故治以清热泻火，益气养阴润肺。其中生石膏用至200g，再加西洋参25g；病人服药1剂，午后体温降至38.6℃，再服3剂，晨起体温基本正常，午后体温38℃以下。又服3剂后，全天体温基本正常，午后有时体温一度达到37.2℃，不用退热药，可自行降至正常。咳嗽咳痰明显减轻，仅咳少量白痰，易于咳出，舌苔白干而少津，脉虚数。此时邪热已除十之八九，肺痨反复发作缠绵难愈，故在治疗上，应除恶务尽。病人服药10剂，症状基本消失，以益气养阴润肺之法，加减化裁，又服月余，痊愈出院，随访至今，状态良好。后考入哈尔滨大学数学系学习，毕业后去南方发展。

另有一名男性患者，王某，35岁，为大兴安岭附近驻军连队指导员，为救山火，身先士卒，不幸感染森林性脑炎，头痛剧烈，呕吐严重，于当地医院进行简单救治，病情持续加重，持续高热40℃以上，伴有抽搐神昏，急送省城，西医多方治疗无明显效果，省卫生厅联系，请张琪会诊，辨证为暑厥，病人大便已经2周余未行，病人在重症监护病房(ICU)住院，极不合作，经过西医胃肠减压，以及各种引流插管，病情危重，肠鸣音消失，由于西医大量应用抗生素，造成机体菌群失调，口腔霉菌感染，舌诊并不典型，唯有腹部胀满拒按明显，张琪以腹部症状为主，投以峻下之剂，大承气汤鼻饲，其中大黄50g，6小时一行，急下存阴，服药2剂，体温降至38.7℃，抽搐消失，肠鸣音有所恢复，再服药3剂，泄下硬粪块少许，体温降至37.5℃左右，肠鸣音恢复正常，改大黄为25g，再进3剂，泄下大量污水黏液，体温转至正常。张琪治病无数，如这种命悬一线，高热神昏者更不在少数，今取其两例，仅为管中窥豹，一斑之作。

哈尔滨某大学教授，78岁，患高热不退，校医院诊为结核，用抗结核药无效，后经结核医院否定，诊为肺感染，用抗生素亦无效。后转至哈尔滨医科大，高热持续不退，通知病危，后行气管切开，用激素后热退，但肺部大面积炎症不吸收，医院认为仍未脱离危险，建议其家属找中医试试，经托人辗转找到张琪。患者当时极其虚弱，不能进食，仍发热，体温37.5℃，舌红，脉细数。予沙参麦冬汤加西洋参，服1个月后炎症全部吸收。这位教授从海外归来，从不相信中医，此次亲身验证中医疗效，深为信服。但他仍有疑惑之处，就诊时向张琪请教："哪些中药可以治疗炎症?"张琪笑答："方中并无治疗炎症的药物。"他甚是不解："为何无消炎药却将炎症吸收了?"张琪答曰："中医讲正与邪，感染为外邪，肺本身的抵抗力为正气。抗生素虽能杀菌祛外邪，但因其只攻不守，同时也伤了正气，你因反复使用抗生素，导致肺阴虚，抵抗力弱，邪气更加难去。我未用治炎症的药，只是养肺阴，扶正气，帮助你的身体恢复了抗病能力而将邪气祛除，炎症吸收。正所谓'正气存内，邪不可干'，此即中医扶正祛邪之义。"

四、通法治疗外科疾病

张琪不仅善于治疗内科疾病，对外科疾病临床经验亦丰。

曾有一"小肠坏死"术后发生急性肠梗阻的病例，在哈尔滨市某三甲医院住院，经会诊认为，因梗阻发生于术后，不宜再行手术，只能保守治疗，诊时病人呃逆、呕吐、腹胀、不排气，18日未进食，予胃肠减压维持治疗，体质极其虚弱，呃逆不止，难以入睡，舌苔黄腻，脉象沉弱，病情危笃。辨证为胃府实热挟肝气上冲。"诸逆上冲皆属于火"，先用旋覆代赭汤与小承气汤合用，泄热通腑，镇肝降逆，2剂后，呃逆止，能入睡，但大便未通，未排气，遂通腑泄热兼疏气活血以疏通其粘连，尤其用甘遂末与大量番泻叶合用，增强通腑泄热逐水之功，2剂后，大便通，呕吐止。家属恐其下泻体力不支遂自行停药，旋即出现呕吐腹胀，又请复诊，认为病重药轻，肠粘连未解，宿瘀未除，于原方加芒硝10g，2剂后，泻下粪便秽浊液挟水甚多，病人排气，呕吐腹胀俱除，继以疏郁开结调治而愈。

又一名32岁女性患者于某，干部，患“荨麻疹”5年，遇寒凉则皮肤突起，起疹块，瘙痒难以忍受，夜不成寐，中西药治疗俱不收效，痛苦异常，来门诊就治。见其舌苔白腻，切其脉浮，辨为风邪入于血络不得外解而致，以养血祛风法为主。方药以当归、生地、川芎、白芍、蝉蜕、荆芥、防风、蒺藜、生首乌、乌梢蛇、全虫、黄芪、甘草，服上方8剂后，瘙痒大减，遇凉仍痒，但已减轻，疹块明显减少，嘱其继续服用6剂后，瘙痒、疹块进一步大减，后又服6剂，已痊愈，时值冬季严寒来寓复诊，亦未复发。

五、调治妇科疾病

经、带、胎、产为妇女四大主要疾病，尤以带下更为多见，张琪治疗脾虚湿盛，肝郁化热，湿热下注，脾肾虚寒类型尤多。

有一名30岁女性患者李某，1992年3月，由呼兰县来门诊就医，结婚5年未怀孕，少腹冷，终日隐隐作痛，白带淋漓不断，清稀，腰痛如折，面白形体消瘦，脉沉迟，舌淡白，张琪辨此患为脾肾虚带脉失约证，用益肾温阳汤，连服21剂，复诊3次，诸症消失，白带止，月经来潮正常，1992年6月怀孕，至期顺产一男孩。张琪以本方随证化裁，治疗此类病人甚多，不胜枚举，咸成良好疗效。

一蒙姓妇女，39岁，某机关干部，1992年5月由内蒙古呼盟海拉尔市来哈尔滨就医，自述婚后15载未妊娠，经妇科检查诊断为附件炎、宫颈炎、输卵管阻塞，白带淋漓，色稍黄有臭气，腰痛少腹痛，阴部瘙痒，性交有痛感，月经24～25天一潮，五心烦热，舌红苔腻，脉弦数，辨证为肝郁脾虚、湿热郁结、损伤冲任、带脉不固之证，宜加味逍遥散加焦栀子10g、桂枝10g、吴茱萸10g。初服7剂带下减，腹痛亦轻，唯腰痛阴部痛不减，加杜仲、菟丝子各15g，生地15g；继续服之，逐渐好转，连服35剂，诸症消失。回海拉尔市后半年，来信谓已妊娠3个月，后又来函至期顺产一女婴，居家欢喜异常，并盛赞治疗之效。

六、擅治儿科疾病

张琪发现现实生活中，独生子女往往过食肥甘厚味，极易导致胃热动火生痰，反复咳嗽，肺感染，迁延不愈，或治疗不彻底，久而久之则发为哮喘，这类哮喘初期大多表现为实证，症见舌红苔黄，大便秘结，心胸灼热，脉数等，这时候必须清胃以治本，治以泻热和胃，消食化痰。若哮喘日久，久咳久喘，既伤肺气，又影响脾肾，使脾虚生痰，肾不纳气，则由实转虚，虚实错杂。

有一小儿，男，9岁，于5年前起病，西医诊断为过敏性哮喘，四五年来反复发作，已影响正常生长发育，每遇冷则鼻流清涕，既而哮喘发作，哮喘发作时静脉滴注抗生素配合地塞米松有所缓解，但停药一段时间又复发作，近半年来，1个月发作1次，求治于中医。患儿形体瘦小，面色晦暗无泽，自觉胸闷、气短、咳嗽，喉中痰鸣，偶尔咯出少量白痰，质地黏稠，腰凉尿频，畏寒肢冷，时值盛夏季节，却必穿毛衣毛裤。辨证为肺肾阳虚，治以温肺补肾，温化肺中寒饮，温补肾中元阳，服药20剂，畏寒明显好转，可脱去毛衣毛裤，体力明显增加，胸闷、气短、喉中痰鸣明显减轻，唯食纳欠佳，患儿先后服药近百剂，诸症消失，体力增加，遇冷哮喘基本不发作，服药期间，生长迅速，身高增加 10cm，体重增加 5kg，此为沉疴痼疾，故将上方配为丸药，嘱其常服，以巩固疗效，随访至今，未闻复发。

有一名 5 个月女婴马某，抽搐近 20 天，发作时上肢及手拘急，向外伸展，目睛上视，每日发作 5～7 次，1～2 分钟即逝，经 CT 检查未见异常，被诊为婴儿痉挛症，治疗无效，转中医治疗。张琪见患儿手心热，面色青，问其母得知大便秘，又见其指纹青，舌红少津，苔薄白，切其脉数。中医诊断为"急惊风"，辨证为心肝蕴热，木火上炎，肝风内动。治疗宜清热平肝，息风镇惊。处方以钩藤、僵虫、天竺黄、川连、黄芩、柴胡、半夏、龙骨、牡蛎、文军、桂枝、甘草、全虫，用水煎频饮，并嘱咐用朱砂面、琥珀面两药分 4 次与汤药同时服。数日后又诊，得知服上方 6 剂后，发作次数大减，至日 2 次，夜间未发作，且程度也明显减轻，仅上肢略向外伸展，指纹及面色略有红润，大便质稀，脉小有数象。症见好转，续以上方化裁。服 6 剂后，抽搐止，病已痊愈。

有一名 11 岁女孩杨某，既往罹淋巴肉瘤 3 年余，经用长春新碱、环磷酰胺及肾上腺皮质激素治疗，病情一直稳定，近日因其弟出水痘相染，见四肢出现少数红色疱疹，续则发热 8 日，疱疹增多，融而成斑，体温高达 39℃。经某医院儿科确诊为水痘，用抗生素治疗热势不减，体温持续 39～39.8℃，红斑疱疹续出不止，病情危重，邀张琪会诊。患儿壮热，神志尚清，头面、眼睑、躯干、四肢以及手足指趾、前后二阴等处，疱疹密集、色红，融合成片，几乎无健康皮肤，目不能睁，声音嘶哑，咽峡周围红赤，小便色如浓茶，大便稍干，舌红无苔少津，脉滑数。辨为温毒内郁气分，津亏血热发斑，治疗宜清热凉血，解毒化斑，方药以大青叶、板蓝根、金银花、连翘、玄参、生地、麦冬、丹皮、赤芍、黄芩、生石膏、甘草，水煎，每 6 小时服药 1 次。服药 3 剂后，体温下降至 37.4℃，4 小时后又升至 39℃，但其颜面红斑疱疹干枯，已无新皮疹外出，腹泻日行 3～4 次，色污黄。此乃热毒从大肠外泄之佳兆。嘱续服上方 3 剂后体温降至 37.4℃，但午后体温回升至 38.4℃，全身疱疹结痂，部分脱屑，大便日行 2 次，微溏，此乃热毒势衰，正气渐复之象。续以上方加减治疗，生石膏减量，酌加栀子。服方 2 剂后，体温降至 37.5℃未再回升。全身疱疹结痂脱屑，食纳佳，大便日 1 次，稍溏。温毒已解，应防宿疾复发，以养血凉血之剂调之。服方 6 剂后，斑疹消退，精神、食欲正常，下午体温 37.2℃，续加柴胡、青蒿，服药 5 剂，体温正常，斑疹消失，病已痊愈。

第三章　执中创新，理实合一

作为中医学的坚守者，中医学理论的传承者，张琪对如何正确处理中西医之间的关系有着明确主张，简而言之，可谓之“执中创新”。所谓“执中”，与张锡纯之“衷中”有异曲同工之处，即强调以传统中医学的基本原理、基本概念和基本技术为根，在充分继承的基础上再谈“创新”。而且“创新”也并非臆造概念，奢谈一些与中医学基本原理相悖的所谓“新学说”、“新理论”，否则必然造成理论体系的支离破碎和临床实践的无所适从。在张琪一贯的学术思想中，“中西并蓄，摆正主从”是一个重要的方面。他认为，“现在时代不同了，20 世纪 90 年代的中医应该掌握一些现代医学基本知识，因为这是无论从事医疗，还是搞教学、科研，都不能回避的问题。但是有一个问题，作为中医专业的人，首先必须把自身专业掌握好，打下坚实的基础，同时学习一些现代医学知识，两者相辅相成对中医学术会有提高和发展。”“最可怕的是对中医基本功掌握不牢，浅尝辄止，没钻进去，这样的同志学习西医自然就会用西医把中医冲走了”。“其结果必然沦为不中不西，自然谈不上发挥中医的特色了。正确的道路是有主有从，中医为主，西医为从，吸取现代医学来丰富和发展中医，采取拿来主义，这才是我们中医应该走的道路。”

他在理论上是这样讲的，在教学、科研和临床上也是这样做的。张琪素以治疗肾脏疾病闻名于医界，但此“肾”却非彼“肾”，目下所谓“肾脏疾病”，为西医诊断，指肾小球、肾小管、肾血管等病变所致的肾小球肾炎、肾盂肾炎、肾功能不全等，与传统中医学中“主藏精”、“司闭藏”者本非一物，如何在新形势下针对西医诊断为“肾脏疾病”的患者进行有效的中医药治疗，是张琪数十年思考和实践的现实问题，而其解决之道，仍是“执中创新”学术理念指导下的临床和科研实践。

在数十年的临床、教学和科研实践中，张琪的学术专著有多部，从较早的《脉学刍议》及《中医学基础》、《中草药》讲稿，到《临床经验集》、《张琪临证经验荟要》、《张琪临床经验辑要》等，并有诸多临床经验总结性文章收入《中国名老中医经验集萃》、《名医证治汇萃》、《中国名医名方》、《医编》等学术集当中，但无论哪一种、哪一个时期的著作，都在不同程度上体现着张琪“执中创新”学术理念。如对于辨病与辨证关系的认识，张琪是公认精于辨证的中医学家，他认为，辨证论治是毋庸置疑的中医学精髓，一个经验丰富、临床技术高明的医生，主要就体现在辨证的熟练和精准，如此才能立方用药得中肯綮，临床疗效才能不断提高，作为中医特色，必须将其弘扬光大。同时他也指出，受历史条件的局限，辨证论治也存在着天然的局限，也具有不足之处。当前情况下，应借助现代医学的科学手段，将中医辨证与西医诊断尽可能地结合，才能大大提高临床疗效，开阔疾病诊治的思路和方法。但在这一过程中，“创新”固然重要，“执中”更是一切新理论、新学说之本，否则一切创新俱为奢谈。张琪主张，一要在中医辨证基础上，借助西医诊断为我所用，从此开阔辨证论治、立方遣药的思路；二要强调对某些疾病应中西药合用，以相互协调，增强疗效，同时也可能减少或去除某些药物的副作用。中医辨证与西医辨病的结合，绝非抛开中医自有理论，抛弃辨证论治的基本特色，只按西医诊断思路去用药，而是两者有机结合，取长补短，相得益彰。

淋证为目前肾内科常见病，自古以来，关于其病机多由于饮食不节、情志不遂等导致火热内生或湿热下注，以致"膀胱湿热"成为此病的基本证型，清热利湿通淋之八正散、石韦散及龙胆泻肝汤成为治疗此类疾病的基本方药，但"劳淋"的特点为遇劳即发，甚或无明显诱发因素即反复发作不愈。很多实验研究和临床治疗仍以上述方药为主，理由之一便是此病西医诊断多为"尿路感染"或"慢性肾盂肾炎"，而"清热解毒"就成为很多研究者应对诸般"炎症"的不二法门，可是患者非但未获满意疗效，反而出现乏力、纳差等症状。张琪在长期临床实践和经验总结中逐渐掌握了其诊治规律，1986 年国家科委和卫生部确定"七五"科学技术攻关计划，张琪关于"中医治疗劳淋(慢性肾盂肾炎)"的研究课题一举中标。国家中医药管理局领导还请他担任全国老中医经验研究九个课题组的组长："抢救名老中医包括您的经验，把它变成人民的财富，是一项刻不容缓的任务。名老中医里您最年轻，这课题组长的重担请不要推辞。"张琪毫不犹豫地接受此重任，代表北京、上海、四川、湖南等九家科研单位与国家有关部门签下合同。尔后，他行旅匆匆，到各地了解情况，督促进展，交流经验。经过 4 年多的艰苦努力，九项课题全部按期完成。经同行专家评审，其总体研究均达到国内领先或先进水平。他亲自主持完成的课题"中医药治疗劳淋的临床与实验研究"，获得国家中医药管理局科技进步二等奖。

在多年的临床实践中，张琪始终以"执中"为本，以"创新"为目标，并不一味排斥西医诊断与治疗方案，而是看到中西医各自的长处，既借助 CT、B 超及生化检查为手段，又发挥中医辨证论治的优长之处；既坚持以中医辨证论治为主，又汲取西医治疗手段为辅助，取得了骄人的临床疗效。

张琪"执中创新"的学术主张体现在古方新用和创制新方上面，突出体现了古方可以新用，化裁创制已成新方的方面。

一、古方新用，扩大了古方的适用范围

张琪的学术渊源之一来自于对《伤寒论》的深入研究，他曾撰文"经方运用琐谈"、"谈《伤寒论》的辨证法思想"、"仲景方在妇科领域应用之探讨"等，充分体现了张琪灵活巧妙运用经方、立意创新这一重要学术思想。他认为读仲景书用其方既要忠实于原文，又不要被束缚。他不仅对经方有昭幽烛微的阐发，临证应用更是巧妙灵活，大胆扩大经方的应用范围。如对大柴胡汤的应用，脱离了专治表里同病之窠臼，认为"不论有无外感，只要肝胆湿热内蕴，疏泄受阻，肠胃通降失常，即可放胆用之，多能随手奏效"。在肾病的治疗上，更体现了张琪古方新用的学术特点。如李东垣中满分消汤，治"中满寒疝，大小便不通，下虚中满，腹中寒，心下痞"等，他以其治疗慢性肾病顽固性水肿、腹水等属寒湿中阻者，收效甚佳；再如《医林改错》解毒活血汤，原方治"温毒烧炼，气血凝结，上吐下泻"，他以其治疗慢性肾衰竭恶心呕吐，五心烦热，搅闹不宁，舌紫有瘀斑等，辨证属毒邪壅滞，气血凝结者。他认为原方主治与此证虽病因相异，但病机相同，故能收效。

二、化裁古方，使之恰中病机，提高疗效

在古方的基础上加减变化，使之更加符合病情，切中病机，是张琪用药特点之一。如对肾病的治疗，以仲景桃核承气汤去芒硝加入凉血止血之剂治疗热壅下焦、瘀热结滞、血不归经之肾病尿血。他认为临床各类尿血，日久不愈，而有瘀热之象者，用之多可收效。再如对肾衰竭的治疗，他认为慢性肾衰竭病位在脾肾，以阴阳俱虚者居多，尤以肾性贫血表现为主者，用辛温刚燥

之药，则使阴虚愈甚；若纯用甘寒益阴之品，则阴柔滋腻，有碍阳气之布化，影响脾之运化功能。他抓住健运脾胃，升清降浊，调理阴阳这一关键环节，临证选用气味中和之六君子汤加当归、白芍治疗，一则可以调剂六君子汤之偏于燥，二则助六君子以补血，使补血与补气并重，脾胃得以调动，进食增加，营血化源得复，体现了其善用"欲求阴阳和者，必求之于中气"之说，使本方更切病情，临床颇见效验。

三、创制新方，充实和完善前人之所未备

祖国传统医学代代相传，都是通过反复实践，不断推陈出新而发展和提高疗效。张琪积数十年临床经验，创制出许多行之有效的方剂。所处之方，配伍严谨，用药精当，每获良效。例如，瘿瘤内消饮治疗淋巴结结核、甲状腺硬结、甲状腺囊肿等；活血解毒饮子治疗静脉炎；决明子饮治疗高脂血症；利湿解毒饮治疗湿热毒邪蕴结下焦，精微外泄之慢性肾病日久，尿蛋白不消失等，均为他在多年临床实践中摸索和创制的有效经验方，确有较好疗效。

"理实合一"可以说是张琪治学思想的又一突出特点。理实合一是张琪在数十年的教学、科研和临床工作中一直坚守的原则。所谓"理"，可以简单理解为中医学的基本理论；所谓"实"，可以简单概括为临床实际。一般而言，理论与实践应该是紧密结合的，对于中医学这种技术性和专业性都很强的专业来说更是如此。张琪认为，中医学之所以能历千年之传承而不衰，尤其在西医学传入之后，西医学的理论、观念和技术广为应用的今天，中医学仍能为人民群众所信服，关键在于它能够为人民解除疾病痛苦，具有自身独特优势，尽管近百年来中医学受到经济、政治和社会心理等诸多影响，屡遭排挤和打压，几近面临被取缔的困境，但它在人民群众的心目中始终享有崇高威望。之所以仍具强大的生命力，正在于其切实的临床疗效。张琪针对当前中医教育中存在着的重理论、轻实践的倾向，从书本到书本，变成了本本先生，讲课枯燥乏味，理论与实践严重脱节，如此下去，培养出来的学生缺乏实践能力，临床技能比较差。张琪在 20 世纪 90 年代初即发出的担忧，事实证明并非杞人忧天，目前中医药院校学生临床技能的欠缺已是不争的事实。张琪认为，在讲授中医理论过程中，也应多安排实习课，最好是边学理论，边临床诊病，使理论与实践密切结合。张琪在 20 世纪 50～60 年代，在农村办过多届乡村医生培训班，所有学员都是边听课边利用课余时间看病，做到学以致用，学用结合，取得了非常好的效果，在迅速提高学习者临床水平的同时也可以激发其浓厚的学习兴趣。所以张琪认为，无论哪个专业和学制的学生，必须非常重视临床实践，既然解除病人疾苦是医生的天职，那么一个高明的医生时时刻刻也不能离开病人。因为精湛的医术是从千千万万病人的反复实践中总结出来的，医学理论来源于实践，反过来才能指导实践，没有实践就不能证实理论、发展理论。所以"理"固然重要，但更重要的是与"实"的结合，做到"理实合一"，如此才能是一个既有理论基础，同时又有临床技能的医生。

张琪素以临床疗效高而享誉医坛，且自不惑之年即从事教学工作，但他素来强调临证的重要性，不能空谈理论。一次在黑龙江中医药大学给学生讲座时，明确讲到："我是一个实用主义者，不主张写过多的书，注解百篇不如临床实践一次。"他研究仲景学说极为深入，临床也善用经方，本打算写一本关于《伤寒论》的注释，但后来看到单纯注解《伤寒论》和《金匮要略》的书很多，就放弃了这个计划，而是决定投入更多精力写作一本对临床更有实用价值的书。他说，过去有很多老中医，书读的很多，讲课很好，著述很多，可谓口若悬河，下笔千言，但是临证不多，不愿意看病，而"出书是给别人间接的实践，《伤寒论》是张仲景的实践，《温病学》是叶天士的实践，我们

要自己的实践，直接的实践。读书是间接的实践”。而这种“理实合一”的执著来自对“求真”二字的坚守。他喜欢“求真”二字，坚持实事求是的态度，在《张琪临证经验荟要》中，他写到：“书中所录，皆源于实践，确有疗效者，方敢书于笔端，医乃活人之道，予不自欺亦不欺人也。”

在临床实践中，张琪也同样坚持“理实合一”的态度，不迷信理论，不崇拜权威，而是以临床表现为依据，实事求是。如对于消渴，历代医家多遵古训，将其病机定为阴虚为本，燥热为标，多治以清热养阴。但张琪通过多年的临床观察，提出大多数患者并无口渴欲饮，五心烦热之类病症，仅见乏力、身倦，胫膝酸软等，中医辨证应属气阴两虚，当治以益气养阴。

再如张琪以治疗肾脏疾病为多，他创用“大方复治”治疗肾病综合征、慢性肾小球肾炎。尤其是慢性肾衰竭，攻补兼施，寒温并用，处方少则十几味，多则二十余味，但疗效都很好。对此类大方，业内一直以为是辨证不清，只以药味繁多为胜。但张琪指出：“必须认识到，现在有些疾病的病因病机并不那么简单，比如尿毒症病机错综复杂，有虚有实，脾肾不足而兼有湿热、痰浊、瘀血为患，不能单纯补或泻，要从多方着手，处方兼顾。”

2007 年 12 月 10 日《中国中医药报》记者对张琪进行了采访，发表了题为《重剂起沉疴，济世不求荣》的访谈纪要，在文中谈到以大方复法治病时也指出，量大剂重是其用药的一个显著特点，处方常在 20 味左右，药物用量常达到 15～20g，个别药物重用至 50g，这在目前临床上应该是比较少见的，但张琪“早年治疗各种病症时，用量不像现在这么大，后来专门进行肾病、肾衰竭的研究后，接触的多是重证患者，病情错综复杂，如果仅用 5g、8g 的，那只是杯水车薪，这时再过分讲求用药的轻灵，追求配伍的玄妙就不会奏效。”文中提到的不讲求“用药的轻灵，追求配伍的玄妙”，应该说比较明确地概括了张琪临证处方的特点，比较符合张琪的用药习惯，而这种风格的形成，是与他“医风朴实，不套用章法，更没有繁琐的推衍，其用药经验完全是出于实践，尊重疗效”有关，这可以说是张琪“理实合一”学术思想的重要体现。

同时，他也逐渐梳理出了具有个人学术特色的科研思路，将肾病的中医治疗研究确定为主要研究方向。20 世纪 60 年代初，他组建了肾炎课题组，开始对慢性肾小球肾炎的临床治疗进行深入研究，并在全国肾病学会上作了题为《慢性肾小球肾炎证治》的大会发言，获得了全国名老中医岳美中及与会同志的好评；80 年代，他主持的“中医药治疗劳淋的临床与实验研究”课题入选国家“七五”科学技术攻关计划，他本人受国家中医药管理局领导之托担任全国老中医经验研究九个课题组的组长，九项课题全部按期完成，且研究成果均达到国内领先或先进水平，他亲自主持完成的课题获得国家中医药管理局科技进步二等奖；他潜心研制的中药复方“宁神灵冲剂”对治疗精神神经系统疾病疗效显著，使许多患者解除了失眠、少寐、多梦的痛苦，相关研究获黑龙江省人民政府优秀科技成果三等奖，此药 1989 年获得布鲁塞尔尤利卡国际发明博览会银奖，至今还在临床广泛使用；2000 年 10 月，他主持完成的“肝舒康冲剂治疗慢性乙型肝炎及肝纤维化的临床与基础研究”获黑龙江省科技进步二等奖；2002 年 6 月，他主持完成的“肾炎Ⅱ号水丸治疗 IgA 肾病血尿的进展研究”获黑龙江省科技进步三等奖；他还多次作为业界代表参加全国卫生工作会议、全国科学大会等重要会议，受到国家领导人的接见。

第四章　培育英才，展大师风范

张琪，幼承庭训，立志弘医，饱经磨难，砺成大器，世为良医。他不仅以救死扶伤，济世活人为己任，而且始终心系中医发展，重视中医人才培养，呕心育后学，桃李已芬芳。1990 年，他被确定为首批全国中医药专家学术经验继承工作指导教师；2000 年被广州中医药大学第二临床医院即广东省中医院聘为客座教授；2001 年 4 月应邀参加广东省中医院举行的拜师国家级名老中医仪式，配高徒徐大基、林启展两名；11 月应邀为在北京举行的全国名老中医临床经验高级讲习班授课；2008 年 11 月，被上海同济大学“中医大师传承班”聘为师承导师，并赴上海参加开班仪式、讲学；先后应邀出访美国、日本，讲学、会诊，以传播中医药文化，进行学术交流；2002 年 1 月，黑龙江中医药大学授予他“优秀博士研究生导师”光荣称号；2006 年荣获全国首届中医药传承特别贡献奖。

一、著书讲学，培育龙江医派早期中医骨干

张琪说，学习任何一种科学，任何一种知识，首先要热爱。张琪特别强调经典的学习，言其是临床医学的“济川之舟楫”。中医经典内容看似枯燥，但里面确实有好东西，要注重边学习边实践，把看的书应用在临床，用了就觉得中医“有味道”，就钻进去了，钻进去后就更愿意学了。1955 年，张琪调黑龙江省中医进修学校（黑龙江中医药大学前身）执教，被委以讲授《温病学》的重任。为了讲好这门课，启迪后学，张琪认真备课，精读了《温病条辨》、《瘟疫论》、《温热经纬》等书，并结合自己的临床经验，循循善诱，触类旁通，深入浅出地讲解，使枯燥晦涩的中医典籍变得有滋有味；同时他还为哈尔滨医科大学及省中医进修班、西医学中医班等讲授伤寒论、金匮要略、温病学、中医诊断学等课程。当时许多人试图用西医理论来解释中医，把中医的脉学与西医的心血管系统机械地联系起来，丢失了中医脉学特色。张琪讲授中医诊断学课程时，深感有必要为脉学正言，遂于 1964 年撰写了《脉学刍议》一书。该书针对脉学中有关问题加以阐发，尤以仲景脉学为中心内容，学习仲景言证必言脉，言脉必言证，揭示了脉学在中医临床辨证中的重要地位。该书发行后在国内颇有影响，许多读者纷纷来信给予高度评价，为此，黑龙江省人民出版社于 1986 年再版发行。

1976 年，他随黑龙江省卫生厅厅长下乡，在呼兰县举办的乡村医生学习班主讲伤寒论。他讲课总是联系临床实践，不空谈，不保守，很受学员欢迎。他还奉卫生厅之命，组织人员编著了乡村医生普及读物《中草药》和《中医基础》，并由黑龙江省人民出版社出版发行。

张琪重视中医基础理论教育，著书讲学，为培养龙江医派的中医骨干和黑龙江中医药大学首批师资力量做出了突出贡献。

二、多看书，多实践，传道授业培养研究生

张琪常勉励学生：“希望你们将来在学术医术上超过我，因社会要进步，青出于蓝应胜于

蓝”。在研究生培养上，张琪始终要求学生学以致用，多参加临床实践，临证启新知，不能成为“本本先生”。他要求研究生既要扎扎实实学好中医基础理论，更要多多参加临床实践，不论门诊还是查房都要跟诊。他说：“做我的研究生估计挺累，我也要求他们累。临床上用了好方子就告诉他们来源，让他们回去找书对照看。这样多看书、多实践，学生临床有进步，自己也就更愿意学习”。在研究生的培养方式上，张琪主张“师带徒”的形式，就是过去的“侍诊”，学生听病人主诉、看舌脉、体会老师的辨证用药、记录抄方，这种方式带出的徒弟临床水平都不错。他说，带徒弟其实并不轻松，假如没有学生在场，就不用说很多话，带徒弟就要一直讲，把能想到的都毫无保留地讲出来。临床传授中最难的部分就是辨证。经验方虽然会背，但中医不是一方治一病，还得因病而异，辨证施治。病分几类，有几型，即使这一套都背下来，但有些病人临床效果很是不好，这就差在辨证没有辨准。中医比西医难就难在辨证上，病人体质征候不同，用药也不同，所以辨证是很灵活的，这就需要学生细心体味，钻进去也就不难了。针对一些研究生只顾写论文、学外语、忙于出国留学的偏向，张琪常语重心长地说：“不会看病的研究生怎能成为一名好医生?”因此，从师于张琪的研究生大都知晓此理，不仅注重学习导师的学术思想与临床经验，更注重学习导师刻苦钻研、对技术精益求精、攻克一个又一个难关的精神和胜人一筹的真知灼见。

“多临床、多读书、善总结”是张琪向每个学生传授成功的治学治医心法，通过口传心授和随师临证，大大提高了学生们的临床、科研、教学水平及综合能力。为培养更多人才，张琪不顾年事已高，坚持带研究生。他说：“趁自己还有精力，多带一些能用中医药治病的徒弟更有意义。”多年来，张琪已培养博士后 3 人，医学博士 35 人，医学硕士 13 人。他们有的已成为博士研究生导师，有的成为全国某一专科学会的副主任委员，有的还担任了院长、局长等重要职务，走上中医事业的领导岗位，成为学术造诣深厚的中医战线中坚力量。曾任黑龙江中医药大学校长和中国中医科学院院长的曹洪欣就是其中的一个代表。曹洪欣是张琪指导的首批博士研究生，刻苦好学，在名师指导下学验俱增，中医药治疗心血管、心肌炎等方面有高深造诣，受到广大患者的称赞，在国内外享有较高的知名度。为此，国家卫生部原部长张文康紧握张琪的手说：“感谢你为中医事业培养出这么好的优秀人才”！

现任龙江学者特聘教授、第五批全国老中医专家经验继承人导师、省名中医、黑龙江中医药大学基础医学院院长、博士生导师的姜德友，在张琪 80 华诞时曾撰文说：“张琪中医学术的博大精深是我向下一代中医传道授业解惑的源泉，时刻沐浴在张琪教授的目光下成长感到人生无比幸福。”黑龙江中医药大学教务处长、博士生导师谢宁，黑龙江中医药大学临床医学院副院长、博士生导师、省名中医、龙江学者特聘教授周亚滨，在张琪 80 华诞时曾撰文说：“得恩师精勤教诲，推云拨雾，指点迷津，对中国医药学渐有融会贯通、豁然开朗之感。恩师不仅授以知识，更给予我们人品医品之熏陶，先生治学严谨，医德高尚，对病人关怀备至，无论长幼贫富，均视为一等。对学生晚辈更是爱护有加。随时光流逝，愈觉三年随老师鞍前马后实乃人生之莫大荣幸”。“先生还乐于百忙之中挤出时间来校作学术报告，主持博士生论文答辩会，每每高朋满座，户限为穿。先生现虽已耄耋之年，但仍传道授业，诲人不倦，为中医药的发扬光大竭尽全力，体现了令人敬仰的师德师风”。而今，他们已是学校、医院各部门负责人，集教学、临床、科研、管理于一身，而且也先后开始指导硕士、博士生，在各自的领域都取得了骄人的成绩。这都是导师张琪中医学术的博大精深，对诊疗疾病的实事求是、精益求精，对中医未来发展、中医人才培养身先士卒，甘为孺子牛的精神感召，让他们沿着导师引领的方向，也披肝沥胆、殚精竭虑地为培养优秀的高层次中医人才，弘扬中医而努力着。

现黑龙江省中医研究院内科几个重要科室学科带头人皆为张琪的弟子，如张佩青、迟继铭、张晓昀、徐惠梅、潘洋、江柏华、孙伟毅、王今朝等皆为省名中医。

现任黑龙江省中医研究院副院长、主任医师、博士研究生导师的张佩青是张琪的女儿，也是张琪学术经验主要继承人之一，自 1983 年考取张琪的中医内科硕士研究生以来，一直在父亲身边学习工作。她说："在随师问业的 20 余载中，其言传身教使我逐渐成熟，愈感医品人品之重要，深究医理之可贵"。"家父性格温和，遇事不怒，每遇不同意见，则欣然颔首，耐心倾听。唯治学严谨，从不敷衍，且身体力行，勤耕于学海。年已耄耋仍日诊患者数十人，夜读文献，查找古今医案，临证开拓思路，提高临床疗效，皆为发展中医药的博大精深之理论，培养理论联系实际的高层次人才。余亦因行政工作繁杂，求医者甚多，实有劳累放松之感，辄扪心自比顿觉惭愧，其精神激励后人，警示来者不敢懈怠"。如今，张佩青已成为国家中医药管理局全国中医肾病重点专科带头人，第五批全国老中医专家经验继承人导师、全国百名杰出青年中医，黑龙江省优秀中青年专家，国务院特殊津贴享受者。在中医药治疗肾病的临床和科研方面成绩显著，主持或作为主要完成者承担省部级科研课题 6 项，取得 5 项省部级科技进步奖，尤其在中医药延缓肾衰竭进展方面的研究取得较大突破，曾获得黑龙江省科技进步二等奖 5 项。

三、呕心沥血，甘为人梯，培养学术经验继承人

1990 年 10 月 20 日，在北京召开了全国"继承老中医药专家学术经验拜师大会"。这是党和政府为尽快摆脱中医事业后继乏人乏术的局面，抢救老中医药专家的宝贵经验的重大决策，亦是振兴中医的一项战略部署。张琪作为全国老中医药专家学术经验继承工作指导老师，以博大的胸怀，对后学寄予厚望，毫无保留地传授，唯冀中医事业的继承人一代更比一代强。

1991 年，张佩青与黑龙江中医药大学朱永志作为全国首批继承老中医药专家学术经验继承人，拜师张琪学习 3 年，深得导师指教。2001 年 4 月，在国家中医药管理局及广东省政府领导的见证下，广东省中医院副主任医师(现为主任医师)徐大基、林启展拜师张琪。在一年多的时间里，为了指导他们学习，张琪在百忙中不辞舟车劳顿，从遥远的北国哈尔滨两度来到闷热的广州，亲自带他们随诊；平时则不厌其烦地在电话里授业解难，每一封信件都是亲笔书写。在这学习过程中，他们深深感受到导师不但具有高明的医术，而且具有高尚的医德情操，他们动情地说："拜师张琪学习后，我们心中有了一个非常明确的榜样，导师成为中医界一代宗师的成功之路，对我们启发尤深。导师自业医以来，把病人的生命和健康置于至高的地位。正是导师这种为人、为医思想的具体体现，导师不计较个人得失的精神风貌，重视客观实际、实事求是的医疗作风以及不断学习、精益求精的治学态度，对我们的医德教育起到了模范作用。从学生对导师的爱戴、同道对导师的敬佩、各级领导对导师的信赖和感激中，我们看到了导师的成功，也感受到了一代名医的风范，更加深深体会到该如何去成为一个真真正正的学术继承人，成为一个真真正正的医学名家"。在张琪的悉心指导下，通过努力，他们被遴选为医院的"青年拔尖人才"、"广东省千百十人才工程"培养对象等，并先后承担广东省自然科学基金等项目多项，在医疗、教学及科研方面都得到了较为全面的发展。

张琪作为全国老中医药专家学术经验继承工作指导老师，对学生悉心指导，力争"培养一个出息一个"。他给学生讲课、谈论病证不咬文嚼字，也不含糊其辞，而是字字求真，句句求实。每论一病，往往能指出如法处之将如何，误治之将又是何种情形，某病某证临床表现是什么样的，交代的一清二楚，让听者常常有一种豁然开朗的感觉，从而使自己的学识上升到一个较新的境

界。他亲手培养了12名继承老中医药专家学术经验继承人，均活跃在中医医疗、教学及科研第一线，成为我国中医领域的栋梁之才。

四、一代宗师，心系中医，传授中医学习方法

作为师者，张琪认为："伴随着跨世纪中医药学发展的需要，中医药界必须培养和造就一大批对本专业具备深邃的学术理论造诣，有过硬的诊疗技能和研究能力的人才队伍，才能充分发挥中医药特色，适应新世纪发展的要求，承担起振兴和发展中医药的重任"。在《张琪临证经验荟要》一书中亦写道："试观古今中外有成就的科学家、文学家，包括医学家，都是焚膏继晷地勤奋学习。学习中医也不例外，没有这种勤奋好学、锲而不舍的精神，要想学而有成是不可能的。"并提出若要学好中医必须"多读书、多临证、善总结"。几十年来他养成每天读书的习惯，坚持不懈，既阅读古代经典文献著作，又阅读现代书籍。尽管诊务繁忙，但诊余则手不释卷，精学细析。临床每遇到疑难病证或辨证不明或疗效欠佳，则查阅有关文献资料，以求开拓思路，于苦思冥想中找出有效方法。为了学习新技术新经验他几乎订阅了全部国内发行的中医杂志，一有闲暇便广泛浏览细心阅读。如今年过八旬仍坚持写读书笔记和心得体会。正是这样刻苦钻研，勤奋学习，锲而不舍，技术精益求精，使他突破了医疗和科研中一个又一个难关，表现出胜人一筹的真知灼见。他治学严谨，曾云，前人有"医者，意也"，此"意"字寓意深刻，即为医者必须思路广阔，运用思考、思维、思辨，准确分析病情，探微索隐，深中肯綮。对新世纪中医药学发展和人才培养问题，张琪有自己独到的见解。他认为，中医传承，文献是载体。中医文献汗牛充栋，难免使后学者望洋兴叹、望而生畏。但是中医药学理论的精髓、历代名家临证经验之精华，尽皆在斯。欲成就一代名医、大医者，莫不学海泛舟，"咬定青山不放松"，才能在实践中触类旁通。然而读书的方法要博而精，既要通读，又要采其所长弃其所短。学无止境.博大精深的中医药必是活到老，学到老，才能成为新世纪的一名合格中医。他对名中医越来越少、临床水平下降的现象很着急，"现在不是怕出名的中医多，而是怕出名的少。名中医多了，中医才能振兴"。他提出两个建议，一要充实教材的中医内容，每一版都应该补充新的内容，一些好的现代临床经验也可以加进去。二要有一支临床经验丰富的优秀教师队伍，中医基础的讲授一定要结合临床。西医的生理有实验课，解剖学有解剖实验室，西医基础课程大多结合着教学实验，有实践内容，而中医基础长期以来就是照着一本书讲，这是不对的。中医基础也要结合临床来讲，比如什么是肾阴亏，要讲出具体例子来。

中医书籍浩如烟海，只有浏览百家，才会有渊博的学识、广阔的思路和坚实的理论基础。他主张研读中医经典，必须抓住核心，首要的是抓住书的理论体系，如读《内经》要抓住阴阳、五行、藏象、经络、病机、治则等。领悟其内涵，"取其精华，弃其糟粕"，临床时方可运用精当、灵活。他认为《伤寒论》揭示了外感热病传变规律和辨证论治理法方药的内涵，学习它不仅仅是背熟几首方剂和几个条文，更主要的是必须把条文前后连贯起来，对其内容进行剖析，理法方药融会贯通，掌握其辨证论治要领，从中总结出一些规律性的东西，把书本知识运用于临床，以达到学以致用的目的。他精研仲景学说，心得体会颇深。

1. 理解条文

把每条条文从词句到文义全面理解，因条文是作者临证经验的记录，不弄清条文，就很难理解作者如何辨证论治。当然也要弄清条文有否错简、缺漏及各家校勘意见有何异同，因为《伤寒

论》是东汉时代作品，中间经过战乱散失，后人收集整理，错讹之处甚多，有疑义之处，既要参考古今注家意见，又要有自己的见解，不能随文衍义。另外，每读完一篇，可把全篇条文分成若干段，理解段落大意。

2. 前后对比

不少条文必须经过前后对比，才能全面理解。如四逆汤为少阴病的主方，查少阴病篇对本方证记载只有323条，“少阴病，脉沉者，急温之，宜四逆汤”。只举出脉未列证，非常简略，如果同353条“大汗出，热不去，内拘急，四肢疼，又下利厥逆而恶寒者，四逆汤主之”联系起来，证与脉合参就全面了。

3. 类证对比

伤寒六经，每一经病系由若干脉证组合而成的，而许多相同证脉又散见于六经病中，如能将相同症脉一个症一个脉交叉对照，就可加深对辨证论治的理解。以烦躁为例：大青龙汤的无汗烦躁，白虎人参汤的大汗出、大热烦躁，栀子豉汤证汗吐下后虚烦，茯苓四逆汤、甘草干姜汤的虚寒烦躁等，同类证对照，结合其脉证就不难识别是属于哪类烦躁。还要认识到，原文限于历史条件很简略，四诊及辨证是不断发展的，如以后的察舌、望色及望形态等，都大大超过了仲景时代，研讨《伤寒论》应该本着古书今读、古为今用的精神，不要为其所限。

4. 类方对比

有些方剂叙证简略，如半夏泻心汤原方只提出“若心下满，而不痛者，此为痞”宜本方，如果把五个泻心汤综合对照就能使半夏泻心汤的适应证增补完整。《医宗金鉴》吴谦把五个泻心汤类方作了对比，柴胡汤类方皆如此，如能综合分析，才能比较全面明确其适应证，以方测证、探索其病因病机。前后对比有助于对条文的正确理解；类证对比可以提高辨证能力；类方对比可以提高运用方药的本领。

张琪还认为中医经典文献浩如烟海，除《伤寒论》、《金匮要略》外，历代医家之著作都不断有发展创新，促使我国医学发展形成独具特色的东方医学。中医理论在后世亦得到充分发展，金元四大家、明代张景岳、李时珍、清代叶天士、吴鞠通等温病学家及王清任、民国时代张锡纯等医家提出的新理论及其方药对我们亦有很大启发，应以海纳百川的态度，博读、慎思、明辨、采各家之长为我所用。他提倡学生多读书、多临床、多分析、多记录，持之以恒，自能有日新月异之前进发展。

张琪认为一切高科技手段，只要是有助于中医药学的发展，有所创新，都可以为我所用。用传统医药的方法研究中医药和现代科学方法研究中医药，两者相辅相成，是不可分割的。例如，对肝硬化、类风湿关节炎、慢性肾炎、重症肌无力等病的中医药治疗，都能用现代医学诊断指标加以证实，其疗效能从实验室微观指标加以说明。青年中医必须在中医学术上狠下工夫，奠定坚实的基础，同时再学习一些多学科知识。然而前者是基础，如果忽视了，只强调学习现代多学科知识，最后也只能贻误自己，把中医学丢失了，又何谈继承与发展。张琪认为中医西医各有所长，应有机结合，功能互补。强调临床实践要辨证与辨病相结合，绝非是抛开中医理论，抛开辨证论治而按照西医的诊断去应用中药。否则必然会走上废医存药的道路。他认为，一是在中医辨证基础上，借助于西医诊断手段为我所用，以开阔辨证论治、遣方用药的思路，这是当代攻克疑难重症应走的捷径。二是对某些疾病中西药合用之后，能相互协同，增强疗效，去除一些副作用。比如对肾病综合征的治疗，需使用激素，同时辨证论治应用中药时，既可增强疗效，又可减轻激素的副作用，并可增强正气，提高抗病能力，减少复发，提高治愈率。

5. 结合实践

习经以致用，临证启新知。张琪提出，除了深入阅读书籍文献之外，更重要的是印证于临床实践。中医的阴阳五行、脏象经络、生理病理等基础理论，都是前人在治病过程中加以探索和总结出来的，并非面壁虚构。如治疗肝炎、肝硬化等疾病，用“见肝之病，当先实脾”的理论指导，健脾理气以柔其肝，常收到良好疗效；治疗肾病综合征腹水，依据《内经》“诸湿肿满，皆属于脾”，“脾主运化水湿”等理论从脾论治，也往往收到小便通利，腹水消除的效果。中医和中西医结合研究，无论是对急性病还是慢性病诊疗规律的认识和疗效都有所突破，如对急腹症、乙型脑炎、出血热、中风等急症，肝病、肾病、冠心病、痹症和重症肌无力、萎缩性胃炎、再生障碍性贫血等慢性病所总结出来的治疗方法，都是在继承前人经验的基础上有所发展和创新。《伤寒论》是实践经验的记录，如不经过临床，从书本到书本，只能是纸上谈兵，不能加深对全书的理解，也不能提高医术本领。必须与临床相结合，临床愈久则对《伤寒论》体会愈深，愈能体会其精髓。正如陈修园所说：“经方愈读愈有味，愈用愈神奇，凡日间临证立方，至晚间一一与经方查对，必别有神悟。”

第五章　大德修心，仁者寿

现年 90 岁高龄的张琪身体略微发胖，常常眼带笑意，像是邻家长辈，亲切和善，又如智敏长者，从容淡定。“天行健，君子以自强不息；地势坤，君子以厚德载物。”张琪为医，心怀赤诚，志存高远，坚韧刚毅，犹如天之变幻，运行不息；张琪为人，豁达宽厚，气度雍容，名高任重，犹如地之广博，无所不载。张琪在中医界广受赞誉与尊重，不仅源于他心怀中医，对中医学术与临床有着别样的执著与坚持，更因其一生践行以德修心，广施仁爱之大道，处世济贫苦，为师育英才。

一、湛湛儒医，怀普治苍生之情

儒家有言：大德者，必得其寿。作为一代名医，张琪的医德与医术是相辅相承，密不可分的。张琪少承庭训，克绍箕裘，在饱读中医典籍的同时，广泛涉猎儒家经典，不仅为中医医理打下坚实的理论基础，同时也对老人家的大医之风产生了深远的影响。张琪的儒学修养极为深厚，堪称一代儒医典范。他一生都秉持着祖父“不为良相，愿为良医”的谆谆教诲，不但有着崇高的医德，更是有一腔悲天悯人，救世济人的胸怀。悬壶济世，待患者如至亲，凭一颗救死扶伤的赤子之心，展一双起沉疴痼疾的回春之妙手。

从 1956 年调入黑龙江省中医药研究所工作那天起，张琪便正式开始了自己兢兢业业的行医之路。多年间，他出门诊从未间断过，数十年如一日，风雨不误。每次张琪出诊的时候，常常门庭若市，患者总是络绎不绝。对每一位病患，省疾问病，务必耐心细致；开每一张处方，思求经旨，力争精简对症。张琪几乎不用贵细药材，极尽所能地将药价控制到最低，务求让普通百姓都能用得起药、治得起病。然而药虽廉而效甚宏。对张琪的医术医德，患者之间口耳相传，很多几经诊治未见好转的患者怀揣最后一线生机求医于张琪，终获新生，感动至极。张琪说，每次治好一个病人，感觉就像自己完成了一个使命，幸福感油然而生。

多年来，他废寝忘食地工作，耐心接待每一个就诊者。不论是高级干部，还是普通工人、农民，他都一视同仁，认真诊治。

> 内蒙古农村一肾病患儿，在其他医院治疗近一年，仍腹胀，重度浮肿，大量尿蛋白，由于长期用激素，又患股骨头坏死，经人介绍，前来求张琪医治。经他细心辨证用药，1 周后所有体征均明显减轻。又治月余，诸证悉除。患者家属再三致谢，轻松而归。

一天中午，看了一上午病的张琪刚要回去吃饭，一位来自集贤县的妇女闯进诊室着急地说：“就差一个人没看上病，大老远来的，可咋整！”他问明原委二话没说，立即安抚病人，给她诊病。原来这位妇女性患者的是肾衰竭，不能延误。经他精心调治，1 个月只花了 300 元钱，便控制了病情。一位 89 岁的老人，在儿子搀扶下来院就诊，也是没挂上号。张琪得知后，对工作人员说，这么大岁数，看到大夫却看不上病，太不忍心！他忙将老人引进诊室，直到治疗完毕才下班。

对于一些来信、来电寻医问药的病人，他总是认真回复，或调剂药方，或鼓励病人增强信心。许多患者不仅把他看作救命的医生，还把他当成自己的朋友，精神的寄托，康复的希望。广西南宁市一位黄姓青年，给他写了一封热情洋溢的信，信中说："张爷爷，您好！我服了您的药后，病情明显好转，尿蛋白减少了，体力增强了，腰也没那么累了，对生活充满了信心。真的非常感谢您。您让我深深敬佩！您在百忙中还要为我多操一份心，我心中又感激又不安。我一定会增强信心，把病治好。"他多次与"爷爷"通信、通电话，这位患者真的把张琪当成爷爷了。

有一次医院组织全体职工郊外春游，已经坐在车上整装待发的张琪透过车窗看到他的一位慢性肾炎的旧患者前来诊病，他丝毫没有迟疑，立即下车请病人到诊室。为此他没能赶得及出游，但他却乐滋滋地说："以病人之乐为己乐，这是一个医生最有意义的事，岂不远胜过野游之乐吗！"张琪就是这样温厚宽容，一切以病人为中心，以患者的利益为上。张琪每周出 2 次门诊，查一次病房。有时患者没能及时赶上出诊时间，由于求医心切，患者及家属便会想方设法补加挂号名额，或者到家里找、在路上截，但张琪一向只是微笑，从不拒绝。他总是设身处地地为患者着想，"我们都生过病，也都有亲人生过病，应该理解患者的心情。作为医生，我们的职责就是治病，既然患者找到我们，那不论何时何地，我们都有义务解除患者的疾苦。"张琪如是说。一句句感人肺腑的朴实话语，一股股暖人心田的涓涓甘泉，张琪用他高尚的医德品行，润物无声地感染着周遭的亲朋同行。

医德是医术发扬的基础，医术是医德的体现方式。医德高尚，医术才为有本之木，有源之水。怀兼济天下、济世悯人之仁德，方能时刻系百姓之疾苦于心间。张琪初任黑龙江省祖国医药研究所内科研究室主任时，原本想研究冠心病的治疗。可那时人们生活条件有限，一年下来仅有几个病例，倒是收治了不少慢性肾炎患者。病人周身浮肿，颜面口唇发白，衰弱无力，病情反复发作，最后肾衰竭，因尿毒症而死，为此张琪心急如焚。他发现与冠心病、糖尿病不同，肾病是穷病、重病，越是贫困劳累、生活条件差的底层劳动者越可能患病，除了肾移植，西医几乎没有十分好的办法，张琪意识到这是中医的机会和责任。从 20 世纪 60 年代开始，张琪抓住肾病方向，身先士卒，带领一批志同道合之人持续地研究几十年。科研之路艰辛曲折而又枯燥，可带着这份责任感和使命感，张琪且歌且行，誓要为更多患者解除疾苦。多年间，他先后组织开展了如"中医药治疗慢性肾小球肾炎的临床研究"、"中医药治疗慢性泌尿系感染的临床与实验研究"等多项关于肾病方面的课题，取得的成果达到国内先进水平。同时他又带头组建了肾病研究室和专科门诊，亲自审定并研制出用于治疗肾病的系列中药，所在的黑龙江省中医研究院成为全国中医肾病治疗中心之一。采用中医中药治疗肾病，效宏价廉，既减轻了患者身体所受痛苦，又降低了患者沉重的经济负担。每天全国各地慕名而来就诊的患者络绎不绝，被治愈者不计其数。

每每有病愈患者感激涕零地握着张琪的手称他为"救世活佛"、"再世华佗"的时候，张琪在替他们感到高兴之余，内心总是不免平添几分感怀与牵挂。几家欢喜几家愁，此时此刻，尚有许多未被治愈或不能就医的患者仍在忍受着疾病带来的身心痛苦，仍在病痛的苦海中垂死挣扎。张琪久久不能忘怀 20 世纪 70 年代哈飞东安机械厂的未能救治成功的两位"紫癜"患者。他时常慨叹人命重于千金，而为医者却不能尽活众人之命，于是每当面对临床所见的疑难杂症，他痛定思痛，苦心孤诣，力争使自己的医术更加精专，能立起沉疴，解百姓之困厄。经过多年潜心努力，由张琪领导研究的中医治疗过敏性紫癜、慢性肾小球肾炎、慢性肾衰竭等疾病的经验已经日臻成熟，为众多患者带来了生活的希望，张琪也满怀欣慰。

二、大医精诚，行造福一方之事

从事中医工作近70年，张琪始终把救死扶伤奉为己任。尊仲景先师“上以救君亲之疾，下以救贫贱之厄”之意旨，守曾祖父“淡利禄，精医术，视病人如亲人，不论贵贱贫富一视同仁”之准则，恪守“大医精诚”之训诫，躬体力行地诠释着“救人于水火，济世于千秋”之理念。张琪对待患者有耐心、有爱心、有责任心，视患者如至亲，赢得了社会各界广泛赞誉，在患者心中树起不朽丰碑。

数十年的行医，张琪治愈的患者，挽救的生命，千千万万。时至今日，仍风雨无阻，准时出诊，并坚持每周一次全科大查房，一坐就是四五个小时，这对一个80多岁的老人来说，可谓超负荷的工作，而他却总是对身边的人说：“老百姓看病不容易。医乃仁术，治病救人，要见诸行动，要为病人着想，不能发病人之财。”一般来说，来请张琪诊病的人，大都为重患或疑难病。人们常常看到，下班时间已过了很久，他还在为“号外号”的病人悉心看病，宁肯牺牲自己的休息时间，也要为那些远道慕名而来又挂不上号的病人诊治。有的病人跟到家中，或截在路上，他都是和颜悦色地接待，安排时间为他们耐心诊治，从不厌烦。张琪的五女儿张佩青说：“家父性格温和，遇事不怒，每遇不同意见，则欣然颔首，耐心倾听。有的患者一股脑倾泻出来，一说病情就是十几分钟，有时我们在旁边都感到着急和不耐烦，但他从来不打断，总是认真倾听。”老伴王桂珍时常心疼地埋怨道：“这老头，成天就认病人。”可她也是最理解张琪的，因为她明白张琪对中医的热爱，对临床的执著，给患者诊病的时候是他最幸福的时刻。

张琪对待患者一视同仁，不阿谀达官显贵，亦不嫌弃贫苦百姓。他给家人立了条规矩：但凡到家中看病的，平民百姓、省委书记一样看待，不许嫌农村人脏，不许谎称不在家，不许收人半点礼物钱财，而他也切切实实是这样做的。一次，一位大兴安岭的农民带着他年仅15岁的身患慢性肾小球肾炎、肾衰竭尿毒症的儿子，几乎散尽家产，几经辗转，登门求医于张琪。当张琪得知情况，甚为激动。他精心为孩子诊脉、抓药，甚至安排父子俩在自己家中住下，并安慰二人“不要着急，好好养病，有需要尽管开口”。就这样，经过张琪十几天的精心治疗，孩子的病情明显好转。张琪不但承担了两人返程的路费，还带了一大包食物以备路上食用。如此大医之德，实令诸多业界同行、后生晚辈深感汗颜、自愧不如。

三、澄心静欲，遣淡泊宁静之怀

君子如水，德泽天地，善利万物而不争。多年的中医文化以及儒家思想的熏陶，使张琪形成了一种非常豁达旷然的心境，淡泊名利，知足常乐，达到内心的安和境界，正所谓“安则物之感我者轻，和则我之应物者顺。外轻内顺，而生理备矣。”张琪行医不以利益为计较，不为毁誉而伤怀；张琪为人不以名利为是务，不因得失而喜悲。“宠辱不惊，闲看庭前花开花落；去留无意，漫随天外云卷云舒。”遣其欲，而心自静；澄其心，而神自清，淡泊明志，宁静致远。

君子似水，随方就圆。在生活中，张琪是个恭俭随和、无欲无求的人，除了中医以外，什么都可以不计较。不嗜烟酒、不欲珍馐、不苛求情调、不附庸风雅、不贪念享乐。性格随和，不温不火，少见盛怒，鲜有烦闷。这也是他健康长寿的重要原因。

张琪是个欲望不多的人，从不争名夺利。用他的话说，自己升不了官，发不了财，最大的爱好就是看病。60年代后，张琪在黑龙江祖国医药研究所（黑龙江中医药研究院的前身）担任业务所长。那时，他每天既要出专家门诊，查病房带学生，还要处理大小行政事务，为了提高自己的业务能力、集中精力全心全意地为病人服务，他毅然决然地主动辞掉了更有政治前景的所长职务，来到病房担任大内科主任。之后也有有关部门想提拔重用他，但他都婉言谢绝；有朋友建议他到南方合开诊所，开辟一条发财之路，但他表示不会经营，同样回绝了朋友盛情的邀请。在张琪看来，什么事情都不及诊病省疾重要，利欲权财皆为过眼浮云，而解除百姓疾苦才是真正能触发他主动追求的欲望。

大千世界，光怪陆离，充满了各种诱惑，权、钱等欲望都可能使人心动神驰，孜孜以求。孟子曾提出：不动心-寡欲-收心，最后达到“养浩然正气”的修心过程。深受儒学思想熏陶的张琪，自然也不为名利所役，排除外界的各种干扰，不受外因引诱，既“不以一得为喜”，也“不以一失为忧”，保持着内心的清静安和。在“文革”期间，张琪的学生，时任某国营厂卫生所的卫生科长吴志成，由于家庭出身的关系被免去科长职务，只当内科医生。一时间忧伤落寞难遣，找老师张琪倾诉。张琪当时并未表态，而是先给他讲了一段历史：“历史上屈原是当大官的，后来被开除官籍‘下放’民间，他才能接近生活，才能写出《离骚》。”他又说，“人各有志，古人说不为良相，即为良医，良相能治国，良医能救民，你不当官把精力投入以蚂蚁为君药，攻克风湿病的研究中，照样能成为名医。”听完张琪的一番话，吴志成茅塞顿开，心悦诚服，多年的从医、行政生涯中，张琪的教诲时刻给他以前进的方向。

张琪从不以自身利益为目标，而是将济世救人作为实现自身价值的终极目标。面对权、利，张琪一向淡然，然而为了中医事业，他却眼里不容半点沙子，丝毫不得含糊。他关注中医的前程，为了振兴和发展中医药事业，性情平和的张琪奔走呼号，多次与其他著名中医联名致信国家主席和总理，建言献策，为中医争取政策和支持。同时在很多场合他公开呼吁中医改革教育模式，要中西医并重，对于中医的发展他的关切和忧虑溢于言表。

四、甘为烛炬，耀杏林英才之路

“心底无私天地宽”，因“无私”，故而终日心平气和；因宽厚待人，所以没有嫉贤妒能的忧虑。张琪与同事、朋友、学生、患者交往，都做到以宽厚仁爱之心对待。在张琪的多部医学专著和临床医案相继付梓之后，同行纷纷赞叹他将数十年行医经验坦荡相授，不拘于一家一派之桎梏，有君子之风。而张琪却谦逊道：“医乃仁术，济世利民之事，是我们老中医义不容辞的职责。其实，限于我自己的水平，只不过沧海之一粟罢了，虽然微不足道，但是，这样做既传授了他人，自己也感到欣慰，仍然能从中获得喜悦。”

为人师表，传道授业，学生能够青出于蓝是为师者最大之幸事。张琪重视中医学术的传承。如何能够培养出更多高徒，让中医事业人才辈出、后继有人，打造能成为中医业界中流砥柱的一支生力军，是张琪思考最多，也是投入精力最多的事情。他总是将自己亲手记下的临证心得体会毫无保留的倾囊传授给学生，这是书本上学不到的，也是十分珍贵的诊疗经验。“国家重视中医师承，让我们带研究生、带高徒，我必须要把这些传授给学生。”为了指导广东省两个师带徒学生徐大基和林启展，张琪一年中两次辗转于哈尔滨和广州之间，不辞鞍马劳顿，亲自带他们随诊，平时也会不厌其烦地在电话里授业解难，每一封信件都是亲笔书写。

张琪从不担心学生的医术或学识超越自己，相反，学生越优秀他越觉欣慰。张琪对现在知名中医越来越少、临床水平下降的现象感到十分忧虑担心。他认为只有出名的中医多了，中医才能振兴，才能发展进步。张琪最高兴的事莫过于听到弟子取得成绩、获得荣誉的消息。现任南京金陵蚂蚁研究治疗中心主任的吴志成，拜师以来，每遇临床难题都他都会向张琪求教，而张琪从来都是知无不言，言无不尽，耐心教导，循循善诱。当吴志成研制的新药获得国家级新药证书时，张琪亲自去电致贺，开心地对他说："老师快80岁了，从医60年还未搞出一个国家级新药，你却成功了，我真诚地祝福你！"张琪以其宽厚的胸怀、博大的胸襟，海纳百川的气度，为中医药事业培育英才，使杏林叶茂枝繁，令橘井水满飘香。也正是张琪这种一心为公、忘我无私的境界令他宠辱不惊、心平如镜。这种内心的安宁是他幸福感的本源，也是师德所蕴含的巨大力量。

俗语有"名医多高寿"之说，张琪虽然年过耄耋，但依旧身强体健，耳聪目明。对于益寿延年，张琪有自己一套独特的理论，而其中最重要的一点就是养德以修心，为仁以登寿域。要做到养生固本，颐养天年，首先就要内心平和，俯仰无愧。而要心无阻滞，就要养"德"。德行高深的智者，胸怀宽广，高风亮节，不贪不淫，具有崇高的追求和高尚的志趣，责己甚严，责人甚轻，自然心无萦纡。广施仁爱的仁者，无忧无虑，清心寡欲，性情平静，在任何情况下都自信自爱，不忘众生，博爱无私，自然能够得逾期颐。张琪因大德而得寿。尽管两鬓星霜，但依然面色红润，精神矍铄。这就是因为他德高年深，处事通达，光明磊落，心中宁静。因此修德为仁是张琪能尽享高寿的一个重要因素。

五、杏林耆宿，志学少欲养身心

生活中的张琪非常随意，用他自己的话说，就是平平常常的一个"老头儿"。性格温和，不急不火，不骄不傲，谦恭和蔼，很少见盛怒。曾有记者与张琪谈起养生之道，他诙谐地说：饮食应该清淡，也得有点荤腥吧，不然吃起来不香；爱听京剧，但不会唱；爱看书，除了医学书外，最喜看的是历史书籍和名人传记；体育锻炼随大家，现在年纪大了，不便参加集体项目，就在家里坚持走步，每天坚持至少半小时；趁着脑子还没糊涂多看点病……张琪说得随意，但那位记者却悟到他的养生要领：工作中，沉醉于自己喜欢的事情，乐在其中；生活中，淡泊名利，随遇而安，永远都是满足和享受，这应该是最好的调养。

养生就是保养身体。他认为养生包括精神、运动、饮食等方面，应顺应天地自然的变化规律，不治已病治未病。一是精神养生。他提倡老人精神养生"八乐"，即散步之乐、读书之乐、志趣之乐、交友之乐、助人为乐、天伦之乐、沐浴之乐、日光之乐。二是运动养生。他认为，有规律、持之以恒、适度的运动，可使人体气血流畅，循环旺盛，五脏六腑、皮肉血脉筋骨得到充分营养，脑力劳动者更应进行体育锻炼。三是饮食养生。张琪倡导饮食有节。长寿者既坚持"动为纲"，更坚持"素经常"，早餐吃饱，午餐吃好，晚餐吃少。

这些养生理念，都是张琪根据中医学的理论，在日常生活工作中悟出与坚持的。他如今虽已90岁高龄，仍耳聪目明，精神矍铄，每周一、三、五到医院出诊，指导弟子，继续搞学术研究。他的晚年生活非常有规律，早上一般6点起床，洗漱后在写字台整理医案、读患者或友人、同行来信，或写回信，大约1小时。午后看《百家讲坛》，尔后午休到下午3点左右。接下来看报纸、整理医案、写回信等。他的饮食很有节制，一日三餐，七八分饱，好的不多吃，差的也不少吃。晚上收看新闻联播、体育节目、京剧等。一般晚上10点左右上床睡觉。

张琪喜欢喝绿茶、普洱等，偶尔换换口味。他喜静不喜动，除打过太极拳、练过气功外，别的体育项目都不会。

张琪说，中医临床医学需要潜心研究、苦心孤诣、精心创作的功夫，以及默然冥想、蓦然醒悟、恍然得理的理性思维，这正是养生家与医学家所倡导的健身强体的健身之法与人生境界。

学术思想

第六章　首重经典，博采众家之长

张琪幼承庭训、矢志岐黄，遍览《黄帝内经》、《难经》，悉心研究仲景之著，精通金元四大家，及叶、吴、薛、王等温病学理论，对王清任、张锡纯等中西汇通学派的学术思想研究颇具心得。但他师古而不泥古，善于博采众家，融会新知，撷采众长为己所用。因张琪博通中西、熟谙经典，故临证游刃有余、处方严谨，医术精湛，善愈疑难。因此，可以说重视经典、博采众家之长为国医大师张琪最重要的学术思想之一。

一、传承岐黄，首重经典，古为今用

中医药学之所以延续几千年而不衰，主要在于疗效，可以说疗效是中医的生命力。然而探究中医保持生命力的秘诀，即在于医者对中医经典著作的研读与运用。纵观古今中医大家，无不精通经典，其中尤以《黄帝内经》、《难经》作为中医基础理论之导源，仲景之法作为辨证论治之规范。张琪曾强调中医学习与临床运用必须在中医理论指导下进行，若脱离基本理论的指导而独用方药，犹如“无源之水，无本之木”。

（一）溯本究源读内难，畅发经旨扬奥义

《黄帝内经》是我国现存最早的一部医学典籍，它集中反映了我国秦汉以前的古代医学成就，确立了我国医学独特的理论体系，对中医学的发展起了奠基和指导作用。历代医家著作大多取材或取法《黄帝内经》。因而可以说中医药学理论之源泉、之精髓，皆尽在《黄帝内经》、《难经》之中。欲成就一代名医、大医者，莫不精心研读，“咬定‘内难’不放松”，方能在临床实践中触类旁通、疗效卓著。张琪自幼矢志岐黄，擅长畅发经旨，并以内难之理指导临床实践，正因为如此，张琪临证不惑、处方严谨、效如桴鼓。

张琪依据《内经》“诸湿肿满，皆属于脾”、“脾主运行水湿”等理论从脾论治肾病综合征腹水、肝硬化腹水，往往收到小便通利，腹水消除的效果。

> 如张琪曾治一公姓妇女，经某医院确诊为肝硬化失代偿期、腹水。病人以神疲乏力，面色及巩膜黄染，形体消瘦，腹胀满（中等腹水），恶心不欲食，大便溏泄，低热，体温37.8℃，小便色深黄，舌质红，苔白，脉濡数为主症。张琪辨证为湿热蕴蓄，湿盛于热，脾为湿困，运化受阻。治疗抓住脾为湿热所困的病机，以中满分消丸、茵陈五苓散（汤）、甘露消毒丹等方加减化裁，清利湿热，而取得良好疗效。

特别值得探讨的是，东垣中满分消丸（汤）合泻心、平胃、四苓于一方，根据《内经》“中满者泻之于内”，以辛热散之、苦寒泻之、淡渗利之、上下分消疏利湿热之邪，以利脾胃枢机之功能复常，则胀满自消。张琪以此方化裁治疗肾病综合征、肝硬化腹水辨证属脾胃湿热蕴结者，大部分病

例有明显疗效，因而悟出《内经》“诸湿肿满皆属于脾”，并非完全指脾虚，诸如脾为湿热所困，运化受阻，亦可出现胀满，东垣主治热胀之中满分消丸、寒胀之中满分消汤，两方皆效。后方乃属脾阳虚不得运化，寒湿胀满，亦多见于慢性肾炎、肾病综合征之重度水肿，辨证准确，用之亦有卓效。

《素问·咳论》谓：“五脏六腑皆令人咳，非独肺也”。实际是对咳嗽的临床不同表现的一种分类方法，体现了脏腑之间互相联系的整体观，最后又指出虽然五脏六腑皆令人咳，莫不“聚于胃，关于肺”，是对咳嗽病理机制总的概括。张琪临床对属内伤咳嗽喜按脏腑分类方法辨证，以脏腑辨证为纲，虚实寒热为目，并在此基础上总结归纳出五脏咳的临床表现、治疗方药与应用范围。

肺咳有寒热虚实之分，肺虚寒证多见于肺气肿及慢性支气管炎病人，平素痰多气喘，入冬即发作，症见咳痰清稀、气短乏力、面白、畏冷、舌润苔滑，方用苓甘五味姜辛汤加人参，或用甘草干姜汤加五味子、粟壳颇效，亦可用《伤寒论》桂枝加厚朴杏子汤，此类咳嗽辨证要点必须无里热证方可用之；肺实热证多为痰热壅肺，多见于肺感染患者，症见咳嗽声高，痰稠黏或黄、身热面赤、胸满气促、口干苦、舌红苔腻、脉滑数，治以清肺化痰，方用清肺汤：

麦冬 15g　天冬 15g　川贝 15g　知母 15g　黄芩 15g　桑皮 10g　瓜蒌 20g　清半夏 10g　杏仁 15g　五爪红 10g　生甘草 10g　枳壳 10g　桔梗 10g

若肺热咳嗽见气喘不得卧、身热、痰稠黏、舌红少津、脉滑数者，则以清金降气汤治之：

枇杷叶 15g　葶苈子 20g　桑皮 15g　杏仁 15g　黄芩 15g　瓜蒌仁 15g　寸冬 15g　川贝 15g　紫菀 20g　玄参 15g　生地 15g　枳壳 15g　鱼腥草 30g　桔梗 15g　甘草 10g

肺之气阴两虚证，《医宗金鉴》载有人参清肺汤（人参、炙甘草、知母、阿胶、地骨皮、桑皮、杏仁、粟壳、乌梅），用于肺虚久咳喘息效果甚佳，方名清肺实为补肺，张琪以其治疗肺气肿、慢性支气管炎、支气管扩张咯血、肺结核属肺气阴虚久嗽者皆效；属肺阴亏耗咳嗽者，多咳痰黏稠带血，或干咳无痰，手足心热、或潮热盗汗、舌红少津、脉细数或虚数等，治以滋阴润肺法，如百合固金汤类，此型咳嗽多见于肺结核，亦有反复肺感染经用消炎药可暂愈，旋又复发，此属肺阴虚不胜外邪，必以滋阴润肺，少佐清宣之剂，俾正胜邪祛则愈。

肝咳即肝火犯肺、木火刑金证，主症为气逆呛咳、干咳少痰带血、胁痛咳引加剧、目干赤、面色青，遇怒则加重，舌边赤苔燥，脉弦或弦数，治宜泻肝保肺，清热宁金，多见于肺结核、支气管扩张或感染等病，以泻白散加味治之：

桑皮 15g　地骨皮 10g　柴胡 15g　白芍 15g　瓜蒌 20g　降香 10g　郁金 10g　黄芩 10g　麦冬 15g　甘草 10g

如咳血不止加三七 5g，研末与汤药同时服之，如气上逆咳血加生代赭石 30g。

脾咳属痰饮病范畴，其病机为脾虚失运，痰饮内生，上贮于肺，所谓“脾为生痰之源，肺为贮痰之器”。症见咳嗽痰多白色易于咳出，喉中痰声辘辘，脘闷呕恶，晨起较甚，间或纳呆便溏、腹胀，舌苔厚腻，脉缓或濡，或有轻度浮肿。张琪喜用张锡纯理饮汤：

白术 12g　干姜 15g　桂枝 6g　炙甘草 6g　茯苓 6g　生杭芍 6g　橘红 4.5g　川厚朴 4.5g

治疗肺气肿、慢性支气管炎等属痰饮病范畴，无里热证者。张琪还指出运用此方辨证应注意的几个要点：①咳喘短气，胸满；②痰涎多而清稀、咳吐不爽；③头眩耳鸣，烦躁身热；④脉象弦迟细弱，或浮大无力，舌苔白滑或厚腻。其中①、②、④为主症，③则属假热，乃饮邪遏阳气外出之假象，间或有之，当从舌脉辨识，不可误作热证投以寒凉之剂，此证候在痰饮宿疾之肺气肿、肺心病个别患者中常见，但却非主症。此外有脾湿生痰，日久化热，痰热互结之证；或见于痰饮复感外邪，痰热壅肺，症见喘咳气憋，痰稠黏不易咳出，脉滑，舌苔腻而少津，此为痰热蕴蓄上干于肺，肺失清肃所致，多见于慢性支气管炎、肺气肿感染之证，为目前多见常见之症，张琪用加味清气化痰汤治之疗效颇佳，药物组成：

胆南星 10g　半夏 15g　橘红 15g　杏仁 10g　枳实 10g　瓜蒌仁 15g　黄芩 10g　茯苓 10g　鱼腥草 20g　麦冬 15g　桑皮 15g　甘草 10g

心咳，《素问・咳论》谓："心咳之状，咳则心痛，喉中介介如梗状"。病机多属心气不足，心阳衰微，血运受阻，咳嗽无力声低，痰出不易，或咯出痰中挟有粉红色血液，气喘憋闷不得卧，胸痛，唇紫发绀，尿少浮肿，脉涩或结代，多见于肺心病心衰竭之候，治疗用加味真武汤：

附子 15g　茯苓 20g　白术 15g　白芍 15g　生姜 15g　五味子 15g　人参 15g　寸冬 10g　桃仁 15g　红花 10g　丹参 15g　葶苈子 15g

若并发感染，可于上方加鱼腥草、金银花、蒲公英、桑白皮等清热解毒之品，温清并用，正邪兼顾，多能收效。

肾咳，"肺为气之主，肾为气之根"，肾为肺之主，主纳气归元，与肺共司呼吸，如肾气虚失于摄纳则出现咳而兼喘，以喘为主，痰清稀，咳而遗尿，腰酸膝软，呼多吸少，浅表呼吸，舌淡胖，苔白滑，脉细弱，或浮大空豁，临床观察多见于支气管哮喘、肺心病，治当补肾纳气，用张锡纯之参赭镇气汤加熟地、枸杞子、山萸、五味子补肾摄纳，甚为有效。如属肾气虚，寒饮射肺，肾不纳气，喘息咳嗽，痰清稀，呼吸痰鸣音明显者，张琪常用肺肾合治法，上则温肺化饮，下则补肾摄纳，疗效颇著。

痹证临床以关节、肌肉、筋骨疼痛为主证。或兼感酸麻重着，甚则肢体肿胀，屈伸不利，类似现代医学的风湿性关节炎、类风湿关节炎、坐骨神经痛、神经根炎及某些结缔组织病等。对痹证病因病机的认识，历代医家有着较丰富的理论认识和实践经验，张琪遵循古训，结合自己的临床实践，认为痹证的发生主要有以下几个方面特点：一是正虚邪袭是痹证发病的基本病机，《素问・痹论》谓："风寒湿三气杂至，合而为痹"。"合而为痹"，言内外相合而成痹证，即风寒湿邪外袭，侵入营卫相合而成。林佩琴谓："诸痹……良由营卫先虚，正气为邪所阻，不得宣行，因而留滞，气血凝涩，久而成痹"。因此，合与不合，取决于营卫气血是否调和。风寒湿等外邪侵袭是痹证发病的外在条件；正气虚弱，人体内部功能失调是痹证发病的内在根据。二是热邪在痹证发病中具有重要意义。古人认为"痹本阴邪"，以寒证为多。从临床看，风寒湿邪所致痹证固然很多，但热痹也并非少见。张琪及他的科研人员曾对 157 例痹证住院病人的病例进行了调查，发现其中热痹者占 63 例，为总数的 40%。有些虽以风寒湿痹表现为主，也常伴有口干咽燥、烦热溲赤等热证特点。而热邪的来源，多由直接感受热邪，或他邪化热而成，亦可由脏腑失调，如阳旺体质，或阴血亏耗所致。热邪致痹的特点可因挟风、挟湿、挟寒及挟痰、挟瘀等而不同，阳盛阴衰及湿热内蕴等，又为热痹发病的内在因素。风热入侵，若病邪较重，发病急骤，或治疗失当，病邪得以迅速传变，由肌表内侵，阳热郁结而阻滞经络，内壅筋骨关节或肌肉，气血失宣而发风热痹，若感受暑湿之邪，或湿邪日久化热，或素蕴湿热，复感外邪，湿热阻于经络，则可引起湿热痹证。若风寒湿邪侵袭人体，邪留经络，缠绵不愈，则可化热形成寒热错杂；或因素体阳亢或阴虚血热之体，或素嗜醇酒辛辣，内有蕴热之人，再感风寒湿邪亦可化热形成此类痹证，临床有以寒热错杂表现为主者，有以阴虚表现为主者。若感受热邪，或风寒湿邪郁久化热，热邪煎熬津液，湿聚而为痰浊，津伤血脉凝涩而成血瘀，或痰瘀壅滞经络关节，日久化热均可致瘀热、痰火、风、湿错综夹杂之痹证。三是痹证日久多挟血热。在痹证病程中，由于经脉气血为外邪壅滞，周流不畅，日久则可形成血瘀。瘀血与病邪相合，或与湿热相合，或与寒湿相合，或与痰浊相合等，阻于经络，深入肌肉关节，而致根深难以祛除，尤其多见于病程较长，反复发作，经久不愈之痹证。

如张琪曾治一冷姓男子，25岁，军人。该患者2年前因拉练露宿寒冷潮湿之处，以后即有左侧臀部沿大腿后侧、腘窝、小腿外侧扩散疼痛剧烈，酸软无力，沉重拘急，行动困难，经市某医院诊断为坐骨神经痛。曾用中西药及针灸治疗，效果不甚明显。检查：该患者站立时身体略向健侧倾斜，病侧下肢在髋、膝关节处微屈而足跟不着地。步履十分困难，沿坐骨神经走行处明显压痛。在膝关节伸直时疼痛剧烈，舌苔腻黄，脉象沉滑。据脉证分析，属于湿热伤筋所致。宜清热利湿、舒筋活络之法治之。处方：

穿山龙一两半　地龙三钱　老鹳草一两　薏苡仁一两　苍术三钱　黄柏三钱　知母三钱　白芍八钱　牛膝二钱　萆薢四钱　茯苓四钱　甘草二钱

每日1剂。先后随症加减5次，终于痊愈。本案为坐骨神经痛，属于祖国传统医学痹症范畴。曾经中西医及针灸治疗，效果不明显。以往所用又大多为驱寒之品，用后症状非但不减，反而酸痛加重，可见作痛痹也。张琪忆《素问·生气通天论》有："因于湿，首如裹，湿热不攘，大筋软短，小筋弛长，软短为拘，弛长为痿"的记载，而病人左下肢酸软无力，牵扯大筋作痛，恰与《素问》所记载证候符合，再审其舌苔白腻，脉象沉滑，小溲黄，证属湿热伤筋无疑，应用清热利湿、疏通经络药物，疗效较为满意。继则出现左下肢不耐过劳，可见湿热虽减，但筋骨已弱，邪衰正虚，再于除湿热药物中加入滋补肝肾，强壮筋骨之品，最后以收全功。

脑脊髓疾病属现代疑难之病，临床表现多种多样，但多以痿软瘫痪，肌肉萎缩为主症，属中医"痿症"范畴，张琪研习《素问·痿论》，探讨其病因病机及治疗规律如下：

对于脑脊髓病变属于痿证范畴者，张琪认为其病因病机主要与肾精亏损，督脉失充与宗气亏虚，脑失所荣两方面关系密切。

1. 肾精亏损，督脉失充

肾主藏精，而精能生髓，髓居于骨中，骨赖髓以充养。髓有骨髓与脊髓之分，脊髓为督脉所行之处，上通于脑，"肾通于脑……，精成而后脑髓生。"张锡纯亦谓："脑为筋海乃聚髓处，非生髓之处，究其本源，实乃肾中真阴真阳之气酝酿化合而成，……缘督脉上升而灌注于脑。"因此，脑及脊髓的有余或匮乏，其实质乃是肾气盈虚的表现。脑、脊髓病变，尤其经急救治疗遗留四肢不用，痿软麻木等慢性痼疾，多与肾精亏损、督脉失于充养、髓海不足有关。由于肾精虚少，髓之化源不足，督脉失充，经脉失养，脑髓空虚，而出现肢体不用，痿软无力，腰膝酸软及健忘少寐、耳鸣目花等症状。

2. 宗气亏虚，脑失所荣

宗气是由肺吸入的清气与脾胃运化来的水谷之精气结合而成，聚集于胸中，《灵枢·邪客》谓："宗气积于胸中，出于喉咙，以贯心脉，而行呼吸焉。"张锡纯深得经旨，谓宗气即大气，他从"以贯心脉而行呼吸"之语体会到：大气不但为诸气之纲领，并可为周身血脉之纲领。爰气为血之帅，血为气之守，气行血行相依互倚，气血运行不息，内而脏腑，外而皮毛、筋骨皆得到温养，润泽灌溉，人体的生命活动一刻也离不开气血之正常运行。脑髓的有余与匮乏，除与肾气盈虚有关外，与宗气的盈虚亦密切相关。气旺血充则髓海充足，人之视听言动各种机能正常。若宗气亏虚，不能上荣于脑，则精明之府失去气血之充养，而出现肢体痿软，肌肉无力等症。对此，古人亦有认识，如王清任谓："饮食生气血，长肌肉，精汁之清者，化而为髓，由脊骨上行于脑，名曰：脑髓……。脑髓中一时无气不但无灵机，必死一时，一刻无气，必死一刻。"《灵枢·口问》谓："上气不足，脑为之不满，耳为之苦鸣，头为之苦倾，目为之眩。"此论之宗气亏虚与前论之肾精亏损两者密切相关。肾除所藏先天之精外，尚靠后天之精的不断充养，如此肾精方能充足而发挥其正常功能。正如《杏轩医案》谓："经云：肾者主水，受五脏六腑之精而藏之，是精藏于肾，非精生于肾也。譬诸钱粮，虽储库中，然非库中自出，须补脾胃化源。"因此，宗气亏虚亦可导致肾精虚少，生髓不足。

在该病的治疗上，张琪遵循《素问·阴阳应象大论》谓："治病必求其本"及《素问·痿论》中提出的"治痿独取阳明"进行灵活施治。他认为疾病的产生，总有其根本的原因，随着疾病的发生发展，必有其病机变化的关键；疾病症候虽可多种多样，但亦有其主次之可辨。内经谓：治病求本，实即抓住主要矛盾，解决疾病的本质问题。对于《素问·痿论》中提出的"治痿独取阳明"系指一般采用补益后天为治疗原则。《素问·太阴阳明论》亦云："脾病而四肢不用，何也？岐伯曰：四肢皆禀气于胃，而不得至经，必因于脾，乃得禀也。今脾病不能为胃行其津液，四肢不得禀水谷气，气日以衰，脉道不利，筋骨肌肉皆无气以生，故不用焉。"

现举张琪一病案以示之：一男性刘患者，14岁，患者系早产儿，自幼体弱多病，至6周岁尚不能行走，至七八岁始能倚墙走几步，嗣后虽能行走，但步态不稳易跌倒，两足跟不能着地，行一里地需2小时。查体：身躯较矮，头形稍大，智力语言皆无异常，两下肢肌肉松弛。西医诊断为小脑发育不全、脑型麻痹。中医辨证属于五迟、五软之证。初诊按肾虚投以地黄饮子加减，服药30剂左右，自觉两下肢较前有力，脚跟已能着地，蹲立较前灵活，能在50分钟内行走1里(1里=500m)地。但继服上方20剂，病情无明显变化，疗效停止在原有水平。因思明·薛铠《保婴撮要》谓此症必以脾胃为主，大补脾胃之气有效。盖脾主运化，化生气血，以生精髓，故再诊时改用补阳还五汤增味，以黄芪为首选药，辅以活血通络之剂，药用：

黄芪50g 丹参20g 红花15g 桃仁15g 当归15g 地龙15g 甘草10g 牛膝15g 川芎15g 赤芍15g 枸杞20g

水煎服。另炙马钱子面10g，每次服0.5g，日服2次，与汤剂同服。服药20剂，两下肢明显有力，服药时下肢肌肉跳动。服药30剂时病人两下肢较前更明显有力，脚跟已能着地，步态平稳，离拐能行走3km，从此恢复如常人。

本案痿证，采用大补元气法辅以活血通络法后，效果明显，治在脾胃、补益后天，乃"治痿独取阳明"之具体运用，而立大补元气之法，实亦遵循《内经》之旨，因大气的亏虚与脑髓之匮乏密切相关。

在运用大补元气之法时，张琪还常用《医林改错》可保立苏汤，大补元气与温养脾肾同时并用。前已述及宗气亏虚可致脑失所荣，而脑不但是精髓汇集之处，而且目之所视，耳之所听，口之所言，指之所摄，掌之所握，四肢百骸之功能活动，无不依赖大脑的指挥作用。正如《灵枢·海论》所谓："髓海有余，则轻劲有力，自过其度；髓海不足则脑转耳鸣，胫酸眩冒，目无所见，懈怠安卧，"肾与脑髓密切相关，宗气与脑髓亦密切相关，而宗气与肾精也有相辅相成之关系。此即运用大补元气之法时另用补肾之品的意义所在。治痿重在脾肾固然重要，然认识到宗气与肾精之密切关系，实属张琪研习经典、博采众家之心得。

张琪还长于治疗血液病，尤其是对再生障碍性贫血有独到的认识，他以《内经》“精血同源”为根基，提出血液先天生成在于肾，后天之来源在于脾，输布营养的功能在于心与肺，贮藏于肝，五脏之间既有严格的分工，又有密切的配合，血液的生化过程与五脏都有关系，治疗时尤其要兼顾五脏的整体性，故对再障心脾两虚、气血双亏型以归脾汤加减健脾养心、益气补血；肝肾阴亏、血虚血热型以滋阴凉血汤滋补肝肾、清热凉血；肾阳衰微、血虚气弱型以大菟丝子丸补肾助阳、填精益髓。

由以上可见张琪运用《黄帝内经》理论临证经验颇丰。不仅如此，张琪在脉学方面亦有较深造诣。《脉学刍议》即张琪研习《黄帝内经》、仲景之说的结晶。该书初版于1965年，乃针对医界中有菲薄脉学之倾向而作，张琪在序言中写到：“中医学术不断发展，尤以在当今大力发展中医之际，而四诊重要一环之脉诊，自应更加珍视”。其内容之包括五个方面：其一，论脉学属于传统医学理论体系组成部分，不应割裂地单从心脏之搏动看待；其二，论脉与证是病机实质反映于外之证候，在正常情况下须脉证合参，但在反常情况下又须舍证从脉，或舍脉从证，知常达变，方为上工；其三，阐述脉学中的胃神根，对寸关尺分候脏腑之商榷；其四，论三部九候与独取寸口；其五，论仲景脉学，并将《伤寒论》、《金匮要略》有关脉证条文，撷择阐释，以期作为辨证论治之示范，并新增二十七脉脉象主病，旨在整理前贤论述以弥补书中之阙。

（二）探微索隐研伤寒，辨证论治参机变

辨证论治是祖国传统医学对疾病诊断治疗总的概括，是祖国传统医学理论体系的核心，而《伤寒论》则正是“辨证求因、审因论治”的辨证法思想的典范，其核心实质是建立在辨证施治上的。张琪勤求古训、探微索隐，通过对《伤寒论》的学习与研究，再结合自身大量临床实践，对辨证论治体会极深。

张琪认为“证”是机体在疾病发展过程中的某一阶段出现病因病机的概括，分析病变的部位、原因和性质，因而全面准确地反映着疾病的实质。而辨证就是首先通过望、闻、问、切诊察方法，广泛收集资料，深入了解病情，在此基础上利用脏腑经络、卫气营血病因病机等，进行分析归纳、综合概括，从而辨别疾病属于何种证候，做出正确诊断的过程。哲学上认为事物有现象和本质，两者是客观事物固有的，相互联系不可分割的两个方面，现象是本质的外部表现，本质是现象的内部联系，没有离开本质的现象，也没有离开现象的本质，本质总是通过大量现象表现出来的。疾病也是如此，有它的现象和本质，《内经》说：“治病必求于本”，本就是本质，求本就是通过辨证而找出其本质，由此可更确切地说：“证”是概括疾病现象和本质两个组成部分，是两者的总和，一个疾病的病理变化是隐藏在机体内部的，但其外部必然会出现一系列证候，前者必须通过思维才能把握，后者可以被感官直接感受，但是前者必须通过后者才能把握，如《伤寒论》太阳中风证，发热汗出、恶风、脉缓，是其外部表现，外中风邪表虚营卫不和是其本质。伤寒证，发热恶寒、体痛、呕逆、脉紧是其外部现象，寒邪外束是其病之本质。医者必须通过外部表现，才能确定其内在本质，所以说：“证”是现象和本质的总和。辨证就是通过外部现象而寻求其内在本质。张琪对如何实施辨证论治的问题提出了三大核心思想：

1. 抓主证首当其冲，是辨证论治的关键

抓主证思想贯通于《伤寒论》全部内容，那么什么是主证呢？张琪认为主证即在全部证候中居于主导地位的证候。根据主证而制定主方，每一方都有与之相适宜的主证，只有掌握住主证，

才能从错综复杂的证候中，找到反映病机的症结，从而予以恰如其分的治疗。以白虎加人参汤证为例，第 26 条“服桂枝汤，大汗出后，大烦渴不解，脉洪大者，白虎加人参汤主之”。第 173 条“伤寒，若吐若下后，七八日不解，热结在里，表里俱热，时时恶风，大渴，舌上干燥而烦，欲饮水数升者，白虎加人参汤主之”。第 174 条“伤寒无大热口燥渴，心烦背微恶寒者，白虎加人参汤主之”。三条都是白虎加人参汤证，一是大烦渴不解，一是大渴欲饮水数升，一是口燥渴，可见热盛伤津烦渴为主证。由于热盛于里，有时表里俱热（第 173 条），有时身反无大热（第 174 条），因此掌握了热盛伤津烦渴主证，就不被微恶寒（第 174 条），时时恶风（第 173 条）所干扰，也不强调身大热、大汗出、脉洪大均具备。再如大结胸证为水与热互结，其主证为心下痛按之石鞕，或从心下至少腹鞕满痛拒按，其余则是次证，只要掌握了腹诊主证，则一举抓住了病之症结。四逆汤证以四肢厥逆、下利清谷为主证；理中丸以腹痛吐利为主证等不胜枚举，以方名证实际是建立在主证的基础上。

《伤寒论》固然强调掌握主证，但同时又要照顾次证和兼证，这些问题都浸透在全书内容之中。次证可作为掌握主证的佐证，补充主证的不足。例如，小青龙汤证以表不解心下有水气为病机，主证为发热而咳，次证为喘、渴、呕、哕、下利，在提示主证的同时，也提出了次证，原文以或字概括，或见，或不见，不一定俱见，但见一二证，即可作为帮助掌握主证的佐证，补充主证之不足。再以四逆散证为例，其病乃肝气郁结气机不利，阳气郁不能布达四肢，以四肢厥逆为主证，其中或咳，或悸，或小便不利，或腹中痛，或泄利下重，所有或见诸证，都属肝气郁结常见证，但非必见证，故作为次证或见或不见，但这些次证，又可作为辅助气郁致厥与其他因素致厥辨证类别的佐证。类似问题甚多，限于篇幅不一一列举，但可以说明次证在辨证中的地位也是不容忽视的。兼证是附于主证而出现的，换言之，凡是在主证的基础上而出现新的证候便是兼证，如中风表虚证兼项背强几几之桂枝加葛根汤证；兼喘之桂枝加朴杏汤证；兼身痛之桂枝新加汤证；兼阳虚漏汗桂枝加附子汤证等。伤寒表实兼项背强几几葛根汤证；呕者葛根加半夏汤证；兼内热烦躁者大青龙汤证等都属兼证。治疗上必须处理好主证与兼证的关系，即在治疗主证的基础上附加治疗兼证的药物。如果只强调主证，置兼证于不顾，则会给治疗带来障碍。

如上所论，每一种病理变化，其外部都反映一系列征候群，《伤寒论》依据不同的征候群分属于六经之所属，立方遣药。但这些征候群其中必然有一些起决定性和影响作用的，其他证候都是随着这种证候的产生而产生，随着这种证候转变而转变的，前者就是主证，后者是兼证。医者就必须善于识别哪个是主证，哪个是兼证，抓住主证，照顾兼证，协调好两者关系，这才是高明医生在临床上技术高超的具体体现。

2. 辨证与辨病相结合，为辨证论治之升华

中医重视辨证，“证”是认识疾病治疗疾病的主要依据，理、法、方、药基本上是以证为基础的。但是在祖国传统医学中，在重视证的同时也不忽视病，就是说既着眼于证、又着眼于病。从客观上看辨证是对疾病进行动态的观察，是对疾病程序的诊断，如伤寒六经的传变，温病卫、气、营、血的传变等；而辨病则是对疾病进行静态的鉴别。如中风、臌胀、痹证、虚劳等基本上属于静态不变的；从证和病的概念来说，证反映着各种致病因素所引起的非特异性反应，反映着疾病的共性，而病反映其特定的病因所引起的特异性反应，反映着疾病的个性。中医虽然有同病异治、异病同治，以证为主共性的特点，但是这种共性却非漫无边际而是有一定范围的。因此证必须和病结合起来，也就是共性和个性相结合才能全面地反映疾病的规律，例如外感温病的湿热与杂病的湿热病机虽然相同，立法用药却不尽相同。寒邪外袭之伤寒与痹证之寒痹，虽然同属寒邪，治疗亦存在差异。仲景《伤寒论》虽然以辨证论治为核心，但皆与病相联系，如太阳病、阳明病、少阳病、厥阴病等，言证必言病、言病必言证，树立了证与病结合的范例。

3. 透过现象看本质，同中求异，注重鉴别，不但会多有发现，且是正确辨证论治的保障

《伤寒论》全书内容前后连贯，必须用综合分析的方法对比鉴别。例如，三阳经皆发热，太阳病是由于邪在表，出现“发热恶寒”；阳明病是由于热邪在里，出现“发热不恶寒而恶热”；少阳为邪在半表半里，出现“往来寒热”；少阴之发热为阴盛格阳之热，如通脉四逆汤证之里寒外热；麻黄附子细辛汤证为太阳与少阴合病之发热；厥阴病之发热为厥热胜复，与三阳发热有本质之不同，可见同是发热则有阴阳表里之殊，即使同属阳证发热，而三阳亦各不相同。再如喘证，麻黄汤治表实无汗肺气失宣之喘；麻杏甘石汤治邪热壅肺汗出而喘；桂枝加朴杏汤治表邪不解气逆而喘；大承气汤治腹满便闭短气实热内结上攻作喘。同一喘证，通过互相对比分析，则有寒热虚实的差异，其他如恶寒、身痛、渴、下利、心下悸、烦躁等，亦皆具有阴阳表里寒热虚实之不同。由于病机之不同，即使同一症状其表现亦有差异，以烦躁为例，阳证热证实证之烦躁，如大青龙汤证、白虎汤证、承气汤证、栀子豉汤证等；与阴证虚寒证之烦躁，干姜附子汤证、茯苓四逆汤证、吴茱萸汤证；和少阳阴气欲绝之烦躁，虽同是烦躁，其表现各自有别，热证实证之烦躁，声壮气促，脉滑疾有力，热除烦自解；阴证虚寒之烦躁，常躁扰不宁，声微气弱；阳气垂危之烦躁，则躁烦四逆或烦躁不得卧寐，此为残阳内扰心神，预后垂危。

如张琪曾遇一肝癌病人已处于昏迷前期，见其烦躁不得卧，手足厥冷，脉沉微，未及用药当夜即死，此类烦躁与阳证之烦躁正邪俱盛者岂可同日而语哉！

由此可知，寒热虚实皆可出现相同症状，除有其他脉证相伴可资鉴别外，细心体察其临床表现，也同中有异，因此必须对比分析，才能得出正确鉴别，为正确辨证及下一步论治提供保障。

有不少注家注释《伤寒论》把条文简单者归结为错讹或遗漏，《伤寒论》虽成于后汉末年，经战乱散失，固然不能排除某些条文有错漏，但综观其大部条文则系属于非典型之部分证候，仲景是在告诉我们辨证时不能忽视，必须善于透过局部现象而掌握其病机实质，绝不能贸然篡改或轻易否定，因此，深入研究《伤寒论》、《金匮要略》，于其中探微索隐，便显得尤为重要了。张琪认为《伤寒论》中有不少条文用张冠李戴的方法，其目的在于对比鉴别，如不细心剖析则易被忽视，如本为太阳病却冠以阳明病，本是阳明病却冠以少阴病等等不一而足，如第 15 条十枣汤证冠以太阳中风，实际是要和太阳中风鉴别，因其水饮结于胸胁，外证有漐漐汗出头痛，类似太阳中风之汗出头痛，但发作有时，心下痞鞕满引胁下痛，则可作为鉴别要点，非太阳中风而冠以太阳中风，乃提示对比鉴别之法。瓜蒂散证本来与太阳病风马牛不相及，因其主证有气上冲咽喉不得息，有似桂枝汤之上冲证，因而指出“头不痛项不强”以资鉴别第 36 条“太阳与阳明合病，喘而胸满者，不可下，宜麻黄汤”。此条本非阳明病，麻黄汤亦非治阳明病之方，为何提出与阳明合病呢？因阳明病大承气汤证有“腹满而喘”，极易与太阳寒邪外来“胸满而喘”相混，故冠以太阳与阳明合病以资鉴别。少阴病急下证与阳明病急下证究竟有什么不同？注家皆不能正确解释，竟成千古疑案，其实皆属热炽津竭之证，故皆用大承气汤急下之以泻热存阴，之所以冠以少阴病者，缘其外，证与少阴病有相似之处。如第 320 条“少阴病，得之二三日，口燥咽干者，急下之，宜大承气汤”；第 311 条“少阴病，二三日，咽痛者……”；第 313 条“少阴病咽中痛……”。三条对比咽中干与咽中痛极相似，但前者属于实热内结热炽津伤，后者属于少阴邪从热化客于少阴经脉，因而同列入少阴篇，冠以少阴病以作鉴别，第 321 条“少阴病自利清水，色纯青，心下必痛，口干燥者，急下之，宜大承气汤”。此实热内结热结旁流，本属阳明腑实证，却冠以少阴病，实是拟与少阴病下利清谷之虚寒证对比鉴别。像以上张冠李戴之条文在全论中颇不罕见，如不对比分析，很难了解其真意。

（三）通常达变法仲景，妙用经方愈疑难

张琪临证精于辨证，以证立法，施法灵活，常能效法仲景通常达变、妙用经方攻克疑难。

1. 活用经方，扩大经方的适用范围

张琪的学术渊源之一来自于对《伤寒论》、《金匮要略》的深入研究。他曾撰文“经方运用琐谈”、“仲景方在妇科领域应用之探讨”等，充分体现了他运用经方灵活巧妙、立意创新的学术思想。张琪认为，读仲景书而用其方，既要忠实于原文，又不要被其束缚。他不仅对经方有昭幽烛微的阐发，临证应用更是巧妙灵活，大胆扩大经方的应用范围。他认为，经方的运用“远不局限于外感病，凡内、外、妇、儿科及急慢性疾病，皆可用之”。如对大承气汤的应用，原书用以治阳明腑实证，张琪认为：“凡属实热内结，不论何病，均可用之。”再如对大柴胡汤的应用，也脱离了专治表里同病之窠臼，认为“不论有无外感，只要肝胆湿热内蕴，疏泄受阻，肠胃通降失常，即可放胆用之，多能随手奏效”。乌梅丸原方为《伤寒论》治疗蛔厥吐蛔的方剂，张琪用以治疗久泻、久痢及顽固性呕吐疗效较佳。

2. 通常达变、化裁灵活，恰中病机，提高疗效

在经方的基础上加减变化，使之更加符合病情，切中病机，是张琪用药的一大特点。如对肾病的治疗，他以仲景桃核承气汤去芒硝加入凉血止血之剂，治疗热壅下焦、瘀热结滞、血不归经之肾病尿血。他认为临床各类尿血，日久不愈，而有瘀热之象者，用之多可收效。再如对肾衰竭的治疗，他认为慢性肾衰竭病位在脾肾，以阴阳俱虚者居多，尤以肾性贫血表现为主者，若用温柔刚燥之药，则使阴虚愈甚；若纯用甘寒益阴之品，则阴柔滋腻，有碍阳气之布化，影响脾之运化功能。他抓住健运脾胃，升清降浊，调理阴阳这一关键环节，临证选用气味中和之六君子汤加当归、白芍治疗，六君子汤气味较中和，但仍偏于燥，且重于补气，加当归、白芍一则可以调剂六君子汤偏于燥，二则助六君子汤以补血，使补血补气并重，脾胃得以调动，进食增加，营血化源得复，体现了“欲求阴阳和者，必求之于中气”之说，使本方更切病情，临床颇见效验。再如以瓜蒌瞿麦汤加味治疗慢性肾炎、肾病综合征久治不愈，或屡用肾上腺皮质激素而见寒热错杂、上热下寒之水肿证等，于祖国传统医学在继承中有所发扬和创新。

> 如一老年妇女，患“尿闭证”，小便不通，中西药利尿剂均无效，病人痛苦不堪，无奈用导尿管导尿维持，经张琪会诊给予瞿麦 30g、车前子 30g、附子 15g，连服 3 剂，小便通，去导尿管后，尿如涌泉而下，经调治而愈。

3. 效法仲景之学，创制新方，充实与完善前人之所未备

祖国传统医学代代相传，都是通过反复实践，不断推陈出新而发展和提高疗效。张琪在实际临证时，既守根据临床经验归纳总结的常法，亦有变法，灵活变通。张琪积数十年临床经验，创制出许多行之有效的新方剂。如治疗淋巴结结核、甲状腺硬结、甲状腺囊肿等的瘿瘤内消饮；治疗静脉炎的活血解毒饮；治疗高脂血症的决明子饮等。尤其是针对肾病的治疗，在实践中摸

索和总结出许多新的有效经验方，配伍严谨，用药精当，每获良效。如坤芍利水汤，以益母草为主药活血祛瘀、利水消肿，配合其他活血利水之药，治疗慢性肾病水肿日久不消，伴有瘀血见症者；利湿解毒饮，以土茯苓、萆薢等治疗湿热毒邪蕴结下焦，精微外泄之慢性肾病日久，尿蛋白不消失者；益气养阴摄血合剂治疗血尿；化浊饮治疗慢性肾衰竭等。

仲景之方，后人称为经方，其特点为药物遴选精当，配伍法度严谨，疗效卓著，所以被誉为"众方之宗，万法之祖。"言及经方的运用之法，张琪在70年的临床实践基础上提出两点要求：

(1) 运用经方必须忠实原文，在关键处下工夫：仲景之书一丝不苟，研究其方药首先需要忠实于原文，仔细推敲，前后互参。因仲景之学皆从实践中来，只有把原文与实践有机地结合起来，才能领悟到其中奥秘。例如，大柴胡汤证原文"呕不止，心下急，郁郁微烦"。

例一 张琪曾治一少妇28岁，产后烦躁不得入寐，凡安神养心及西药镇静催眠之药皆不效。邀其诊视，细询病情得之于初产难产，既恐惧，又五志过极，证则心下急，烦而呕，饮食不能下咽，舌苔白燥，脉象弦滑有力，此少阳兼阳明胆、胃实热上冲之证，因予大柴胡汤原方，1剂呕止，心烦减有思睡意，又服1剂大便通，心烦大减能入睡3小时，继服2剂而愈。

例二 又治一妇人，眩晕，行路足软欲仆，久治不效，求诊于张琪。见其面皖白、舌嫩苔白润、脉沉有力。张琪认为该证与《伤寒论》"心下悸，头眩，身瞤动，振振欲擗地……"颇似，遂投以真武汤治之，连服3剂大减，继续治疗而愈。

例三 另遇一妇人起床头眩晕，颤动不止，自觉有气体上冲，冲则肢体振颤抖，脉象沉而有力。西医诊断为脑动脉硬化，基底动脉供血不全，诸治罔效。因思《伤寒论》第67条"伤寒，若吐若下后，心下逆满，气上冲胸，起则头眩，脉沉紧，发汗则动经，身为振振摇者，茯苓桂枝白术甘草汤主之"。与本证符合，张琪处方茯苓40g、桂枝30g、白术20g、甘草15g，加泽泻25g。连服3剂，上冲及颤动、眩晕皆大减，继服十余剂而安。再如厚朴生姜半夏甘草人参汤，原书谓治"汗后腹胀满"，日人矢数道明氏谓，此方为治虚满非实满，但从药物结构上看，乃属虚中挟实之证，属脾虚气滞腹胀，为消补兼施之剂，且消多于补，使其补而不壅，消而无伤。原文以发汗后腹胀意在言外。

例四 张琪曾治一人腹膨胀如鼓，按之濡，经西医检查无器质性病变，但腹膨胀不除，痛苦异常。投以此方连服6剂，腹消如常人而愈，可见此方之神奇。

例五 又治一腹胀属实者贾某，女，40岁，工人，1984年3月8日初诊。腹膨大按之痛，全身轻度浮肿，沉重难支，大便量少而干，脉象弦劲有力，舌苔燥。《金匮要略·腹满寒疝宿食篇》"病者腹满，按之不痛为虚，痛者为实，可下之"。予厚朴七物汤加味：

厚朴40g　枳实20g　大黄7.5g　桂枝15g　生姜25g　大枣5枚　甘草10g　槟榔20g　茯苓20g　泽泻35g

连服5剂，大便通畅，腹胀明显减轻，浮肿消退，全身舒适，继服3剂而愈。

按 例一在心下急呕而烦；例二在振振欲僻地；例三在头眩气上冲，身振摇；例四在腹满按之濡；例五在腹满拒按便坚。可见读仲景书运用其方，必须在原文上下工夫，特别是在关键处须仔细推敲。陈修园说："经方愈读愈有味，愈用愈神奇，凡日间临症立方，至晚间一一于方查对，必别有神悟"。又说："其文义高古，往往意在文字之外，说短味长，往往一二虚字中寓其实理，且于无字中运其全神，……读者最宜于此处着眼"。张琪赞成陈氏之言，称其为学习仲景之书运用其方指出了正确方法。

(2) 运用经方贵在审病机、明方义：读仲景书用其方，既要忠实于原文，又不要被其束缚，"遵古而不泥于古"，因为仲景在当时所治之病毕竟受着历史条件所限，有好多病不能躬亲体验，不可避免地存在着一定的局限性。所以运用仲景方贵在审病机，明方义，运用其理，扩大应用范围，还其活活泼泼之面貌，方为仲景之功臣，古今研究仲景学说的医家多是在扩大应用范围上获得成果。这实际上是发展和丰富了仲景学说的内容。

例如，大承气汤在《伤寒论》用以治阳明腑实证，有通腑泄热，荡涤胃肠之功效。根据通腑泄热的作用，凡属实热内结不论何病均可用之。

张琪曾治一肺性脑病患者，神志不清谵语，询问家人知4日未大便，按其腹部硬满拒按，予大承气汤2剂，大便通而神志转清，终获痊愈。

又一脑出血病人，神志不清处于半昏迷状态。在某医院经抢救无效邀张琪会诊，询问病人家属，知患者9日未大便。诊见少腹硬、拒按，手足心热，时去衣被，舌苔黄燥，脉沉滑有力。此中风入腑之证，投以大承气汤鼻饲。2剂后大便通行，下燥屎半痰盂，病人神志转清，继续调理，除半身运动障碍外余均恢复正常。

承气汤灵活运用远不止此，不能尽举。所以说经方运用贵在审病机、明方义，病机方义明，则可异病同治，扩大应用范围。例如，用甘草泻心汤合小陷胸汤治寒热互结型之胃、十二指肠溃疡；炙甘草汤治心律失常；真武汤、附子汤治慢性心衰竭，于方内加入丹参、桃仁、红花等，其活血强心之功更著；十枣汤与大陷胸汤治疗胸膜炎、腹膜炎、胸腔积液等形气实者，用之甚效，形气虚者可与参、术、苓合用，消补兼施，亦可奏效。

张琪治疗肝硬化腹水，便闭尿少，常以甘遂、大戟、大黄与人参、黄芪、白术、茯苓合用，用后二便通利，小便增多，腹水随之而消，病情缓解。桃核承气汤为治疗太阳蓄血证，此证临床颇为罕见，但根据其泻热活血逐瘀之作用，用以治疗急性肾炎、紫癜性肾炎及泌尿系感染血尿顽固不除，属于实热迫血外溢者，原方去芒硝、桂枝，加清热凉血之剂，奏效甚捷。大黄黄连泻心汤治疗上消化道出血，属热邪迫血妄行者，往往1剂知，2剂已，收效之捷出人意料。其他如桂枝加芍药以解痉，桂姜以温中，草枣缓急，则疼痛可解。柴胡加龙骨牡蛎汤治疗以胸满、心烦、惊悸、怔忡为主的神经精神系统疾病疗效卓著；张琪以本方增减治疗神经官能症300例，有效率93.7%，治愈率40.7%，并在本方基础上研制成"宁神灵冲剂"。黄连阿胶汤治疗顽固性失眠，舌赤无苔，心烦不得卧，脉滑数，用以清心火，滋肾阴，使水火济，心肾交则愈。桃花汤原治便脓血，用以治疗结肠炎属滑泻日久不禁者，屡奏奇功。白头翁汤、葛根黄芩黄连汤治疗热性泻痢。理中丸治寒泻。《伤寒论》的精华在于辨证和治疗，尤其方药之运用，"启万世之清程"，为我们开辟了无穷的思路。

(四) 与时俱进通温病，寒温统一愈外感

张琪在黑龙江中医进修学校(现黑龙江中医药大学)讲课时，被委以讲授《温病学》的重任，因此精读了《温病条辨》、《瘟疫论》、《温热经纬》等书，同期治疗了大量热性病，如小儿麻疹、肺炎等，尤对顽固性高热的治疗深有体会，见解独到，疗效卓著。其精粹有三：

1. 气血阴阳，周密辨证

临床求治于中医的高热病人，大多为西医常规治疗无效的顽固性高热，其中有很大一部分为危重患者以及疑难杂症病人。张琪认为高热必须辨证论治。有表里之分，寒多热少和有无恶

寒之别，以及卫气营血和太阳、少阳、阳明等深浅之不同，又有挟湿、挟痰之差别。所以，他主张要用中医的优势，周密辨证，时刻注意舌诊脉象，尤其以舌诊为主要辨证依据。在急性热病之中，多有内热壅盛或湿热阻滞等诸多变化，单凭脉诊往往难于辨别，而舌与脉诊结合则较为准确，故强调舌诊与脉诊结合为辨证之重要环节。

2. 善用峻药，截断病势

高热为临床急症，"急则治其标"，退热为第一要务。张琪认为应以大剂量峻药截断其病势发展。他强调病在卫分高热时就应该及早用生石膏与发表药合用解肌清热，如见实热症急用生大黄通腑泄热，如见温邪表证则以大剂量清热解毒药辛凉解表清热，防患病邪之发展，阻断其进一步恶化。对于生石膏的应用，他认为此药性凉而能散，解肌清热，除烦止渴，清中有宣透解肌的作用，为清热之圣药，无论外感内伤皆能获良效。生石膏用于治疗高热，用量至少为 50g，最多曾用至 200g。

如曾治一名 18 岁肺结核兼肺感染女性患者，先前曾于结核医院治疗，高热 39℃以上，用多种抗生素无效，结核医院院长建议找张琪治疗。来诊时高热 39℃，身大热，口大喘，舌干如锉，无苔，脉数。辨为实热证，方用白虎汤加减，生石膏用至二两，加杏仁、鱼腥草、双花。三剂热降至 37℃，舌质红干，为伤阴之象，予白虎人参汤加增液汤，仍用生石膏退热。高热为壮火，壮火食气，且热邪伤阴液，故用西洋参，既可以益气，又可以养阴存液，加生地等滋阴之品扶正以助祛邪，1 周后热退，又继续调理治愈出院。

也曾治疗 1 例重症森林性脑炎，中医辨证为暑温，病人顽固性高热，体温持续 41℃，用药 1 剂后，体温降至 39.5℃，再服药 2 剂，体温降至 38.2℃，生石膏减至 75g，再服药 3 剂，体温正常。

3. 专方专治，衷中参西

张琪不论古方新用，专方专用，都是根据辨证化裁，圆机活变，绝不是泥古不变，而是在继承的基础上不断创新，所以能取得良好疗效。张琪强调辨证与辨病相结合。中医治疗高热并非简单地应用清热解毒之品，而是审证求因，辨证治疗。

哈尔滨某大学一名患者，78 岁，患高热不退，校医院诊为结核，用抗结核药无效，后经结核医院否定，诊为"肺感染"，用抗生素亦无效。后转至哈尔滨医科大学，高热持续不退，通知病危，后行气管切开，用激素后热退，但肺部大面积炎症不吸收，医院认为仍未脱离危险，建议其家属找中医试试，经托人辗转找到张琪。患者当时极其虚弱，不能进食，仍发热，体温 37.5℃，舌红，脉细数。张琪予沙参麦冬汤加西洋参，服 1 个月后炎症全部吸收。

伤寒与温病为祖国传统医学论治外感病两大流派，但两者的关系却是中医界长期争论不休的问题之一，张琪通过分析伤寒与温病形成与发展的历程、六经与卫气营血、三焦辨证的关系，对这一问题也发表了中肯的见解，他认为伤寒与温病既然同是外感病，后者是前者的延续和发展，两者是可以统一的。但是温病本身也存在各种流派，各家学说林立，内容非常丰富，反映了各自的特点，形成了温病学派，张琪进一步提出如果能撰写一部外感病专著，能熔各家学派之特长于一炉，将是对中医治疗急性热病一大贡献。不然只将《温病条辨》或《外感温热论》与《伤寒论》某些内容合二而一，称之为寒温统一，势必挂一漏万，因叶、吴只能是代表一家之言，应兼容并蓄各家之学，使之共存并发扬光大，不能强求统一而遗弃精华。此外，张琪还专门撰写"温病证治"一文以详刊温病的辨证论治之法，以便后学学习之、掌握之、运用之。

二、博采众长，并蓄汇通，推陈出新

寻步张琪从医之路，揆度张琪的篇篇论著，无不展现其重经典而不泥古、采诸家而不盲从的学术风范。他博采众长、择善而从、酌加己见、多有创新。

张琪认为中医经典文献浩如烟海，除《黄帝内经》、《伤寒论》、《金匮要略》外，历代医家之著作都不断有发展创新，促使我国医学发展形成独具特色的东方医学。中医理论在后世亦得到充分发展，金元四大家、明代张景岳、李时珍、清代叶天士、吴鞠通等温病学家及王清任、民国时代张锡纯等医家提出的新理论及其方药对我们亦有很大启发，应以海纳百川的态度，博读、慎思、明辨、采各家之长为我所用。他提倡学生应多读书、多临床、善总结，持之以恒，方能有日新月异之前进发展。

张琪向来崇尚东垣之说，他熟读《脾胃论》，受东垣升阳补脾理论之启发，在内科疾病从脾胃论治方面积累了大量独到的经验。脾胃为气血生化之源，后天之本，他认为从脏象角度讲，脾胃病证涉及西医疾病较多，除消化系统外，还包括泌尿、循环、血液等系统。胃病包括胃炎、胃及十二指肠溃疡、胃黏膜脱垂症、胃神经官能症、十二指肠壅滞症及憩室等。见于祖国传统医学的胃痛、胀满、吐酸、嘈杂、呕吐等，前人虽有论述，但散见于各家，既不完善又不系统。张琪根据多年临床经验，总结归纳出治胃十法，即疏肝和胃法、疏肝泻热法、柔肝滋胃法、健中温脾法、益气健脾养胃法、消食和胃法、清胃温脾法、活血通络法、疏气温中法及和中安蛔法，并制定有效的方药，既有规律可循，又有方药可用。张琪对东垣之升阳系列方剂应用灵活巧妙，每以升阳益胃汤化裁应用而建功。

曾有一名患者，因过度劳累出现应激性胃出血、胃溃疡，用乌贼骨、白及等制酸药不能耐受，用蒲公英等清热解毒药则腹痛。张琪见其精神疲惫、倦怠懒言、恶食。辨为脾胃虚，清阳不升。因由劳累过度引起，故用升阳益胃汤健脾养胃，溃疡愈合。

张琪还运用升阳益胃汤治疗慢性肾小球肾炎或肾病综合征水肿消退后诸症，颇具心得：①辨证要点为身重倦怠，面色萎黄，饮食无味，口苦而干，肠鸣便溏，尿少，大量蛋白尿，血浆蛋白低，舌质淡，苔薄黄，脉弱；②病理机制在于脾胃虚弱，清阳不升，湿邪留恋；③临证运用强调风药必须与补脾胃药合用方有效，取其风能胜湿升清阳，以利脾之运化，脾运健则湿邪除而精微固，于是尿蛋白随之消除。此外张琪治疗此类病人如腹水较重，多加海藻、槟榔行气利水，木香、紫苏代替独活、防风、柴胡，以达气顺水行之功；内热盛者，多用大黄代黄连，以泻热、逐瘀、利水，此方虽繁杂，但配伍严谨，运意灵巧，颇具章法。

《兰室秘藏》载有治热胀之中满分消丸，治寒胀之中满分消汤，张琪常用此二方临证加减治疗肝硬化、肾炎、肾病综合征腹水及胃肠功能紊乱之腹胀。前者组方依据《内经》"中满者泻之于内"，以辛热散之，以苦泻之，淡渗利之，使上下分消，融泻心汤、平胃散、四苓汤于一炉。专治证属脾胃不和，湿热壅结，升降失调之腹水、腹胀。后者方用参芪益气健脾，益智温肾暖脾，川乌、吴茱萸、干姜、草豆蔻、荜澄茄辛热散寒开郁，青皮、陈皮、厚朴疏肝郁泄满，升麻、柴胡升阳，茯苓、泽泻利湿浊，麻黄宣发以通阳气，半夏降逆化痰，连、柏苦寒反佐，防大剂辛热药伤阴。全方以辛热散寒为主，辛热散之，淡渗利之，甘温补之，苦温泻之，多方分消其邪，正邪兼顾。治疗寒湿阻遏，水湿停聚之腹水腹胀。张琪用此二方治疗多例肾病综合征腹水的病人，多为顽固性水肿，血浆白蛋白低，多种利尿剂联合应用均无效者。

当归拈痛汤为《兰室秘藏》治疗湿热之名方，原方主治湿热相搏之肢节烦痛及湿热下注之脚气肿痛等症。张琪根据其方义而用于慢性肾小球肾炎血尿日久不愈，反复咽痛咽痒，尿黄赤，舌白苔；或慢性肾炎急性发作而尿血不愈，属于风湿热邪内蕴，灼伤脉络，或外感风湿热邪循经入侵于肾所致者，多有良效。

张琪对清代名医王清任学术思想研究较深，并多有创新发挥。

王清任创立的血府逐瘀汤为行气活血法治疗血瘀证的代表方，该方以活血化瘀而不伤正、疏肝理气而不耗气为特点，具有运气活血、祛瘀止痛的功效。《医林改错》谓此方治胸中血府气滞血瘀证，列举适应证达 19 种之多。张琪临床喜用本方治疗疑难重症，认为“血府有血，气府有气，一则行周身之气，一则行周身之血，两者分而为二，合而为一”。因“气为血帅，血为气母”，所以“气血同治”是张琪临床常用的治疗法则。对于胸痹气滞血瘀证之胁痛、胃脘痛、头痛、不寐、怔忡、早搏、喘证，以及现代医学之风湿性心脏病、冠心病、肺源性心脏病、高血压心脏病，临证表现为舌质紫暗、口唇发绀、心慌气短、胃脘部膨满，辨证属于心衰竭血瘀者，用此方均可获效。

解毒活血汤是王清任用于治疗“瘟疫霍乱初期，吐泻转筋……瘟毒烧炼，气血凝结，上吐下泻”的方剂，具有清热解毒、活血化瘀功效，对于瘟毒“一面针刺，一面以解毒活血汤治之，活其血，解其毒，未有不一药而愈者。”张琪将此方用于治疗感染性疾病、急性肾衰竭，尤其是治疗浊毒瘀血内蕴之慢性肾衰竭，疗效颇佳。张琪认为，慢性肾衰竭标证若以湿浊毒热入侵血分、血络瘀阻为主，症见头痛少寐、五心烦热、搅闹不宁、恶心呕吐、舌光紫无苔或舌有瘀斑、舌下静脉紫暗、脉弦或弦数等，治宜清热解毒、活血化瘀，可用解毒活血汤加味（基本方药为连翘、桃仁、红花、甘草、丹参、赤芍药、生地黄、当归、葛根、柴胡、枳壳）。本方适用病机重点在于毒邪壅滞、气血凝结，辨证要点在于舌光紫无苔或舌质紫暗有瘀斑等。张琪常以解毒活血汤为基础方治疗慢性肾衰竭，如对于症见面色苍白、四末不温、神疲乏力之脾肾两虚证，加参芪地黄汤（黄芪、太子参、熟地黄、山萸肉、山药、茯苓、泽泻）；阴虚湿热者加《太平惠民和剂局方》清心莲子饮（黄芪、石莲子、地骨皮、黄芩、麦冬、地骨皮、车前子、甘草、茯苓、太子参）。张琪认为，治疗慢性肾衰竭要抓住解毒活血这个基本法则，常用活血药物有桃仁、红花、赤芍、当归、葛根，清热解毒药物有金银花、连翘、蒲公英、紫花地丁等。

癫狂梦醒汤为治疗“癫狂”一证，症见哭笑不休，詈骂歌唱，不避亲疏，许多恶态，乃气血凝滞脑气，与脏腑气不接，如同做梦一样等精神类疾病常用方，全方由桃仁、柴胡、香附、木通、赤芍、半夏、大腹皮、青皮、陈皮、桑皮、苏子、甘草等 12 味药物组成，主要功效为疏肝理气、活血化痰开窍。张琪临证将该方广泛应用于焦虑症、精神分裂症、强迫症、癔症辨证属肝郁气滞血瘀者，临床表现为胸闷、两胁胀满、疼痛固定不移，女子则有月经色黑有血块，面色青黑。在全方中张琪强调桃仁在方剂中有特殊作用，所谓“癫狂梦醒桃仁功”。桃仁剂量在原方中最大，为八钱(24g)，说明桃仁为君药。《本经》载桃仁“主瘀血血闭，癥瘕邪气”。《别录》谓其“破癥瘕，通脉，止痛”。结合《伤寒论》中用桃核承气汤治疗蓄血发狂，以方测证，桃仁可用于治疗精神错乱、癫狂。而癫狂梦醒汤中还使用了大队的行气、破气、化痰之品，共同针对气血凝滞脑气这一癫狂的核心病机。若瘀血化热，可合用桃仁承气汤通腑泄浊、活血化瘀；若痰热扰心、纯实无虚，可合用礞石滚痰丸清热化热开窍；若寒热交织、虚实错杂，可采用柴胡加龙骨牡蛎汤，通补兼施，寒温并用。

张琪治学广博、采撷众家，对张锡纯的学术思想推崇备至，不仅体现在他喜读张氏的《医学衷中参西录》，运用张氏之方药，如从理血汤化裁滋阴凉血汤治疗慢性肾小球肾炎、慢性肾盂肾炎以血尿为主者，或慢性前列腺炎、乳糜尿等之血尿；仿参赭培气汤创制益气滋阴镇逆汤治疗膈症；还用振颓汤治疗脑血栓形成的下肢瘫痪病人，皆取得较好疗效；更重要的还体现在张琪钦佩锡纯的"衷中参西"学术主张，故他积极倡导衷中参西、西为中用，他认为中西医各有所长，应中西并蓄、互为借鉴，但应摆正主从，并提出中西医结合是提高临床疗效的关键，亦是现代医疗的趋势。

张琪在谈及如何学好中医的几点看法时曾提到：新时代的中医，无论从事医疗，还是搞教学、科研都应懂得现代医学知识，但是作为中医专业的人，首先必须把自身专业掌握好，打下坚实的基础，否则容易受到西医的冲击，甚至形成"中医不如西医好"的观念，其结果必然渝为不中不西，更自然谈不到传承与发扬中医特色了。他提出正确的道路是有主有从，中医为主，西医为从，吸取现代医学来丰富、发展中医，采取拿来主义，比如，在临床上他借助现代医学的检查诊断方法，对疾病的性质、病情轻重、预后、转归进行监测，借用西医现代理论指导中医用药等。

他认识到中西医是两种不同的医学体系，是从两个不同的角度对疾病进行探索，从客观上看各有所长，也各有不足之处，如果把两者有机地结合起来，取长补短，将会大大地提高疗效，而且在疗效的基础上会产生一系列规律，反过来指导临床，使疗效进一步提高。例如，治疗慢性肾炎用肾上腺皮质激素与中药清热利湿或补肾健脾，其完全缓解率优于单纯西医或中医的疗法；再如糖尿病的治疗，西药降糖比中药快但不巩固，停药后血糖、尿糖即上升，中西药合用不仅能巩固疗效而且改善症状明显，且减少副作用；其他如肝硬化、再生障碍性贫血、心血管及结缔组织病等都有类似问题。

但张琪强调中西医两者的结合不是西化，而是要将西医的一些现代科学仪器检查及实验结果纳入到中医的辨证之中，既有利于疾病的早期发现和早期诊断，也有利于拓展临床思路，甚至于能在一些疾病无"证"可辨的情况下，通过西医的检查手段发现阳性体征而为中医辨证提供依据，弥补中医辨证的不足，这样就会发挥两者之长，就能大大提高中医药诊治疾病的疗效。但此种意义上的辨证与辨病相结合，绝非抛开中医理论、中医辨证论治，按西医的诊断去应用中药，而是中医、西医的有机结合，不是混合，是取长补短，相得益彰。两者有机地结合，可以开阔辨证论治、立方遣药的思路，且能作用相互协同，发挥两者之长，使中医诊疗水平大幅提高。例如，一个肾炎病人水肿消退没有明显的症候，只有尿蛋白不消失，就必须对尿蛋白辨证施治。糖尿病"三消"症状已消失，只剩下高血糖和高尿糖，那么就按病针对血糖、尿糖施治。慢性肾炎及慢性肾衰竭即使无明显的血瘀证的表现，加入活血药可以增强疗效，活血化瘀贯穿治疗的始终，亦是张琪兼顾现代医学的研究以及肾活检病理诊断的结果。当然在强调中西医辨证和辨病相结合的同时，并不意味着贬低中医辨证论治的特色，相反的却是补充辨证论治的不足，在于提高临床疗效，是发展了辨证论治，但也应该充分肯定，有许多西医无法解决的疾病，经过中医辨证论治而得到痊愈，故应该实事求是地既要看到它的特点，又要看到它的不足之处，才能给予客观正确的评价，使中医学有所创新和发展。

《张琪临床经验荟要》一书自序中所写"予年少时，即蒙家教，矢志岐黄之术，随祖父习医。研读《内经》、《难经》，精研医理；熟玩《伤寒论》、《金匮要论》，以彰经旨；博览《肘后备急方》、《千金方》、《太平惠民和剂局方》、《普济方》，方知'千方易得，一效难求'。细读金、元、明、清诸贤之高论，方悟'勤求古训，博采众方'乃医家之坦途也。"这正是张琪70年大医路上"首重经典、博采众家之长"学术思想的真实写照。

第七章 持脉知内，以脉明理

脉诊作为中医药学术体系内一种极为重要的诊法，向来受到历代医家的重视，自晋代王叔和《脉经》问世以来，脉诊专著层出不穷，近代以来，随着西医学的传入，使得脉诊作为一种中医学特有的诊法，引起近现代学术大家的高度重视。

张琪作为一代名医，自习医之日起，就视脉诊为中医学继承和发扬的重要内容之一，除花费大量时间学习研读历代脉诊专著外，更是在临床实践当中不断印证和检验历代医家脉诊专著之得失，尤其是对于以《伤寒论》和《金匮要略》为代表的仲景脉学着力尤深。

张琪于 1964 年出版的《脉学刍议》是其研读历代医家脉学专著并证诸临床实践后的总结。在该书前言中，张琪首先强调了“脉诊为中医四诊之一，是辨证论治的一个重要组成部分”，“历代医家根据临床实践，不断加以丰富充实，乃逐渐形成的一种系统化，专门化的学问”。作为中医学从业者，应认真学习，切己体察。但同时也直言不讳地指出了“诸家脉学著作中，皆详于脉而略于证，和望、闻、问，三诊不相衔接，且大多是某脉主某证，对其原理谈得很少，使后人知其然而不知其所以然，以致阻碍了脉学的进一步发展”。应该说，这是很重要的一个问题。张琪敏锐地指出了历代医家脉诊专著的共同不足：脉证分离。而脉证合参正是仲景学说的特点，无论是《伤寒论》的六经辨证体系，还是《金匮要略》的脏腑经络辨证体系，“脉证并治”都是其特点之一，也即脉、证、治相统一。也因此，《脉学刍议》这一专著的核心内容即是对仲景脉学的详细解析。张琪“将张仲景有关脉证结合部分摘录下来，加以阐释，根据切身体验提出了一些看法，同时针对脉学研究中存在的某些问题，写出了自己的粗浅体会”。虽有颇多自谦之语，但其写作《脉学刍议》之初衷与方法可见一斑。总结张琪在其脉诊专著《脉学刍议》及其他专业著述中关于脉诊的论述，其特点可以概括为以下几个方面。

一、立足整体观念，以阴阳五行学说为指导

整体观念是中医学理论体系特点之一，是中医学关于人体自身完整性及人与自然、社会统一性的认识。整体观念认为，人体首先是一个由多层次结构构成的有机整体。构成人体的各部分之间，各脏腑形体官窍之间，结构上不可分割，功能上相互协调、相互为用。这在中医学对人体生理现象和病理改变的观察和处理方面体现为“司外揣内”和“见微知著”的特征。脉诊作为中医学重要诊法之一，同样体现这种特点。“见微知著”之论出于《医学心悟 · 医中百误歌》，微指微小、局部的变化；著指明显的、整体的情况，见微知著是指机体某些局部情况，包含着整体的生理、病理信息，而通过局部的诊查，可获知整体的情况。

在《脉学刍议》中，张琪特别强调了对脉学整体观的认识。首先，从《内经》中的相关记载出发，结合现代医学的相关认识，指出脉搏的跳动是由于心脏的舒张和收缩的原因，心脏收缩时，动脉管内压突然升高，动脉管突然膨胀；心脏舒张时，动脉压降低，则动脉管恢复原状。动脉管的这种节律性扩张和收缩即形成脉搏。而中医学对此早有相似认识，《灵枢 · 决气》“壅遏营气，

气无所避，是谓脉”的记载中，“壅遏营气，气无所避”，即是说动脉内压力升高，血液被推行起伏的情况。从而认为我国秦汉时期已对脉搏有了比较合理的认识，对脉搏的来源也有了和现代医学近似的论述。

既然脉发源于心脏，何以能够诊察全身的疾病？面对如此的疑问，回答只能是，此为中医学“整体观念”的反映，此种“见微知著”的基本原理体现在中医诊法的诸多方面，从《灵枢·五色》将面部分为明堂、阙、庭、蕃、蔽等部，将人体上至头面下至足胫，内而脏腑外而胸背的不同部位分属其中，并概括为“此五脏六腑肢节之部也，各有部分”。以脉诊言，早在《素问·五脏别论》中既有“气口何以独为五脏主”的设问，发展至《难经·一难》强调“独取寸口，以决五脏六腑死生吉凶之法”。都表明诊查某些局部的改变，确实可以诊断全身疾病。因此，张琪认为“无论正常生理和反常病理，都可反映于脉，它不单纯是心脏和循环系统的事（当然心脏和循环系统也不能例外）。人们如果只从心脏和血管的生理观点来分析中医的脉诊的真正精神也将无从得知”。

张琪认为，欲确切解答中医学脉诊为何只诊查一小段桡动脉搏动即可获知全身疾病的信息，“必须把脉学的来龙去脉探索清楚”，而这就必须借助命门学说、阴阳学说和五行学说。

命门学说是明清时代医家着重阐发的医学理论，自明代以来，命门学说为中医学的藏象理论增添了新的重要内容，对中医学基础理论和临床实践也产生了较大影响。尤其对养生和康复，具有重要的指导意义，而人体生命的根基之所以在于命门，是因为命门虽为肾中阳气，但“肾为水火之脏”，真阳中蕴藏真阴。“以阴阳为代表的矛盾着的双方又统一又斗争，推动着有机体的变化，构成了生命的源泉和动力”。命门学说与阴阳学说是不可分割的，可以说，命门学说是明清时代医家借助肾的生理功能特点阐发阴阳学说理论的成功范例。其代表人物有孙一奎、赵献可、张景岳等。张琪在《脉学刍议》中指出：五脏六腑、四肢百骸及每一个细小组织机构，都是建立在阴阳对立统一的基础上的。如明代著名医学家张介宾说：“命门之火谓之元气，命门之水谓之元精，五液充则形体赖而强壮，五气治则营卫赖以和调，此命门之火，即十二脏之化源，故心赖之则君主以明，肺赖之则治节以行，脾胃赖之济仓廪之富，肝胆赖之资谋虑之本，膀胱赖之则三焦气化，大小肠赖之则传导自分。此虽云肾脏之伎巧，而实皆真阴之作用”（《类经附翼·求正录·真阴论》）。真阴没有真阳不能成为真阴，真阳没有真阴也不能成为真阳，“孤阳不生，孤阴不长”。液和气分开来谈，虽说阴主液，阳主气，但以总体上看，两者又是阴阳互根的具体产物，是构成人体五脏六腑功能活动的源泉，正是由于命门中水火（真阴真阳）不断地相互争胜而产生的。张介宾说：“阴阳原同一气，火为水之主，水即火之源，水火原不相离也，何以是之？如水为阴，火为阳，象分冰炭，何谓同源？益火性本热，使火中无水，其热必极，热极则亡阴，而万物终枯矣，水性本寒，使水中无火，其寒必极，寒极则亡阳，而万物寂灭矣，此水火之气，果可呼吸相离乎？其在人身即是元阴元阳，所谓先天之元气也，欲得先天，当思根柢命门，为受生之窍，为水火之家，此即先天之北阙也”（《景岳全书·传忠录·阴阳篇》）。张氏取象比类，阐明人体脏腑机能运动不息的源泉，在于水火（阴阳）两种力量相互斗争和相互依赖的结果。中医一向认为人之所以生，生命之所以能持续，实源于水火之相济，但是水火两种力量，必须在不断地争胜状态下，才会产生运动不息的作用。如果一方有了偏盛偏衰，则削弱了争胜的力量，人体就由生理状态转化为病理状态，甚至一方遭到完全破坏，形成有水无火，有火无水的局面，于是生命也就随之终结，中医判断疾病以阴阳存在为关键，道理即在于此。

五行学说是中医学基础理论的另一重要哲学基础，是借助木、火、土、金、水五种物质间生克制化乘侮规律，阐释宇宙万物发生、发展、变化及相互关系的一种古代哲学思想。对于五行学说与脉诊之间关系，历代医家亦有论述。张琪认为“相生相克不是五行之质，而是五行之气，古人用五行的性质反映五脏的功能和脉搏的形态，这种学说是建立在天人相应、取象比类基础上的。五脏之间保持正常的相互制约关系，无太过、无不及，则出现五脏之平脉”。

人与天地相参，《内经》中对四季平脉的论述为：“春胃微弦”、“夏胃微钩”、“秋胃微毛”、“冬胃微石”。究其理亦与五行学说有关，因肝属木，其时应春，性主升发，故脉来端直以长，濡弱轻虚之中带有滑象，曰弦脉；心属火，其时应夏，性热而炎上，故其脉来盛而去衰，曰洪脉；肾属水，其时应冬，其性寒而润下沉降，故其气来沉搏，曰沉脉；肺属金，其时应秋，其性清肃而收敛，故其气轻虚，来急而去散，曰浮脉；脾属土，其时应长夏，其性濡而中和，故其气悠扬和缓，曰缓脉。《素问·五运行大论》中“气有余则制己所胜而侮所不胜，其不及则己所不胜侮而乘之，己所胜轻而侮之”和《素问·六微旨大论》中“亢则害，承乃制，制则生化”的论述强调了五行生克关系破坏之后出现的太过与不及，脉象也会出现相应异常。如《伤寒论·平脉法》中提出的：“问曰，脉有相乘，有纵有横，有逆有顺，何谓也？师曰：水行乘火，金行乘木，名曰纵；火行乘水，木行乘金，名曰横；水行乘金，火行乘木，名曰逆；金行乘水，木行乘火，名曰顺也”的论述，实即以纵、横、顺、逆说明五脏之间生、克、制、化的关系。因五行当中任何一行都存在我克、克我、生我、我生的规律，我克为纵、克我为横、我生为顺、生我为逆。每一脏腑的太过与不及反映在脉象中也同此规律。如肝属木，其气盛则脉来强实，弦劲有力；其气不及则脉来不实，弦弱无力；心属火，其气盛则脉来盛，去亦盛，洪数有力；其气不及则脉来不盛，去时反盛；肺属金，其气盛则脉来浮，中坚而旁虚，其气不及则脉来浮软而微；肾属水，其气盛则脉来如弹石，其气不及则脉去如数；脾属土，其气盛则脉来如水之流，其气不及则脉来坚锐如鸟喙。

张琪结合临床实际，提出“眩晕、巅疾（高血压一类疾病）绝大多数出现弦脉，其机理属于肝木之气太过，木主升发，为人体气化升多降少之征，又有弦见于右关乃木盛侮土之象，临床上必见胃气胀满、腹痛等症。其他如火盛刑金（肺炎、肺结核、肺脓疡一类疾病），而脉见洪数。寒湿弥盛而脉见沉缓（脾土之气为湿，肾水之气为寒），为历试不爽的事实，这些都说明前人借五行的性质，归纳五脏的特性和作用，实是一种创举”。故而，“脉搏的形态反映五脏的变化，是建立在五行学说基础上的，是前人在长期实践中，创造出来的理论，对临床具有实际意义”。

二、借助内经伤寒，以营卫气血理论为工具

脉为经络、脏腑生理功能和病理变化的反映，它是建立在营卫气血理论基础上的。由于气血是构成人体和维持人体的正常生命活动的基本物质，脉象作为脏腑生理功能的体现，自然也要以气血为基础，一般而言，脉道需赖血以充盈。脉之大小与血之盈亏密切相关；血属阴，不能自动，其行全赖阳气之推动。同时脉之壅遏营气的作用也有赖于气血固摄，故此，阳气对脉之长短、强弱、滑涩均有重要影响，若气血充足，则脉象和缓从容，均匀有力，反之，则会出现脉象过大、过小、过强、过弱、过速、过迟等脉位、脉形、脉数、脉势的变化，脉与气血之间的关系，李闻言《四言举要》中概括为“脉为血脉，血之腑也。心之合也……脉不自行，随气而至，气动脉应，阴阳之道，气如橐龠，血如波澜，气息血脉，上下循环”。

气血理论与寸口分经脏腑理论也有关联，因右手偏旺于气，肺主气，胸中当肺之宫城。故以右寸配属肺与胸中，左手偏旺于血，心主血，膻中（心包）为心之宫城，故以左寸分候心与膻中，脾位于中焦，体在左而气行于右，故以右关配脾胃，肝主藏血，其体在右而气行于左，故以左关配属肝胆，肾在腰部，其位偏于下，故候两尺。

营卫循行是中医学气血理论的重要内容，营气指行于脉中富于营养作用之气，因其具营养

作用且在脉中营运不休，故名之营气，又因其为血液的组成部分，与血关系密切，可分而不可离，故又多称“营血”。其来源于脾胃运化的水谷精微，《素问·痹论》谓：“营者，水谷之精气也，和调于五脏，洒陈于六腑，乃能入于脉也，故循脉上下，贯五脏，络六腑也。”及《灵枢·营卫生会》中言：“此以受气者，泌糟粕，蒸津液，化其精微，上注于肺脉，乃化而为血，以奉生身，莫贵于此，好独得行于经隧，命曰营气。”卫气是行于脉外具有保卫作用之气，故其有卫护身体，免受外邪侵袭的作用，故名“卫气”。同样来源于脾胃运化的水谷精微，为水谷精微中剽悍滑利的部分，也即《素问·痹论》中“卫者，水谷之悍气也，其气剽疾滑利，不能入于脉也。故循皮肤之中，分肉之间，熏于肓膜，散于胸腹。”及《灵枢·本藏》谓：“卫气者，以温分肉，充皮肤，肥腠理，司开阖者也。”

张琪认为，脉是人体生理的反映，是建立在阴阳、营卫、气血对立统一的基础上的。而且营卫、气血本即阴阳的一部分，或曰是阴阳的具体体现。因营与血行于脉中，卫与气行于脉外，两者实际上不可分割。所谓“营行脉中，卫行脉外。”看似两分，实则营中有卫，卫中有营，如此方能往来相贯而如环无端，使血液有规律的循环不息。营卫间相互协调，是血液正常运行的重要保证。两者之间存在着既相互依赖，又相互争胜的关系。以气血关系而言，气推动血液运行，同时又统御血；血敛气，同时又濡养气。两者间的关系，《内经》中所谓“无阳则阴无以生，无阴则阳无以化”之理。现代中西汇通派医家唐宗海亦在其《血证论·气血》中指出：“人身之气浮游于血中，而出于血外，故上则出为呼吸，下则出为二便，外则出于皮毛为汗，气冲和则气为血之帅，血随之而运行，血为气之导，气得之而静谧，气结则血凝，气虚则血脱，气通则血走，气若止而血欲止，不可得矣。”邹丹源在《四诊抉微·管窥附余》中也强调：“血与气异体，得脉而同化，卫与营各行，得脉而相应，故脉之中，阴阳统焉。”所以说，气与血，营与卫，是脉象形成的基础和依据。但仍在阴阳学说的指导之下，《素问》谓：“阳在外，阴之使也；阴在内，阳之守也。”《四诊抉微·脉审阴阳顺逆》谓：“阴根于阳，阳根于阴，表属阳，以活动为性体，而有静顺之阴在内；里属阴，以静顺为性体，而有活动之阳在中，乃相依倚也。”此种阴阳间关系的平衡，即为平人，见为平脉，而一旦遭到破坏，就出现阳亢阴倾和阴盛阳衰的病态。脉的动态也自然会随之变化。阳亢阴倾者，因活动性亢盛，静顺性不足，出现大、浮、滑、代、数等阳脉；而阴盛阳衰者，因静顺性有余而活动性相对不足，可见沉、涩、浮、弦、微等阴脉。此时，辨别阴阳自然是辨证的纲领，《素问》所谓：“察色按脉，先别阴阳。”此之谓也。《阴阳别论》也指出：“脉有阴阳，知阳者知阴，知阴者知阳。”

阴阳学说体现于脉诊中的自然不单单是阴脉、阳脉两类如此简单，临床实际上经常见到阴脉中复见阳脉，或阳脉中复见阴脉者。《难经·四难》已指出：“脉有一阴一阳，一阴二阳，一阴三阳；有一阳一阴，一阳二阴，一阳三阴……所谓一阴一阳者，谓脉来沉而滑也，一阴二阳者，谓脉来沉滑而长也，一阴三阳者，谓脉来浮滑而长时浮也；所谓一阳一阴者，谓脉来弦而涩也，一阳二阴者，谓脉来长而沉涩也，一阳三阴者，谓脉来沉涩而短时浮也。”原文中浮与沉、长与短、滑与涩六脉相互兼见，足见疾病病机的错综变化。阴阳交错、上下相乘，反映了某些矛盾中的相互关系，绝不可机械死板地看待此类问题，如沉脉属阴。若沉而兼滑数，则当阴中有阳，反之，浮脉属阳，若浮而兼迟缓，则为阳中有阴，临床上必须结合症状体征，精心分析，才能抓住疾病本质。

阴阳学说中的相互转化理论，在脉诊中也有反映。张琪认为，由于阴阳两者间存在对应的一面，也有依存一面。在一定条件下，可以向相反的方向转化。阳可以转化为阴，阴可以转化为阳，而转化的条件取决于人体防御能力的“正”与疾病因素的“邪”之间的力量对比。《伤寒论·辨脉法》“阴病见阳脉者生，阳病见阴脉者死”。因前者为正盛邪退，后者则为邪盛正衰。阴阳消长之机，实即正邪相争互为胜负的表现，伤寒六经辨证体系中，疾病从三阳转至三阴，温病三焦辨证体系中，病从上焦始而及至中焦，终于下焦，均为由阳转阴的例证。在此过程中，脉诊在指导辨证和判断预后方面的作用是非常重大的。

张琪在《脉学刍议》还特别指出，脉之阴阳尚有伏匿隐藏之说不可不察，如伤寒阳明腑证，本属实热内结，而脉见迟结；真寒假热的病，本属阳盛格阴而脉见沉伏，这些情况，又说明了阴阳之间互相乘袭和互相隐伏，因此可知伏匿的脉象，不是说明它是疾病本质的假象，恰恰相反，它却是疾病本质的真实反映，如实热，脉不出现迟结而见浮大，则不可妄议攻下，原因在于浮大之脉，说明实热尚未结聚，阳盛格阴，热深厥深，阳气隐伏，故脉沉伏甚至不见，所以从脉搏的伏匿来看，好像是阳证见阴脉，但从疾病的实质来看，则是实热隐伏于内的表现，又是疾病现象的本质反应。

三、坚持脉证合参，以从舍宜忌原则为准绳

脉与证的关系，历来是医家关注的重要问题，两者均为疾病反应于外的现象，病生于内，而脉现于外。而任何事物的本质均是由各种现象表现出来，任何事物的各方面外在现象又是其本质的不同反映。由此可知，强调脉证关系首在求本治本，以八纲而言，中医学对疾病的认识无论怎样错综复杂，亦不过阴、阳、寒、热、表、里、虚、实八个方面。或为八纲单独论证，或相互兼见，但每一纲在疾病过程中必存在其外部表现，如寒证、热证、表证、里证等等。辨证论治与对症治疗之间最本质的区别也即在于前者强调求本治本，后者是求标治标，清代医家喻嘉言在其《医门法律·申治病不明标本之律》中指出："凡治病者，在必求于本，或本于阴，或本于阳，知病所由生，而直取之，若不知求本，则茫如望洋，无可问津矣。"自《内经》以降，历代医家均为"治病求本"思想的践行者，尤其张仲景《伤寒论》与《金匮要略》，更是继承发扬《内经》治病求本思想，树立辨证求因，重因论治的典范。而所谓"本"，张景岳在其《景岳全书·传忠录·求本论》中指出："或因外表者，本于表也；或因内伤者，本于里也；或病热者，本于火也；或病冷者，本于寒也；邪有余者，本于实也；正不足者，本于虚也；但察其因何而起，起病之因便是病本，万病之本，只此表、里、寒、热、虚、实六者而已。知此六者，则表有表证，里有里证，寒、热、虚、实无不皆然。"而脉证为脏腑生理功能和病理变化及气血盛衰运行的标志。所以张景岳在《景岳全书·传忠录·十问篇》中指出："脉色者，血气之影也，形正则影正，形斜则影斜，病生于内，则脉色必见于外，故凡察病者，须先明脉色。"而疾病的治疗，更须辨明标本，中医界所熟知的《医宗必读》中所谓："见痰休治痰，见血休治血，无汗不发汗，有热莫论热，喘生毋耗气，精遗勿涩滞。"即是强调不可被疾病的表面现象所迷惑，必须求本治本，病本一除，则诸证皆愈，若只是"头疼医头，脚痛医脚"则必如张景岳在《景岳全书·传忠录·论时医》中所批判的某些医生"治病但知察标，不知察本，且常以标本为借口，曰：急则治其标，缓则治其本，是岂内经必求其本之意。"

张琪在《脉学刍议》中强调脉与证的关系主要涉及以下三个方面：

（一）脉证合参

中医诊断的一个基本原则为四诊合参，由于脉与证均为疾病表现于外之现象，病生于内，而脉证见于外。一般而言，通过脉证，可探知病本，因疾病之标本实即现象与本质。中医学"思外揣内"的思维方式是其具体体现，通过疾病外在表现来探索疾病内在本质。脉证作为疾病表现的两个重要方面，临床实践时必须将两者有机结合起来，清代医学家徐大椿在其《医学源流论·脉证轻重论》中指出的"脉与证分治之则吉凶不可凭，合治之则某症忌某脉，某脉忌某症，其吉凶

乃可定。今人不按其症而徒讲平脉，则讲之愈密，失之愈远”。

《伤寒论》作为中医经典著作，为历代医家所推崇，《伤寒论》条文中脉诊内容极为丰富，甚至有“阳明脉大”、“少阳脉强”、“少阴脉浮细”等条文，但张琪认为，此类条文论述简约，但仍强调脉证合参，必须有阳明、少阳、少阴经证候与之相应出现才能出现，否则不可遽定为此经证候，即如人们熟知的太阳病提纲“太阳之为病，脉浮，头项强痛而恶寒”，条文中“脉浮”为太阳病主脉，但必须与恶寒、身痛等症状同见，方可定为太阳病，为太阳表证，若恶寒与脉沉共见，则当属少阴里证，证候性质一表一里，一实一虚，可谓霄壤之别。尤其条文中经常出现的证同脉不同，或脉同证不同的现象，更应以“脉证合参”之理作细分析，如麻黄汤证条文谓“太阳病，头痛身痛，骨节疼痛，恶风无汗而喘。”附子汤证条文谓：“少阴病得之一二日，口中和，其背恶寒者，当灸之，附子汤主之”、“少阴病，身体痛，手足寒，骨节痛，脉涩者，附子汤主之。”两者均可见恶寒、身痛、骨节痛，但前者脉当浮紧，后者脉象沉微，证虽同而脉迥异，以病机而言，前者为风寒外束肌表，后者为阳虚不得温煦。再如《伤寒论》第 25 条、第 26 条，前者谓“服桂枝汤，大汗出，脉洪大者，与桂枝汤如前法”，后者谓“服桂枝汤，大汗出后，大烦渴不减，脉洪大者，白虎加人参汤主之。”两者脉同为洪大，一有大渴，一无渴，即脉同而证异，此证时，就必须用脉证合参而不可偏恃。喻嘉言谓王叔和《脉经》“汇脉之中，间一汇证，不该不贯，抑知形体有盛衰，邪有微甚，一证恒兼数脉，一脉恒兼数证，故论证不论脉不备，论脉不论证不明，王氏汇而编之，深得古人微旨”。

（二）脉证从舍

脉证合参，基本可以辨明疾病病机，进行恰当治疗，在通常情况下，脉证是一致的。但也不可否认，由于疾病的错综复杂，临床也可以见到脉证不符的情况出现。张琪认为，脉证不符，只能说明其中只有一种疾病的表现，另外部分则隐蔽于内，而并非疾病本质的表现。古代医家已关注到这种现象，如《景岳全书·脉神章·从舍辨》，即指出：“证有真假，脉亦有真假，凡见脉证有不相合者，则必有一真一假于其中矣。”徐大椿《医学源流论·脉证轻重论》也指出：“人之患病不外七情六淫，其轻细死生之别，医者何由得之？皆必问其证，叩其脉而后知之，然症脉各有不同，有里证极明而脉中不见者，有脉中甚明而症中不见者，其中有宜从症者，有宜从脉者，必有一定之故，审之既真，则病情不能逃，否则不为症所误，必为脉所误矣。”

张琪认为，临床出现脉证不符的原因有以下几个：

1. 体质原因

病人体质有异，脉象亦有特殊差异，阴虚阳亢者，虽病寒然脉见洪浮，阴盛阳衰之人，虽病热而脉亦常沉细；肥人脉沉，纵有风寒外感未必见表脉，瘦人肌肉菲薄，略表外邪，脉即见浮。

2. 病程久暂

新病起病急，病程短，病情轻浅，尚未变乱气血，故多不见于脉，或“形病脉不病”，而久病者，起病隐匿，病程长，病情危笃，气血变化明显而症状不突出，形成“脉病形不病”。

3. 新病宿疾相互错杂

新病宿疾相互错杂，多见于宿有旧疾，复感新邪，新旧之病相互影响，病机错杂，脉象亦难以辨证，此时多以症为主。

4. 邪气来之甚急

邪气来之甚急，症不见而脉尚未与之相应，当以症为主。

5. 起病急卒，气血壅滞

如大吐，大痛之后，气血凝滞，脉道阻遏，可见六脉俱无，此时不可因无脉而认作死证，吐止痛除后，其脉自出。

6. 某些致病因素的特殊性

如痰积、食积、湿困诸证，脉道受阻，气血循环不畅，脉象反映曲折，似显似隐，时见时无，若似死脉，实因痰、湿、食困而致。

如出现脉证不符，则必然面临脉证之从舍，原则上讲，若脉反映了病本，证不明显，当舍证从脉；相反，若症反映了病本，脉不明显，当舍脉从症。张琪以临床经验为例，举噎嗝（食管癌）患者，虽病属难治，但脉滑而稍带弱象，依《素问》"脉弱以滑是有胃气"之论，愈后良好。

又一肝硬化患者，虽起居一如常人，偶见头晕肢软，但脉浮大弦硬，毫无胃气，当属真阴虚极，阳亢无根，治后不佳；又一眩晕患者，如坐舟车，脉沉细似无，以脉似属虚极，但病程不长，素体康健，此即因痰饮内阻，气滞关格不通，脉因而不动，甚隐似不见，或尺寸一有一无，或关上不亢，时动而大小无常，虽似死脉，实痰除则愈，予二陈汤加天麻，两剂而愈。

关于脉证从舍的方针和原则，古人之有诸多论述，但多强调脉诊，自《难经》"形病脉不病曰生，脉病形不病曰死"之论始，张仲景《伤寒论·平脉法二》："脉病人不病名曰行尸，以无主气，猝眩仆，不识人者，短命则死，人病脉不病，名曰内虚，外无谷神，虽困无苦。"后世医家多解作"病有浅深，浅则仅属形病，深则脉亦病矣。"但张琪也指出，形病脉不病者，虽多属病情轻浅，愈后良好，但如果未能及时治疗护理，不能控制病程进展，也完全有可能出现由浅入深，甚或不治者，相反，虽脉病形不病者多病属危重，但治疗护理及时，也可使脉象恢复正常，转危为安，总之应具体情况具体分析，懂得一般性和特殊性，原则性和灵活性相结合的辩证关系，明确何种情况下舍证从脉，何种情况下舍脉从证，对病人的体质，发病原因，有无宿疾等充分了解诊察，然后由此及彼，由表及里，综合分析，方可辨别脉证之真假，知所从舍。

（三）脉证宜忌

所谓脉证宜忌，是指从某病证某症与某脉相合判断疾病的预后。在中医古籍中，常见有此类某症见某脉为顺，某病见某脉为逆之类的记载，尤其《脉诀》等类脉学专著，将其详加论述，编成歌诀，使初学者易诵易记，其内容上虽有理论阐述缺如之弊，多使人知其然而不知其所以然，但据此推测疾病预后，也往往可靠。故而张琪认为，应该将其道理阐明，以便使人们不仅有实践依据，而且有理论指导，如此方能将中医学术提高和发展。脉证之宜忌是古代医家以整体观出发，认识和掌握阴阳争胜和正邪消长规律后，在此基础上测知疾病预后的顺逆良恶。如中风为临床常见病，致死致残率较高，预后多不佳，其病机多为水亏阴耗，木旺火炽，风火相煽，此时若脉见坚大急状，则为肾水匮竭，阳亢无依，预后不佳，为逆证；若见浮、缓、迟一类的脉象，则虽有阳亢，但未至阴竭，阴阳尚可维系而未离决，预后尚好，故为顺证。

总之张琪认为，脉证宜忌在中医诊断学上是科学性较强的一门课题，是值得挖掘和发扬的。

四、探源脉诊原理以有胃神根学说为要

中医学对平脉，也即正常脉象的描述，向来强调有胃气、有神、有根三个方面，所谓胃、神、根是也。历代医家强调此三个方面。并将其作为诊断疾病正邪进退和判断疾病预后良恶的重要依据。张琪认为此理论有着较大的实用价值，是值得深入探讨的一个课题。

（一）胃气

脉有胃气，主要反映脾胃运化功能的盛衰。因为胃为水谷之海，人体的气血生化之源，人体脏腑组织经络的生理功能，必有赖于胃气的充养。人以胃气为本，脉同样以胃气为本，有胃气则生，无胃气则死，程钟龄《医学心悟》谓："凡诊脉之要，有胃气曰生，胃气少曰病，胃气尽曰不治。"亦是此理。张介宾《景岳全书·脉神章·胃气解》中所谓："五味入口藏于胃，以养五脏气，是以五脏六腑之气味皆出于胃，而变见于气口，可见谷气即是胃气，胃气即是元气，"同样强调脉之胃气由脾胃而生，张琪认为，脉之胃气除了与脾胃运化功能直接相关外，也与其他四脏有关。因"人体先天体质在于肾，后天赡养在于脾胃"，脉搏中反映出一种冲和之气，乃由于脾胃之气所生，脾胃为仓廪之本，古人认为万物赖之以生，脾胃具坤土之性，具有宁静柔顺冲和的特点，有协调脏腑之间生理功能的作用。肝属木主升，肺属金主降，有赖脾土为之协调，升者不要太升，降者不至于太降，心属火主升，肾属水主降，而水火升降之间，又必赖脾土介于其中为之斡旋，才能使脏腑气化保持正常的生理状态。据此可知，脉搏中具有一种悠扬而和缓的形态，即古人所说的胃气。由于脏腑气化保持正常，其脉不可得见，若是生理功能失调，脾胃之气衰弱了，脉中和缓的形态减弱了，则"衰乃见而"（《难经·十五难》）。

至于脉有胃气的特征，自《内经》以后，历代医家论述不一，《素问·平人气象论》是将有胃气之脉象与四时联系在一起，谓之"春胃微弦，夏胃微钩，长夏胃微软弱，秋胃微毛，冬胃微石"，而《素问·脉要精微论》则谓："春日浮，如鱼之游在波，夏日在肤，泛泛乎万物有余，秋日下肤，蛰虫将去，冬日在骨，蛰虫周密，君子居室"，《灵枢·终始》谓："谷气来也徐而和"。《素问·玉机真脏论》谓："脉弱以滑，是有胃气"。至戴启宗《脉诀刊误》总结为："凡脉不小不细，不长不短，不浮不沉，不滑不涩，应手中和，难以名状者，为胃气。"陈士铎《脉诀阐微》指出："下指之时觉有平和之象，即是有胃气。"总而言之，胃气的形象是脉搏跳动中带有一种悠扬而和缓的动态，此功能反映于四季和脏腑的脉象中称为平脉。

脉有胃气的临床意义主要在于判断疾病预后。《四诊抉微·脉以胃气为本》谓："举脉坚强，搏击有力，或渺渺在骨，按不可得，胃气绝也。"其理，张景岳《景岳全书·脉神章·胃气解》谓："胃气，正气也。病气，邪气也。正邪不两立，一胜则一负，凡邪气胜，则正气败。正气至则邪气退矣。若观察病之进退吉凶者，但当以胃气为主，察之之法，如今日为和缓，明日更弦紧，知邪气之欲进，邪气进则病愈甚矣。今日甚弦急，明日稍缓和，知胃气之渐至，胃气至则病渐轻，即如顷刻之间，初急后缓，胃气之来也。初缓后急，胃气之去也，此察正邪进退之法。"实即《素问·平人气象论》中所谓："但弦无胃，但钩无胃，但代无胃，但毛无胃，但石无胃"。脉中全无和缓之态，象征胃气已绝，为五脏之死脉，预后极差。

（二）神气

脉有神气，可察知精气的盈亏，且与胃气盛衰有关，由于神是人体生命活动总的体现，可表现在多个方面，脉是其中之一，由于神在人体中处于统治地位，神全则形健，神衰则形衰，神去则形死。《素问》有谓："心者，君主之官，神明出焉"，"主不明则十二官危矣"等论，可知，机体一切生命活动，都是在神的指导下进行工作的。李延罡《脉诀汇辨·四诊脉诀》谓："盖人之身，唯是精与气与神三者，精气即血气，气血之先，非神而何？人非是神，无以主宰血气，保合太和，流行三焦，灌溉百骸，故脉非他，即是神的别名也。"所谓"得神者昌，失神者亡"即是说明神的有无为脏腑功能活力健旺与停息的标志。

疾病状态下，药石针灸是否有效，也依赖神的有无。《素问·汤液醪醴论》："帝曰，行弊血尽而功不立者何？岐伯曰：神不使也。帝曰：何谓神不使也？岐伯曰：针石，道也，精神不进，志意不治，故病不愈"，《类经》对此解释为："凡治病之道，攻邪在乎针药，行药在乎神气，故治施于外，而神应于中，使之升则升，使之降则降，是其神之所使也，若以药剂治其内而脉气不应，针灸治其外而脉气不应，此其神气已去，而无可使矣。虽尽力治之，终成虚废尔，是即所谓不使也。"《景岳全书·传忠录·神气存亡论》则谓："凡药食入胃，所以能胜邪者，必赖胃气施布药力，始能温吐汗下以逐其邪，若邪气盛，胃气竭者，汤药纵下，胃气不能施化，虽有神丹，其将奈之何哉，所以有用寒不寒，用热不热，有发其汗而表不应，行其滞而里不应者，有虚不受补，实不可攻者，有药食不能下咽者，或下咽即呕者，若此者，呼之不应，遣之不动，以脉气元神尽去，无可得而使也。"

关于脉之神气的表现，一般以为与脉有胃气表现基本一致，都是具有和缓有力之象，但张琪认为："脉诊中的神，严格讲虽有胃神根之别，但实际上三者很难区分，即脉来有力中常缓和，柔软中常有力，指下圆润活泼，有神与有力还不相同，有神脉中之有力，乃中和之力，非强健之力，若诊脉之有力，与微弱脱绝之无力，两者一太过，一不及，皆都失去中和之力，为无神之脉。"

（三）根

诊察脉是否有根，有两种不同的分法或两种不同的标准，一为《难经·八难》指出的，以尺中为根，二为《脉经·脉法赞》中指出的，以沉取为根，其实以上两种方法在原理上并无本质区别，因为两尺脉，左候肾，右候命门，而沉以候里，也候肾。人体十二经脉之根源有赖于肾间动气，此肾间动气为人体生命之基，十二经脉循行与三焦气化之出纳，其根源在于肾阴肾阳之对立统一。所以尺脉候肾与沉脉候肾都是建立在尺脉沉取候肾的相同概念之上，以"一阴一阳互为之根"的表里上下相互对立统一的道理为基础。

一般而言，尺脉有力，沉取有力，则为有根之脉，之所以被称为有根，实即强调有如树木之根本，根本在则枝繁叶茂，若根本无则花败叶衰，而若只见枝叶枯槁，只要根本尚在，疾病虽然危重也不会死亡，相反，寸口脉虽然无恙，尺脉无根必然死亡，或寸关脉俱无而尺脉不绝，则断然不至于陨落。凡阴阳离决，孤阳欲脱，则又会表现为脉浮大散乱无根，此为阴阳之间失去相互依存的机能所致。

临床运用时，可将寸、关、尺和浮、中、沉两者结合互参为准，而判断脉是否有根，主要目的是辨别证候的寒热真假，此时，多以脉之沉候为辨别依据，李士材《医宗必读·疑似之证须辨论》中谓："大抵症之不足凭，当参之脉理，脉又不足凭，当取之沉候，彼假证之发现，皆在表也，故浮取而脉亦假焉，真病之隐伏，皆在里也，故沉候脉可辨尔。"此论即是通过脉的浮中沉来辨别证候的寒热真假，若真寒假热，则脉象必然浮大中空；反之，若真热假寒，则脉象必然沉取有力，其理在于所谓"阴阳互根"，阳盛格阴于外者，内之阳气亢盛为真，外之阴为假，故脉沉取有力。而阴盛格阳于外者，外之阳为假，内之阴为真，故其脉浮取虽浮大，但沉脉则无。总之，脉不浮不沉，中取和匀为阴阳协调之证。脉或浮或沉则阴阳之偏盛偏衰，若脉有浮无沉或有寸无尺，则为阴阳离决无根之死证。

张琪同时指出，“尺部无脉，有的是脉绝欲无，有的是脉不出，不可误以为脉不出为脉绝。如下焦邪实壅阻之证，多尺脉不见，不能骤然认为无根，追邪气去则脉自出，在妇科中亦有因寒气闭结胞宫而尺部无脉者，寒邪得温化则脉自出”。指出了尺脉绝与尺脉不出的区别，临床不可不辨。

脉之胃神根三者分而论之或有殊异，实则三者密切联系，不可分割。以所谓真脏脉为例，前贤脉书描绘五脏之真脏脉的形态为：

真肝脉至，中外急，如循刀刃，责责然如按琴瑟弦，细急坚搏丝毫没有柔和之象。

真心脉至，坚而搏，如循薏苡子，累累然短实坚强貌，丝毫没有柔和之象。

真肺脉至，大而虚，如以毛羽中人肤，浮虚无力之甚，毫无劲力。

真肾脉至，搏而绝，如指弹石，辟辟然，沉而坚劲，全失柔和之象。

真脾脉至，弱而乍数乍疏，快慢不匀，软弱无力，全无和缓之象。

《素问·平人气象论》则总结为：死心脉来，前屈后居，如操带钩，曰心死；死肺脉来，如物之浮，如风吹毛，曰肺死；死肝脉来，急益劲，如新张弓弦，曰肝死；死脾脉来，尖锐如乌之喙，如鸟之距，如屋之漏，如水之流，曰脾死；死肾脉来，发如夺索，辟辟如弹石，曰肾死。

以上描述，虽不尽相同，但实有异曲同工之妙，都是脉中无胃神根，而心、肝、肾之真脏脉主要表现为缺少胃气，也即无柔和圆滑之象，肺、脾之真脏脉则是没有神和根，如以毛羽中人肤，丝毫劲力俱无为无根，乍数乍迟，如屋之漏，如水之流，是即无神又无根，由此可见，胃神根三者实际上不可能机械地截然分开，除此之外，后世医学所论之弹石、解索、雀啄、屋漏、虾游、鱼翔、釜沸等七怪脉，虽名目繁多，其机理都与前述真脏脉和五脏死脉相类，同样是没有了胃、神、根。

五、详究三部九候，以脏腑分候理论为依归

中医学诊脉的方法，历代医家多有讨论，对于切脉部位，即有多种学说并存，各切脉部位与脏腑的对应关系也有些差别。张琪主要从以下两个方面进行讨论。

（一）诊脉部位的沿革

中医学脉诊中最为人所熟知的当为所谓“三部九候”的说法。实则自《黄帝内经》以降，诊脉部位即屡有变化，《素问·三部九候论》有三部九候诊法，按人体头、手、足三部，每部各有三处部位切脉，三而三之，合而为九。故称三部九候。此与后世以寸关尺为三部，每部浮中沉三候之三部九候不同。《三部九候论》指出：“人有三部，部有三候，以决死生，以处百病，以调虚实，而除邪疾。”此种诊法应为起源较早的一种方法，除此之外，《灵枢·终始》又提出了寸口人迎相参的方法，较遍诊法简便易行，“持其脉口人迎，以知阴阳，有余不足，平又不平”。因寸口主要反映内脏情况，人迎主要反映体表情况。两处脉象是相应的。来去大小相一致，正常情况下，春夏时人迎稍大于寸口，秋冬则寸口稍大于人迎，若人迎大于寸口 1 倍、2 倍、3 倍，病为由表入里，其病为表邪偏盛；反之，若寸口大于人迎 1 倍、2 倍、3 倍，则属寒邪在里或内脏阳虚。此后，张仲景《伤寒杂病论》则常取寸口、趺阳、太溪三部诊法，《伤寒论序》指出“观今之医，不念思求经旨，以演其所知；各承家技，终始顺旧，省疾问病，务在口给；相对斯须，便处汤药；按寸不及尺，握手不及足；人迎趺阳，三部不参；动数发息，不满五十；短期未知决诊，九候曾无仿佛；明堂阙庭，尽不见察，所谓窥管而已”。可见仲景时期遍诊法与三部法是并行不悖的。三部诊法是寸口脉候脏腑病变，

诊趺阳脉候胃气，诊太溪脉候肾气。

一般认为，倡导并发展寸口诊法的是《难经》，《难经·一难》谓："十二经中皆有动脉，独取寸口，以决五脏六腑死生吉凶之法，何谓也？答，寸口者，脉之大会，手太阴之动脉也"。如此而言，寸口作为所谓"脉之大会"至少不及遍诊法全面，但独取寸口的诊法仍逐渐取代了遍诊法和三部诊法。实际上，倡导独取寸口，并非从《难经》开始，张琪认为"从《素问》有关诊法内容上看，很大程度上是侧重于诊寸口部位"，并引《素问·五脏别论》："气口何以独与五脏主？岐伯曰：胃者，水谷之海，六腑之大源也。五味入口，藏于胃，以养五脏气，气口亦太阴也。是以五脏六腑之气味，皆出于胃，变见于气口"。以及《玉机真脏论》中"五脏者，皆禀气于胃，胃者，五脏之本也，脏气者，不能自至于手太阴，必因于胃气乃至于手太阴也"加以说明。而且《伤寒论》和《金匮要略》中，运用三部诊法的条文极少，绝大多数条文仍是以诊寸口脉为主。

寸口脉逐渐取代遍诊法和三部法，成为主导性的诊脉法的原因，张琪认为以下三个方面：

首先，寸口部为脉之大会，寸口部为手太阴肺经所过之处，全身气血起于手太阴肺经，营卫气血遍行周身，循环五十周后又止于手太阴肺经，复会于脉口，故寸口部为十二经脉的始终，脉气流注于肺而总会于寸口，故而全身各脏腑的生理功能与病理变化。营卫气血之盛衰盈亏，均可以从寸口部的脉象上及反映出来，也即《灵枢·营卫生会》所谓："人受气于谷，谷入于胃，以传于肺，五脏六腑者以受气，其清者为营，浊者为卫，营在脉中，卫在脉外，营周不休，五十而复大会。"

其次，寸口脉脉气最明显，诊察最方便，与其他诊脉法比较简便易行。寸口部为手太阴经"经穴"经渠和"腧穴"太渊所在之处，为手太阴肺经经气流注和经气渐旺，以至达到最为旺盛的特殊反应点，故有"脉会太渊"之说，其脉象变化最具代表性，且以解剖学而论，寸口部之桡动脉所在的桡骨茎突处，行经固定，解剖位置浅表，毗邻组织分明，方便易行，便于诊察。又《人寸诊补正》谓："内经针法于足厥阴肝经云，男子取五里，女子取足太冲，考男女穴位法皆同，无别取之异，经所以男女异穴而取者，以期门必卧而取之，其穴又近毛际，故避而取之于足大趾，久之，妇女足趾亦不可取，俗医乃沿古经异穴之法，取之于手行之便利，又推于男子，至喉颈之人迎亦循于两寸，人迎虽不如太冲，期门之障碍。以手扪妇女喉颈亦属不便，数十百年，天下便之，而后《难经》盛行，故欲行古法，必行女医"。可见，由于我国古代受封建社会旧礼教之束缚，遍身和三部诊行不通。自然逐渐废弃，而为独取寸口所取代。

最后，寸口诊法经长时间临床应用，积累了大量的经验，目前通行的关于脉的形体神态描述，绝大多数为古人通过长期实践探索出来的规律，而探索部位又大多集中在寸口。张琪提出；"笔者曾经在临床中细心观察这个问题，寸口脉和人迎趺阳往往不相一致，如脉之四纲浮、沉、迟、数，除了迟数三部部位相同之外，浮沉从人迎，趺阳诊察就不可靠"。

所以寸口脉在诊察疾病时存在有利条件，而趺阳人迎和古代三部九候遍身诊则存在许多先天性缺陷，这也是独取寸口的重要原因之一。

自《难经》始，下至王叔和《脉经》独取寸口已为医家习用，而遍诊法与三部法则逐渐淡出以至废弃不用，又经历代医家不断整理总结，逐渐形成了切寸口脉的专门化学问。在明确了遍身诊、三部诊到独取寸口的沿革过程基础上，接下来的问题便是在现今的中医诊断学知识体系内，如何认识和评价它，以何种态度对待它。张琪认为，探讨这个问题，必须以诊断疾病的实用主义出发。那么首先应该从《伤寒论》、《金匮要略》中去探求，因为它是辨证论治的典范。如《伤寒论·平脉法》说："病六七日，手足三部脉皆至，大烦而口噤不能言，其人躁扰者，必欲解也"，此处三部脉即寸口、趺阳、太溪，三部脉至数如常，而病人见到烦躁、口噤，乃病欲解之兆，也是三部合参之一例。

（二）寸口分候脏腑的探讨

左右寸口脉之寸、关、尺三部分候脏腑理论，是中医学脉诊的重要内容，此说在王叔和《脉经·两手六脉所主五脏六腑阴阳逆顺第七》中即有说明，即“肝心居左，脾肺出右，肾与命门，俱出尺部”。此论一出，历代医家均奉为圭臬。

关于寸口分候脏腑的理论依据，历代医家持论并不相同。一者，以气血阴阳理论立论。因右手偏旺于气，肺主气，胸为肺之宫城，故右寸候肺，左手偏旺于血，心主血，膻中为心之外围，故以左寸候心，脾居中焦，体偏于左而气行于右，故右关候脾胃，肝居中焦，但体在右而气化于左，故以左关候肝，肾处下焦，故候于两尺。两者，根据脏腑所在部位而定，也即“以上竟上，以下竟下”的原则，代表观念原始自《难经·十八难》“上部法天，主胸以上至头之有疾也；中部法人，主膈以下至脐之有疾也；下部法地，主脐以下至足之有疾也”。张琪对此问题的看法，首先认为“分候脏腑”和整个脉诊的内容相同，都是经历了无数次的实践总结而来，绝非主观臆想，而寸关尺分候脏腑的依据，一是按脏腑的部位，以胸膈腹划分为三焦，如心肺居于胸中，故应于两寸，肝脾居于膈下，应于两关。两肾居于脐下两侧，应于两尺。同时寸又扩充到上竟上，尺又扩充到下竟下，分别候头面及足颈之疾。其次是按照脏腑属性，以及阴阳五行学说，生克制化规律而来。因为中医学的脉诊是建立在阴阳五行，营卫循环，气血相关的基础上，《素问·阴阳应象大论》谓：“阴在内，阳之守也；阳在外，阴之使也”。《素问·调经论》亦谓：“气血一并，阴阳相倾，气乱于卫，血逆于经，血气离居，一实一虚”。而阴阳偏胜偏衰，气血之偏亏，脉也相应发生变化。因此，脉诊在阴阳学说的指导下，根据阴阳对立互根之理，确能显示病情之虚实、寒热、表里等属性。五行学说对脉诊也有影响，如以手太阴肺经为起始，肺属金，金生水，水性调下，故居于下，水生木，足厥阴，肝属木，木生火，火性炎上，故居于上部，少阳火，生足太阴，阳明土，土位中央，故在中部。所以，寸、关、尺三部分候脏腑是以阴阳五行学说，气血营卫循环理论为基础的，反映了脏腑间升降沉浮的气化规律，决非向壁而造。

寸、关、尺分候脏腑的理论究竟有无临床实用价值，张琪认为，脉诊可以包括现代医学的血液循环，但不可以理解为只是一条桡动脉，而不能分三候，如果从桡动脉的观点看，分候脏腑理论当然是荒谬的，不仅如此，甚至连脉诊本身也是可有可无的。但是从中医学的角度看，脉是脏腑阴阳气化的反映，分候脏腑理论更是脉诊的重要内容，是中医学赖以分析疾病，信而有征的道理。在探知病情方面有一定作用，是辨证论治不可缺少的一环。脏腑病变可反映于寸关尺部位，也可以反映脏腑从属之脉，如肝脉弦，心脉洪，脾脉缓，肺脉浮，肾脉沉。因此，临床应用时应关注部位，又不可拘泥于部位。两者合参，才比较客观实用，总之，张琪认为：三部九候，更该精益求精，悉心体验，才能达到上乘功夫，稍一忽略便不容易找出症结所在，使目前对三部九候脏腑尚缺乏完善的理论指导，但是只要它有实用价值，就不要轻易放弃，可以通过临床实践进一步验证和丰富它。只有不断的实践才能证实真理和发展真理。不承认分候部位的人，可以说是缺少临床经验的。

六、溯源仲景脉学，以伤寒金匮条文为津梁

张仲景被尊为“医圣”，创立了以《伤寒论》为代表的六经辨证体系和以《金匮要略》为代表的脏腑经络辨证体系。脉诊作为仲景学说的重要组成部分，成为《伤寒论》和《金匮要略》的重要内容。张琪对仲景脉学的认识主要集中在以下几个方面：

首先是仲景脉学承前启后的历史作用。仲景脉学自然以《伤寒论》和《金匮要略》为代表，无论是六经辨证还是脏腑经络辨证，其最重要的特点均在于脉证合参，也即脉诊与其他诊法综合运用，为后世辨证施治的典范。仲景脉学重视临床实践，不尚空谈，为历代医家登堂入室之津梁，足堪为后世法。但是以《伤寒论》和《金匮要略》中的脉诊来看，仲景脉学决非在毫无前代医家知识积累的基础上横空出世的可能，从中医学发展史的角度看，它是在《内经》、《难经》和其他古代医籍的基础上进一步提炼、总结和提高的。现存最早的医学著作《黄帝内经》中已经有了大量的脉诊内容。《黄帝内经》成书时的秦汉时代，也是中医脉诊很受关注的时期，当时的著名医学家均精于脉诊。《难经》作者扁鹊更是精于脉学，《史记》曾言："至今天下言脉者，由扁鹊也。"说明扁鹊对中医学脉诊甚至起到了奠基性作用。相关文献表明秦汉时期的脉学理论与实践已相当发达，不但已蔚然成为一门独特的学问，有了较高成就，而且在世界医学史上也占有相当重要的地位。张仲景生活的汉代，脉学已经成为中医诊断学不可分割的重要组成部分。《伤寒论》和《金匮要略》的条文表明，仲景对疾病的认识，鉴别和预后均把脉诊放在首要地位，创造了脉证结合的典范。所以张仲景在中医脉学上起到了承前启后的作用，是在总结前人经验的基础上结合自身的临床实践发展而来，不能认为他割断历史，独立于内难之外而自成一派。

但张琪也指出，仲景虽然在脉学方面成绩卓然，但脉学至仲景并未发展至顶峰，它还在不断地向前发展，仲景之后的历代医家都对脉学有所发展和补充，如距仲景不远的晋代，出现了中医学史上第一部脉学专著《脉经》。王叔和的《脉经》是继《内经》、《难经》、《伤寒论》、《金匮要略》后写成的第一部脉学专著，对二十四脉脉体的辨析非常系统，同时也将相关脉加以鉴别对照，使后人易于明了，后世推崇其为集魏晋时期脉学的集大成者是不无道理的，《脉经》较《伤寒论》和《金匮要略》之更加系统化和条理化。后代医家的系统总结更加突出和集中，和其他中医学的理论一样，脉学也在不断地随着历史的发展而发展。仲景脉学只是其中重要的一环。

其次是仲景脉学在其整个辨证体系中的地位和作用。张琪从以下四个方面做了详细阐述：

（一）综合运用寸口诊治与三部诊法

仲景脉学的重要方法是寸口诊法，这可以从《伤寒论》和《金匮要略》绝大多数条文以"寸口脉"如何来分析病机即可明显看出。但三部诊和遍身诊在仲景脉学中也占有非常重要的地位。张琪认为："他很重视三部诊和遍身诊，这是一方面，另一方面，他也不是不分情况地都用三部诊和遍身诊。《伤寒论》、《金匮要略》还是以脉和证结合为中心的。故而启发我们在临床辨证中，什么情况下运用三部诊，什么情况下运用寸口诊，什么情况下两者结合运用。例如，诊察水肿患者，以寸口脉为主，同时结合诊趺阳脉以候下部阴阳气血之盛衰，和脾胃之气有余不足的情况。"并引《金匮要略·水气病脉证并治》条文："师曰，寸口脉沉而迟，沉则为水，迟则为寒，寒水相搏，趺阳脉伏，水谷不化，脾气虚则鹜溏，胃气衰则身肿，少阳脉卑，少阴脉细，男子则小便不利，妇人则经水不通，经为血，血不利则为水，名曰血分。"同一条文中，即提到了寸口脉，趺阳脉，少阴脉，少阳脉，是典型的遍身诊与寸口诊相结合的例证。

（二）脉证合参的典范之作

自中医史上第一部脉学专著《脉经》以降，脉学专著历代皆有，不断丰富，整理和补充。对中医学脉诊有不同程度，不同角度的发展，尤其明清时代，脉诊歌诀的大量出现，使得脉诊的原理和方法进一步普及，尤其是脉的形态、主症与鉴别，编成歌诀后，易诵易记，并易于流传，尤初学医者裨益尤多。但张琪认为，如深入探讨，脉和证怎样结合，具体运用到临床中，那就必须上溯到《伤寒论》、《金匮要略》中去探讨，在《伤寒论》、《金匮要略》中，同样的脉和不同的证相结合主病就不相同，或者证候相同，出现不同的脉，主病也不一样。如《金匮要略·痉湿暍病》篇，有脉沉细者两条，一为"太阳病，发热，脉沉而细者，名曰痉，为难治。"一为"太阳病，关节疼痛而软，脉沉而细者，此名湿痹，湿痹之候，小便不利，大便反快，但当利其小便。"两条均为脉沉细，但前者为气血虚极，后者为湿邪痹阻与关节，治疗及预后截然不同，必须将脉象与症状结合起来看，方可得出准确判断。再如《伤寒论》太阳病篇有："太阳之为病，脉浮，头项强痛而恶寒，"而少阴病篇则有"少阴病，始得之，反发热，脉沉者，麻黄细辛附子汤主之。"两条头痛、发热、恶寒俱同，唯脉象一浮一沉，故前者属表证表脉，而后者属表证里脉，前者可汗出而愈，后者则须温经发表为治，此时脉诊是鉴别诊断的关键。又如《金匮要略·肺痿肺痈咳嗽上气病》有"咳而脉浮者，厚朴麻黄汤主之，脉沉者，泽泻汤主之。"此处是以脉之浮沉来区分邪之偏表偏里，从而确定偏于表者散寒除饮，偏于里者降气除饮的治疗原则。所以，在仲景辨证体系中，脉学是不可缺少的重要一环。

（三）以脉象阐释病机，指导治疗

张琪认为，仲景脉学的特点之一，就是凭借脉象阐释病机，多用倒装笔法，其中心是以脉证相互印证，用脉来阐释病机。过去有人以为《伤寒论》和《金匮要略》以脉测证的方法不科学，实际上并非如此。仲景辨证体系中以脉象阐释病机恰是其优点之一，可以更好的做到脉证结合，如《金匮要略·脏腑经络先后病》"问曰：寸脉沉大而滑，沉则之实，滑则之气，实气相搏，血气入脏即死，入腑即愈，此为卒厥。"就是用脉的沉、大、滑来解释卒厥的病机，为实气交并所致。又如《金匮要略·血痹虚劳病》："脉弦而大，弦则为减，大则为芤，减则为寒，芤则为虚，虚寒相搏，此名为革，妇人则半产漏下，男子则亡血失精。"此处是以弦、大、芤脉，形容革脉之形状，又以虚实相加，阐明出现革脉的机理。由于脉证和辨证施治密不可分，诊断正确，用药才能明确，在辨证过程中，平脉是重要的一环，如《金匮要略·血痹虚劳病》有"夫男子平人，脉大为劳，极虚亦为劳"的说法，脉大与脉极虚都是虚劳病的脉象，但病机并不相同，脉大属阴精耗损，脉虚则为阳气不足，一为阴虚有热，一为阳虚生寒，自然在治疗上，就有益阴与扶阳的不同。类似者再如《伤寒论·太阳病篇》太阳伤寒之麻黄汤证与太阳中风之桂枝汤证，一为脉浮而紧，为风寒之邪外束于肌表所致，须以麻黄汤发汗解表，一为脉浮而缓，为风邪客于肌表，腠理疏松所致，须以桂枝汤调和营卫，解肌祛风。两条文中之脉浮缓与脉浮紧，实有表虚，表实之异，治疗亦有所不同。

（四）窥测病势传变与疾病预后

中医辨证的内容除辨病位、辨病性、辨病机等内容外，还需根据发病时间，患者体质，所患疾病，尤其是目前的症状和体征来预测疾病之进程和传变，《伤寒论》和《金匮要略》条文中有很多地方是通过脉诊来窥测正邪的进退，以判断疾病预后的良恶。正邪相争是疾病进退的主要依据，正盛则邪退，正衰则病进，掌握邪正之消长，是判断疾病预后转归之契机，如《伤寒论·辨太阳病脉证并治》有"伤寒一日，太阳受之，脉若静者为不传，颇欲吐，若躁烦，脉数急者，为传也"是通过脉的安静与数急来掌握邪气之盛衰，从而判断病势的静止与传变。再如《金匮要略·呕吐哕下利病脉证并治》"下利脉沉弦者，下重；脉大者，为未止，脉微弱数者，为欲自止，虽发热，不死。"条文中，脉大或沉弦，同属邪气亢盛，故利未止，而脉微弱数者为邪气之衰，故欲自止。也是用脉象来窥测邪气的盛衰情况，用以作为判断疾病进退的依据。

一般来讲，新病者由于病程短，邪气集聚时间未久，故正气未衰，实证为多，而久病者由于邪气停于体内日久，气血耗伤较多，脏腑生理功能减退，故属虚证或虚实夹杂证者较多。而脉证与疾病之久暂是否相应，也是疾病预后的重要依据。新病实证者，脉当实大滑长，久病体虚者，脉当虚小弱短，如此为脉证相应，若新病反见细小虚弱之脉，多为邪气亢盛而正气已虚，预后不佳；久病而反见实大之脉，亦属反常，同是预后较差。《金匮要略·痰饮咳嗽病》谓"久咳数岁，其脉弱者可治，实大者死。"即是指出久咳之症，正气已虚，肺肾不足，此时若见沉弱之脉，为脉证相应，治以补益肺肾或补肾纳气，或可挽回，或久咳数岁，脉反见实大而数，则多为肺肾气虚之极，且邪气亢盛而未去，属邪盛正虚之象，病属难治，预后较差。

判断疾病预后也可通过脉证是否相符来进行。所以脉证是否相符，同样是仲景脉学所重视的一个问题。简略而言，脉证相符为顺，脉证不符为逆，脉与证作为病变进程中的两个方面，其表现应该是一致的，若脉证不符，甚或相反，则说明病机复杂，治疗困难，预后自然较差。如《金匮要略·呕吐哕下利病》谓："趺阳脉浮而涩，浮则为虚，涩则伤脾，脾伤则不磨，朝食而暮吐，暮食朝吐，宿谷不化，名曰胃反，浮紧而涩，其病难治。"趺阳脉候脾胃，趺阳脉紧涩，为脾胃两虚之候，脾胃虚衰，不能消化谷食，故见胃反之证。若见脉涩而紧，属阴阳两虚，此时助阳则伤阴，滋阴则损阳，故曰难治。再如《金匮要略·痰饮咳嗽病》中"脉弦数，有寒饮，冬夏难治。"寒饮脉当见弦迟，若反见弦数，为脉证不符，若以温药祛饮，则助阳而不利于热，若以寒药治热，则益阴而不利于除饮，故曰难治。

张琪在《脉学刍议》中将《伤寒论》、《金匮要略》脉学的基本精神做了介绍，认为仲景之平脉辨证，是脉证相结合的具体产物，也是中医学辨证施治的典范之作，将《伤寒论》与《金匮要略》条文中有关脉证结合的部分分门别类，并逐条加以释义，前后互参，讨论《伤寒论》和《金匮要略》全部条文中出现过的浮脉（包括浮缓、浮紧、浮数、浮弱、浮大、浮滑、浮迟、浮芤、浮涩、浮洪等），沉脉（包括沉紧、沉迟、沉微、沉滑、沉弦、沉细、沉弱等），弦脉（包括弦细、弦迟、弦数等）以及数脉、微脉、紧脉、伏脉、虚脉、滑脉、涩脉、大脉、结脉、促脉、革脉等脉象的特征、主病，如何与证相结合等内容，并提出了自己的看法，或结合临床经验加以解读，或附以医案加以说明，通过这些解读，是可以了解脉证如何结合并运用于临床，且指导具体应用的。

第八章　内伤杂病从五脏论治

祖国传统医学非常重视脏腑的生理功能、病理变化及其相互间的联系和影响，认为人体以五脏为中心，通过经络与各组织器官相关联，从而构成一个有机的整体。故曰：脏腑学说是中医基本理论体系的核心。而脏与腑相表里，脏腑为病常相互影响，习惯上中医多将腑病归属于脏病范畴中。且临床上五脏为病至为多见，表现为病情复杂、病机多变。故探讨从五脏论治每有提纲挈领、事半功倍之妙。

古今医家十分重视调理五脏来治疗疾病。如金代张元素著《脏腑标本药式》，旨在阐明脏腑病变的药物选择。近人张山雷辑有《脏腑药式补正》，以脏腑分类用药，多有阐发。张琪在临证中，不仅重视研究脏腑用药，而且重视探讨脏腑为病的治疗大法。尤其是从五脏论治，当法括病机、药中肯綮时，每获良效。

一、从肝论治

肝主疏泄，调畅气机。又主藏血，体阴而用阳，称为罢极之本。其在人体脏腑中，占有十分重要地位。从发病看，许多疾病，如情志病变、气血失调等多首发于肝经；就临床表现分析，肝之为病涉及范围较广，从头目胸胁至爪甲筋脉以及少腹阴器等诸多病变与肝密切相关。如现代医学之甲状腺功能亢进、桥本病、精神疾病、脑血管疾病等。

（一）疏肝理气法

本法适用于肝经气机郁结，尚未涉及其他脏腑者。因肝司疏泄，性喜条达而恶抑郁，疏泄正常则气机调畅，若恼怒抑郁则肝气郁结，郁于本经则气机不畅而出现胸胁胀满或疼痛，痛势走窜，或胃脘满痛，饮食不下，烦躁易怒，善太息，或少腹胀痛，妇女月经不调，经前腹痛或乳房胀痛，脉弦等一系列症状。治宜疏肝行气，俟肝气条达则诸症自除。柴胡疏肝散、逍遥散、金铃子散、四逆散等皆为治疗此证较好之方剂，可随证选用。然诸疏肝之剂皆似四逆散为疏肝祖方，方由柴胡、芍药、枳实、甘草四药组成。其中柴胡为疏肝之圣药，芍药养血柔肝缓中止痛，柴芍合用，一疏一柔，疏而不燥，柔而不滞，枳实行气，甘草和药缓中，诸药配合，药力专而奏效捷。肝以阴为体，以阳为用，内藏相火最忌刚燥戕伐以耗伤肝阴，而本方配伍精当，绝无此弊。临床上，张琪不仅将此方用于肝气郁结之胁肋痛，胸胀满痛，妇女经前乳房胀痛等，亦用于慢性肝炎、迁延性肝炎右季肋痛，舌尖赤，脉弦者，均有良效。用于肝炎辨证有肝阴不足者，芍药常用至30～50g，疗效较著，但芍药为酸寒之品，素体脾虚之人服之易致腹泻，须用白术、茯苓辅佐。上述指一般情况，若兼有寒象者，芍药宜减量，同时加入肉桂、生姜等辛温之品。若舌边尖赤、苔燥者为肝郁化热，可加丹皮、栀子等。

（二）疏肝通络法

肝郁证，用疏肝理气之药不效，张琪则施活血通络法。前贤王旭高谓："如疏肝不应，营气痹窒，络脉瘀阻，宜兼通血络，如旋覆、新绛、归须、桃仁、泽兰叶等。"因肝藏血，气血相附而行，气为血之帅，血为气之母。肝郁日久，气病及血，每致血络瘀阻。叶天士谓久痛入络即是此意。辨证除前述证候外，常见舌紫暗有瘀点瘀斑、痛不移处等，但亦有隐匿之证者，即无明显血瘀征象，只是根据用疏肝行气药无效，而改用活血通络法奏效。张琪喜用血府逐瘀汤施治，此方配伍严密，既用桃红归芎芍地活血通络，又辅柴枳桔行气之品。其治疗慢性肝炎胁痛日久，用疏气药不效，常配活血通络之品而收功。张锡纯之活络效灵丹（当归、丹参、乳香、没药），治疗气血瘀阻之胸胁痛，效果亦佳，可选用之。

疏肝通络法亦可治疗胸痹，以肝脉络于胸胁，肝络瘀阻则胸胁满痛。《金匮要略》有旋覆花汤治"肝着"，其人常欲蹈其胸上，先未苦时，但欲饮热为其主症。病机为肝络气血郁滞，着而不行，故以"肝着"为名。方用旋覆花 90g、葱 14 茎、新绛少许。新绛系用茜草汁新染之帛，色红而得名。叶天士《临证指南医案》用此方治胸胁痛，谓：初病在气，久则入血，血得寒则凝，得温则散，故用青葱以温通。王清任治一妇女常欲人足蹈其胸，用通窍活血汤而愈，王氏所治即肝着病。通窍活血汤方中有麝香、老葱、鲜姜，取其温通宣散，合桃仁、红花以温阳通络。张琪治疗冠心病心前区憋闷疼痛，恼怒抑郁加重者，每以疏肝通络为法，在选用丹参、桃仁、红花活血通络药物的基础上，酌加桂枝、薤白温通阳气之品，以助通络之效，从而达到通则不痛的目的。

（三）柔肝养血法

柔肝亦称养肝，治肝血不足、阴液亏虚之证。症见两目干涩，视物昏花或夜盲，头晕耳鸣，少寐多梦，胁下隐痛，口干，舌淡或鲜红无苔，脉弦细等。常用药物如当归、白芍、地黄、首乌、枸杞、女贞子、旱莲草等。《医宗金鉴》有补肝汤，其药物为当归、川芎、白芍、熟地、枣仁、木瓜、炙甘草，治肝血不足，筋缓不能自收持，目暗视物不清等。《金匮翼》谓："肝虚者，肝阴虚也。阴虚则脉绌急，肝之脉贯膈布胁肋、阴虚血燥，则经脉失养而痛。其症胁下筋急，不得太息，目昏不明，爪枯色青，遇劳即甚，或忍饥即发者是也。"并立补肝散（酸枣仁、熟地、白术、当归、山茱萸、山药、川芎、木瓜、独活、五味）及补肝汤（干地黄、白芍、当归、陈皮、川芎、甘草）以治肝虚胁痛。张琪临床治头痛眩晕，目暗不清，缠绵难愈属肝血虚无以上荣者，用四物汤加苍耳子、荆芥穗、白芷等风药上达巅顶，常应手取效。慢性肝炎属肝阴虚者，常表现胁下拘急痛、头晕目暗、心烦等症，以养阴血柔肝法，当首选魏玉璜之一贯煎。张琪强调肝阴血不足，面白舌淡脉细，腰痛膝软无明显热象者，则属肝肾阴虚，乙癸同源，可酌加填精益肾之品，若阴血不足，阴不制阳，虚热内生者，柔肝勿忘滋阴以清热，如丹皮、生地等。

（四）缓肝补中法

此法用于肝气虚而中气不足者。临证表现为胁肋拘急、胆怯易惊、心悸心烦、悲伤欲哭等。王旭高谓："肝气甚而中气虚，当缓肝，如炙甘草、白芍、大枣、橘饼、淮小麦。"张琪喜用甘麦大枣汤或小建中汤化裁。

如曾治一妇女终日悲伤，无端哭泣，彻夜不得卧，惊悸胆怯，诸药罔效。其根据“肝苦急，急食甘以缓之”之意，予甘草 25g、红枣 10 枚、小麦 50g、百合 30g、枣仁 30g，水煎服。服药 3 剂，心情明显好转，能安睡 3 小时。连服 10 余剂，已能安睡 5 小时，从而痊愈。

甘麦大枣汤虽药味少，功效似较平淡，然用之得法，恰中病情，每有桴鼓之效。凡糖、蜜、枣、葵、桂圆、甘草之属，皆为甘缓之品。而缓药对肝的作用最强。尤其是肝气虚衰，肝用不足，升发疏泄不及而表现出悲伤欲哭，心情焦虑或有中气不足症状者，每以缓肝之品取效。然缓肝之品适用于肝气虚衰者，必有虚证表现。并指出肝气实者切勿用之，免有助热化燥之弊。

（五）培土抑木法

本法为治疗肝气乘脾之法。肝失疏泄、横逆乘脾、脾失健运表现为两胁胀痛、心烦易怒、腹胀、肠鸣、痛泻，舌苔白腻、脉象弦等。培土宜用白术、茯苓、山药、苡仁、扁豆等；抑木用白芍、乌梅、青皮、柴胡、佛手等。常用方剂如逍遥散、痛泻要方等。凡肝气乘脾忌用香燥开破伐肝之品，以免耗伤肝阴。抑木当以白芍为首选药，李时珍谓于“土中泻木”，泻木即抑制肝气之横逆，张琪常用白芍与健脾药合用，治肝气乘脾犯胃之胃脘痛、腹痛等症甚效。张琪治慢性活动性肝炎，肝功能改变明显，肝区痛，胃脘胀满，大便不实等，用六君子汤扶脾，加白芍、乌梅、柴胡、木瓜、五味子等抑肝，收效较好。前人虽无五味子入肝记载，然取其味酸收敛以抑肝，且有降低谷丙转氨酶之功，张琪颇喜用之。肝气乘脾日久，或失治、误治，其病机演变常有两种趋势，或从热化，或脾虚日甚。其从热化者，常见舌红、脉弦见数征象，可加丹皮、焦栀子、胆草等以清肝热；若脾失健运，脾气虚衰，每见舌淡嫩，脉虚弱之候，可在健脾药中重用参芪以益脾气。若肝气横逆而血行不畅，而呈现舌紫暗或有瘀点瘀斑者，应酌加丹参、赤芍等活血通络之品。如肝硬化腹水（失代偿期）腹水益甚，却每有舌红绛、手心热等伤阴之象。虽可用疏肝通络、健脾利水，以及攻下法收效，但不可忽视肝阴亏耗这一环节。宜在疏肝健脾香燥药中，加白芍、木瓜、乌梅、五味子等抑肝敛阴之品，否则极易化燥，更伤肝阴，而出现烦躁不安、辗转反侧等症，使病情恶化。

（六）泻肝和胃法

本法适用于肝气犯胃、疏泄失常、胃失和降之证。症见胸胁胀满、善太息、胃脘胀满疼痛、嗳气吞酸、嘈杂或呕恶等，宜左金丸与二陈汤合用。若以胀满痛为主则宜用金铃子散，该方有疏肝理气止痛之效，其除胀止痛效果较佳。《中药学》谓：川楝子有毒，成人一次服 6～8 个即可引起头晕、呕吐、腹泻、呼吸困难、心跳、震颤、痉挛等症。而张琪在临证中以川楝子为主配伍治疗肝气犯胃作痛，常重用至 30g（砸碎煎），不仅未见有中毒反应，而且每获卓效。若肝郁化热挟胆气上逆而胃失和降者，宜大柴胡汤。张仲景之大柴胡汤原治少阳兼阳明病，以“呕不止，心下急，郁郁微烦”或“按之心下满痛”为特点，现一般多用于胆囊炎、胆结石等病的治疗，效果较佳。张琪以为大柴胡汤适应证范围较广，凡胃脘痛、腹痛、胸胁及背痛等，只要有肝气犯胃、肝热挟胆气上逆而口苦、呕恶、舌红苔黄、脉弦有力或弦数者，皆可用之。泻肝和胃法与培土抑木法不同，前者着重在泻字上，后者土旺健运则木气条达，两者不可混淆。

（七）抑肝温脾法

本法适用于肝气亢逆而脾寒之证。肝主疏泄，其气升发，若肝气亢逆，疏泄太过而气逆于心，表现为气上撞心、心中疼热、饥而不欲食；脾主运化，脾寒而健运失职，则见腹痛、下利等症。肝气旺当用酸收之品抑制肝气上逆，脾寒当用辛热之品以温寒，张琪以乌梅丸为本证主方。其认为《伤寒论》中载乌梅丸为安蛔之剂，主治蛔厥，其安蛔之效医者皆知。然此方实以抑肝温脾为法。其辨证要点为肝热气上冲，脾虚而有寒。临证中有是证者皆可用之，尤其是寒热虚实夹杂的疑难病证，用之得当，确有奇效。

（八）平肝息风法

本法适用于肝阳暴张，风火相煽，肝风内动之证。其临床表现为头胀掣痛、眩晕、口眼㖞斜、肢体发麻或震颤，或半身不遂、舌强而语言謇涩，重则突然昏倒、手足拘急或抽搐、舌质红苔燥、脉弦滑或弦数等。常用药物为钩藤、蒺藜、天麻、菊花、地龙、珍珠母、石决明、牡蛎、生赭石、磁石等。张山雷谓：中风皆木火猖狂，煽风上激，扰乱清空之窍，宜介类潜阳。张锡纯之镇肝息风汤疗效较佳。张琪治高血压病属阳亢风动之象者，呈头胀痛、眩晕欲仆、五心烦热、舌红、脉弦劲，用此方加麦冬、生地等滋养阴液之品，常获捷效。《素问·至真要大论》谓："诸风掉眩，皆属于肝。"肝为刚脏，主升主动，凡阳气亢盛，或阴亏血虚皆可化燥生风；且肝阳暴张，化热生风，又易耗损阴液；故潜阳息风之时必用滋阴清热润燥之品，肝风方可平熄。

息风之法尚有和血息风、泻火息风、培土宁风之治则。三者皆与肝密切相关，因肝为风木之脏。所谓和血息风法，即二甲复脉汤、大小定风珠汤之类，用于温热病后期、阴血耗伤、虚风内动，出现筋脉拘急、手足蠕动、头目眩晕、脉象细数等证。正如吴瑭所说："热邪久羁，吸烁真阴，或因误表，或因妄攻，神倦瘛疭，脉气虚弱，舌绛苔少，时时欲脱者，大定风珠主之。""热邪深入下焦，脉沉数，舌干齿黑，手指但觉蠕动，急防痉厥，二甲复脉汤主之。"此类皆和血养阴息风法。

泻火息风乃针对肝热亢盛、热极生风而设。其表现为高热、四肢抽搐、颈项强直、两目上翻、角弓反张、神志不清、舌红、苔黄燥、脉象弦数或滑数等。常用生石膏、黄芩、黄连、大黄、栀子、全蝎、蜈蚣、钩藤等，以清热息风，其中石膏用量宜大，常在100～200g，效果较佳。其他如安宫牛黄丸、至宝丹、紫雪丹等清热开窍息风之品皆可用之。若阳明腑实、燥屎内结、浊气上犯、蒙闭清窍而见热极生风者，可用大承气汤下其实热，俟大便得通利、实热燥屎随之而下，则神志转清、抽搐自止。

培土宁风法即补益脾气以息风止痉之法。治疗脾虚动风，属儿科慢脾风之类。王旭高谓："肝风上逆，中虚纳少，宜滋阳明，泄厥阴，如人参、甘草、麦冬、白芍、甘菊、玉竹。即培土宁风法，亦即缓肝法也。"

（九）清肝泄热法

本法用于肝经郁热或肝火亢盛者。症见头痛、耳鸣、目胀目赤、面红、口苦、急躁易怒、舌燥、脉象弦数等。肝火证临床上颇为多见，其症状表现繁多，如《西溪书屋夜话录》云："肝火燔灼，游行于三焦，一身上下内外皆能为病，难以枚举。如目红颧赤，痉厥狂躁，淋秘疮疡，善饥烦渴，呕吐不寐，上下血溢皆是。"常用药为丹皮、栀子、夏枯草、黄芩、龙胆草、连翘等，常用方剂为泻青丸、龙胆泻肝汤、当归芦荟丸等。肝火亢盛极易耗伤阴液，而现舌红少苔，脉象细数者，宜酌加滋阴之品，如沙参、麦冬、石斛、枇杷叶、生地黄、知母等，以滋阴清金制亢盛之木火。若肝热乘脾，致脾失健运、水湿内停，湿热搏结，而成肝经湿热之候，一般而言，肝火易炎上而称肝火上炎，湿热多下趋常谓肝经湿热下注。湿热者常舌红苔黄腻，脉滑数。

肝与胆相表里，肝经实热极易影响胆腑，而成肝胆实热之证，大柴胡汤治疗此证确有佳效。张琪临床上对许多性功能障碍，如阳痿、遗精、阴痛等，有湿热之象者，从肝经论治常有较好疗效。用大柴胡汤治疗胆囊炎、胰腺炎等凡属肝胆实热证者，疗效颇佳。

（十）温肝祛寒法

本法用于肝经虚寒或寒滞肝脉之证。肝为刚脏，风热阳亢证居多，但亦有虚寒证。如《千金要方》谓："病苦胁下坚，寒热，腹满不欲食，悒悒不乐，妇人月经不利，腰腹痛，名曰肝虚寒也。"呕酸上气，胸肋脘痛，间有属于肝寒之证。王旭高云："温肝，如肝有寒，呕酸上气，宜温肝，肉桂、吴萸、蜀椒。"《伤寒论》之吴茱萸汤为治厥阴肝寒之主方。足厥阴脉上于巅顶，寒邪循经上逆，则头痛、干呕、吐涎沫、手足厥冷，有是证者，用吴茱萸汤效如桴鼓。不仅如此，吴茱萸汤对重症眩晕属肝寒者，亦有较好疗效。"诸风掉眩，皆属于肝。"指眩晕诸症定位在肝，虽然风热阳亢之邪可引起眩晕，但虚寒而清空失养或寒邪上逆亦可以导致眩晕。肝经实证、热证之眩晕显而易见，而其虚证、寒证之眩晕则易被忽略。

当归四逆汤亦可治肝虚寒证，且以血虚兼寒为宜。肝藏血，肝血不足不能荣于四末，且寒邪内侵，故手足厥冷。张琪临证运用此方治疗凡属肝经血虚而寒所致之多种疾病皆效。举凡肝阳式微，营血不足，而致面色青暗不泽、精神委靡、畏寒肢冷、脉象沉细或弦细、口唇青、舌淡嫩之多种疾病，张琪皆用当归四逆汤化裁治疗。

寒邪侵袭肝经，气血运行不畅；或肝寒日久、失治、误治，尚可形成寒滞肝脉证。张琪认为临证除有肝寒表现（如少腹冷痛、阴冷、睾丸冷痛而坠胀等）外，尚伴有气血瘀滞之象，如舌紫暗而润、口唇青紫等，亦应以温肝祛寒法施治，常用暖肝煎、橘核丸等方剂。然必须酌加活血通络之品，如桃仁、赤芍、丹参等，方能提高疗效。

二、从心论治

心者，君主之官，主血脉而藏神，为五脏六腑之大主，开窍于舌，其华在面。血液的运行有赖于心气的推动，神气的旺盛又以精血为物质基础。所谓"心藏脉，脉舍神"，亦说明心主血脉与主神志密切相关。诚如李东垣《脾胃论》中云："心脉者，神之舍，神无所养，津液不行，不能生血脉也。心之神，真气之别名也，得血则生，血生则脉旺。"心的病证主要表现为血行及神志的异常，如现代医学之心脑血管疾病、精神疾病等。可概括为虚实两类，虚指心之气血阴阳不足，实则多指火热、痰浊、瘀血等为患，然虚实之间亦常兼夹互见，病机复杂，其治法亦随机而变。

（一）益气养心法

本法适用于心气不足，鼓动无力，神失所养的病证。常见心悸气短，活动及劳累后加重，心胸憋闷或疼痛，自汗，乏力，面色㿠白，或胆怯易惊，舌质淡或体胖嫩，脉象虚弱等症状。《灵枢·邪客》谓："故宗气积于胸中，出于喉咙，以贯心脉而行呼吸焉。"说明宗气为心肺气之源泉。心主血脉，肺主气而朝百脉；心气不足，鼓动无力，血行不畅而影响肺气宣降；肺气不足，运血无力而耗损心气；故心气虚与肺气虚常相互影响。治疗时，当首选人参、黄芪，两药有补心肺益脾胃之功。古方养心汤、归脾汤、保元汤皆是参芪合用，意在补气益心养肺。张琪治疗冠心病见气短、气怯、心悸、胸痛、脉虚弱，心电图显示缺血性改变，用西药及中药活血化瘀之剂无效者，重用人参、黄芪,每获良效。不仅症状消除,心电图亦随之改善。

益气养心法主要用于心气虚而无明显血行不畅症状者,以大剂参芪益心气而取效。用药时要注意两点,一则益气不可过燥,免伤阴津,故常伍以麦冬、五味之品;一则益气切忌过于壅滞,常少佐陈皮、木香理气之品,使补而不滞。因气血相辅而行,气为血之帅,血为气之母,凡气虚日久,多影响血之运行,致血行不畅,酿成气虚血瘀。张琪通过对大量病例观察,发现不少冠心病及部分脑血管病,与气虚血瘀有关。《医林改错》用补阳还五汤治中风半身不遂,体现了益血的作用。张琪用益气养心活血法治疗冠心病、心绞痛以及心肌炎、心律失常等,疗效甚为满意。冠心病、心绞痛以心悸气短,心前区疼痛如刺阵作,或胸中窒闷,舌淡紫,唇暗、脉涩结为主症者,皆可用此法治之,所愈者甚多。

张琪还将益气养心法用于某些神志病的治疗。《素问・灵兰秘典论》说:"心者,君主之官,神明出焉。"《灵枢・本神》谓:"所以任物者谓之心"。心气不足,神失所养,而表现神志异常,如心悸、心烦、失眠、惊惕不安、思维混乱、神疲倦怠,甚则神志失常等症状。此类病常以心气虚为主,而兼见其他脏腑病变。如心脾两虚之失眠多梦、心烦心悸、健忘等,心胆气虚则不寐、噩梦纷纭、易于惊醒,或惊惕不安、气短倦怠、舌淡脉弦细等。治疗皆应以益气养心为主,佐以补脾益胆、宁神益智之品。张琪在临证中遇此病甚多,只要辨证准确,用药得法,多能获愈。

(二)温补心阳法

此法为治疗心阳虚衰而设。气属阳,故心阳虚与心气虚属同一范畴,而常谓心之阳气不足。然两者病变程度不同,一般而言,心气虚无寒证表现,心阳虚则除心悸、气短、胸痛等症状外,多见形寒肢冷,或手足不温,舌淡苔滑、脉沉迟等寒象,有时虽无典型寒象,但常有喜温、舌淡而润、脉沉而缓、遇寒病情加重等阳气不振、温煦失职的表现。治疗应重在温补心阳,常用附子、肉桂、桂枝、黄芪、红参、甘草等药物。临床上许多心脏病心律不齐,神经官能症,乃至心功能不全者,与心阳虚衰相关。因心主血脉,心阳不足,鼓动无力,脉气不得接续,每致血行迟滞而有血瘀之征,如口唇青紫、舌淡暗或有瘀点瘀斑、胸痛如针刺等。故施温补心阳法常少佐活血通络之品,在大补心阳的同时,辅以活血化瘀药物,使心阳得复,脉气接续,血行流畅,而提高疗效。

西医所谓心功能不全,脉象多见沉细涩或疾数而散,除有心悸气短、胸中窒闷、形寒肢厥冷、自汗等心阳虚衰症状外,常见舌紫暗、口唇青紫等血瘀之象。治以温补心阳兼活血之法,张琪喜用《伤寒论》中附子汤加丹参、桃仁、赤芍等活血之品,屡用屡效。方中附子与人参合用,为治心阳虚之要药,加入活血之品以化瘀通络有利于扶阳补心。此法不仅可治疗心功能不全,而且对心律失常亦有较好疗效。

心阳不足,温运无力,痰湿内生。故心阳虚常兼痰浊为患,冠心病、心律失常每见此证。治宜温补心阳佐温化痰浊之品。此类病人常有舌淡嫩苔白腻、首重如裹、胸闷呕恶等痰浊内阻之象,纯以温补或化瘀药很难奏效。

温补心阳法亦可用于心阳不足、肾水上凌之奔豚证。"奔豚"出自《伤寒论》,其病机为心阳虚、下失镇摄而致寒气或肾水上凌,出现脐下悸动、欲作奔豚,或气从少腹上冲胸咽,发作欲死,复还止。此方重用茯苓淡渗利水宁心,以治水邪上逆;桂枝助心阳而降冲逆;甘草、大枣和中健脾,培土制水。经方配伍之妙令人叹服,然此方适用于心阳虚而寒水上逆者。至于心阳不足,寒气上逆之奔豚,则应重用桂枝温心阳而平冲降逆。

（三）补心养血法

本法用于心血不足之证。心血虚，神失所养，脉道不充，故见惊悸怔忡、失眠多梦、健忘眩晕、面色淡白无华、舌质淡、脉细等症。补心养血应以四物汤为主，可佐以酸枣仁、柏子仁、茯神、夜交藤、远志等益心宁神药物。心血虚证多由思虑过度，或失血过多、耗伤心血所致，其血虚证明显者较易诊断，而血虚见证较隐匿者常易误治。临床上常见心血虚之失眠多梦，而径用安神定志重镇之品无效者。张琪认为治疗心血虚之不寐，要善于循序渐进，缓中取效，以补心血而安心神，一般远期疗效较好。若仅图速效，大剂重镇安神，或毫无效果，或取效一时，往往每易复发，是乃欲速则不达也。

（四）滋补心阴法

本法用于心阴虚损之证。心阴不足，阴不制阳，虚热内生；故除有心悸怔忡、失眠多梦、心烦健忘、多疑善虑等心神失养症状外，常兼见五心烦热、口干咽燥、两颧红赤、舌红少津、苔少或光剥、脉细数等阴虚内热之象。治宜滋养心阴，忌投温补刚燥伤阴之品，常用天王补心丹化裁。如心阴虚之不寐证，多见舌红少苔、脉细数、五心烦热，皆因忧思太过、耗伤心阴所致。正如张景岳所说："思虑太过者，必致心血暗耗，……神魂无主，所以不眠。"心阴不足，心阳偏亢，阳不入阴，神失守舍，因而难以入寐。此类阴虚阳亢以阴虚为主，治疗当侧重滋养心阴、辅以潜阳之品。张琪喜用天王补心丹变汤剂加龙骨、牡蛎、赭石、珍珠母等潜阳之品，屡有卓效。该方用当归、地黄、二冬、柏仁、酸枣仁、远志、五味子、人参、玄参、丹参等，共奏滋阴清热、补心安神之功，为治心阴不足、神志不宁的有效方剂。但其用于心阴虚而致心阳亢者最佳。若心火亢盛而致心阴不足者，表现有心烦不寐、咽干溺赤、舌绛而干、头晕耳鸣、头面烘热、脉象滑数或弦数等症，宜用黄连阿胶汤清心火为主，滋阴液为辅治疗，亦可酌加重镇潜阳之品，俾阳入于阴则可入寐。

（五）温阳滋阴养心法

此法用于心之阴阳两虚证。心阳不足，鼓动无力；心阴亏虚，濡润滋养失职，表现为气短心悸、自汗、精神委靡、口干不欲饮、少寐多梦、脉弱或结代，多见于心脏病心律失常等。治疗当以振奋心阳、滋养心阴为主，代表方为炙甘草汤。该方以炙甘草为主，调中益气；人参、桂枝、生姜、清酒益气助心阳以通脉；生地、麦冬、阿胶滋养心液。因"阳无阴则无以生，阴无阳则无以化"，故助心阳与滋心阴之药相伍，桂枝、姜枣调和营卫，加清酒通利脉道，而用于心阴阳俱虚之证。此方配伍精当，用之得法，每获良效。

心之气阴两虚，因阳气不足，鼓动无力，脉气不充，阴液不足，脉道空虚，每致血行不畅而兼挟瘀血之象。表现为心悸气短、胸部憋闷或刺痛、自汗盗汗、掌心发热、舌质红苔剥或舌紫及舌下静脉紫暗、唇暗或青紫、脉沉涩或结代。张琪经验性治以益气养阴活血法，用生脉饮合血府逐瘀汤治疗可以收到较好效果。此证多见于心脏病日久，心律失常、心房纤颤等。

（六）补益心脾法

此法用于心脾气血两伤之心脾两虚证。其临床表现为面色萎黄、食少纳呆、倦怠乏力、气少神疲、心悸不眠、妇女月经过多、舌淡脉弱等。常见于神经衰弱、贫血等疾病。宜选用归脾汤补益心脾治疗。补益心脾要在补心脾之气、益心养血宁神。因心脾两虚多由思虑过度、饮食劳倦所伤，或久病失调，或失血过多，耗伤心脾所致。心藏神而主血，气血虚则神失潜藏；脾主运化而统血，脾虚运化失职、化源匮乏、统摄失司。两脏俱虚则气血化源不足，故凡各类贫血及妇女经少或闭经、崩漏，见舌淡脉濡细而无伤阴化热证候者，均可用补益心脾法。施此法当重用参芪，若血亏甚可酌加首乌、熟地补血之品，又宜少佐理气药物，便补而不滞。补益心脾法亦可用于治疗虚劳黄疸，效果甚佳。

（七）清心泻火法

本法用于心火上炎，或心火亢盛者。由于情志过激使心火内炽，或因六淫内郁化火，致心火亢盛而现心中烦热、失眠、怔忡不安，甚则喜笑狂躁，所谓"心有余则笑不休"；或火炎于上而口舌糜烂疼痛、口渴、舌红、脉数等；若热入心包，则出现神昏谵语，宜清心泻火开窍，急用安宫牛黄丸、紫雪丹、至宝丹等。无神志症状者，可径用清心泻火法，可用清心丸或黄连解毒汤；若心火上炎或心热移于小肠而小便短赤、尿血者，可用导赤散加味施治。临床上确有许多尿血而尿痛者，常有口腔溃疡反复发作的病史，治以清心泻火法每获佳效。

（八）活血化瘀法

张琪将本法用于心血瘀阻（心脉痹阻）证。心主血脉，血行不畅，日久酿成心血瘀阻。主要症状有心悸胸闷、心前区憋闷或刺痛，痛引肩背，重则痛不可忍，唇甲青紫，舌暗红或有瘀斑，脉沉涩等。此因瘀血内阻，心脉气机不畅所致，故应活血化瘀、通络宣痹治疗，血府逐瘀汤效果较著。若兼心阳不振，可加温阳宣痹之品，如薤白、桂枝、川乌等；如身体肥胖、苔白腻等有湿痰阻滞者，可加半夏、南星、橘红、茯苓化痰祛湿以通络。

心藏神，心血瘀阻致神不守舍，可见不寐及癫狂等病证，可用王清任之癫狂梦醒汤活血化瘀治疗。朱丹溪提出"气血冲和，万病不生，一有拂郁诸病生焉"，张琪将癫狂梦醒汤治气血痰郁甚效。凡精神抑郁、情绪不宁、多疑善虑，乃至神痴癫狂，皆可用之。方中以大剂桃仁为主以活血化瘀，半夏化痰，青皮、柴胡、陈皮、腹皮、苏子皆调气之品。气与血相倚依，气行则血行，气滞则血凝。故活血化瘀诸方皆应配理气之品，可明显提高疗效。

（九）涤痰宁心法

张琪将本法用于痰蒙心窍或痰火扰心者。因心藏神，心窍通利则神志清爽；心窍为痰浊蒙蔽、或为痰火所扰，每见神志异常症状。如痰蒙心窍常见神痴、表情淡漠、神情抑郁、喃喃自语、言语无序、苔白腻、脉沉滑；而痰火扰心则常见心悸心烦、口苦而黏、失眠多梦甚则语言错乱、狂躁妄动、舌红苔黄腻、脉沉滑数或弦滑。痰蒙心窍宜涤痰宁心开郁，常用导痰汤、菖蒲郁金汤等；痰火扰心者宜泄热豁痰宁心，首选礞石滚痰丸。

三、从脾论治

脾主运化，升清，脾统血，喜燥恶湿，主四肢，开窍于口，其华在唇。脾与胃相表里，共同完成饮食物的消化吸收，称为"后天之本"、"气血生化之源"。生理上脾与胃纳运相合、燥湿相济、升降协调，病理上常相互影响，凡外邪侵袭、劳逸失度、饮食不调往往导致脾胃纳运失司，升降失调。因此治脾勿忘调胃，尽管两者治法不同，但又常常同时应用，难以截然分开。脾胃病变化多端，包括现代医学十二指肠溃疡、各类胃炎，以及与脾胃功能失调相关的高脂血症、糖尿病、重症肌无力、肠炎、慢性肾病等，总以脾失健运、胃失和降为中心，故治疗脾胃之疾，当以助脾健运、使胃和降为要。

（一）温补脾胃法

本法用于脾胃虚寒证。其临床表现为腹满痛、呕吐、下利溏薄清谷、纳呆、喜暖畏寒、手足冷、舌淡滑润、脉沉或沉迟无力。宜用理中丸以振奋中宫之阳气，方用甘草、人参、白术益气健脾胃，干姜温阳祛寒，乃为温补太阴极妙之方。

仲景《伤寒论》载太阴病提纲：腹满而吐，食不下，自利益甚，时腹自痛，脉象缓弱等，即指脾胃虚寒而言。理中丸功能温中散寒，主治脾阳不振虚寒之腹满。此类腹满必喜温喜按、口中和、舌淡苔白滑、脉沉迟等，与阳明胃家实之腹满胀痛、痞满燥实、舌苔黄燥、脉实等症不同。故有“实则阳明，虚则太阴”之说。

若脾胃虚弱寒象不显者，可径用补益脾胃法。四君子汤、六君子汤当属此类。张琪临证于脾胃虚弱之人而现食少纳呆、消化迟缓、大便溏薄、面白少气、肢倦乏力、舌淡苔白润、脉沉细等，用补益脾胃法颇有佳效。然治脾胃虚弱患者药量宜轻，从小剂量开始取效，防其量重有碍脾胃之运化。同时此类患者宜缓图收功，切忌急于求成。不仅补益脾胃如此，凡补益药皆应缓中取效。因任何营养物质都必须经过脾胃的腐熟运化，才能将精微化为气血，若脾胃虚弱，运化不及，则精微不能化为气血而酿成痰饮湿浊。六君子汤即针对此病机而设，于补益脾胃之四君子汤基础上，加半夏、陈皮以蠲除痰饮。

温补脾胃法尚可用于治疗儿科慢脾风病。慢脾风多由大吐、大泻或过用寒凉之药损伤脾阳所致，症见面色萎黄、精神委靡、消瘦嗜睡、睡眠露睛、大便溏薄、阵阵抽搐、四肢厥冷、指纹淡青、舌淡、脉沉等。《医宗金鉴》有缓肝理脾汤。张琪创制理脾镇惊汤，由六君子汤化裁而成，疗效较佳。其处方为：

红参 10g 白术 10g 茯苓 10g 半夏 5g 陈皮 10g 砂仁 5g 扁豆 10g 葛根 10g 全蝎 3g 胡椒 7 粒 甘草 5g

水煎服，日 1 剂。

此方用六君子益气健脾胃除痰，砂仁温中，扁豆止泻，葛根升清阳以止泻，胡椒辛开散结化痰，全蝎与健脾胃药合用以制虚风内动。

理脾镇惊汤之药量应根据患儿的年龄、体质而增减。目前有一种风气，以药量大而取信于病人，未免失之偏颇。药以胜病为主，以恰中病情为妙，不及则难以疗疾，过量易损伤脾胃。尤以小儿稚阴稚阳之体，苦寒之剂更宜慎之。张琪观察不少慢脾风患儿，多由过用寒凉而戕伐脾胃阳气，致病情由轻转重，由重转危，不可不慎。

（二）辛热散寒法

本法用于脾阳式微、寒邪充斥所致脐腹痛或上下攻冲作痛，或寒邪凝聚、运化失司而腹胀满、呕逆不能饮食，或二便不通、四肢厥逆、脉象沉紧、舌苔白滑等病症。《金匮要略》有附子粳米汤（附子、半夏、甘草、大枣、粳米），治“腹中寒气雷鸣切痛，胸胁逆满呕吐”。大建中汤（蜀椒、干姜、人参、胶饴）主治“心胸中大寒痛，呕不能饮食，腹中寒，上冲皮起，出见有头足，上下痛而不可触近”。两方皆主治阳虚寒盛，故属辛热散寒之法。

除以上两方外，东垣之寒胀中满分消汤亦属辛热散寒法，通过散寒气以消胀满。该方由21味药组成，貌似杂芜，然其配伍十分严谨，正如世人所谓：东垣用药如韩信用兵，多多益善，结构严密，疗效卓著，张琪于临证中深有体会。本方针对脾胃寒湿壅结、运化受阻、中寒胀满之病机而设，方中用川乌、吴茱萸、荜澄茄、二姜、草豆蔻，皆具有辛热散寒开郁之功，益智温肾暖脾以治其母，人参、黄芪益脾补中气，青皮、陈皮、厚朴疏郁泄满，升麻、柴胡升清阳，茯苓、泽泻利浊阴，麻黄宣发以通其气；半夏降逆化痰浊，黄连、黄柏苦寒反佐以热因寒用，大剂辛热药中少用苦寒反佐乃温中有凉，以疏郁泄满，而又用参芪益气补中，相反相成乃补中有泄，苓泽半夏利湿降浊而又有升柴以升清，体现了降中有升。以辛热散之，淡渗利之，甘温补之，苦温泻之，上下分消其邪、祛邪兼以扶正，恢复脾胃运化之功能。

张琪认为中满分消汤的应用贵在随病情增减化裁，曾以之治疗顽固性胃肠功能紊乱之胀满，肾病综合征重度腹水、寒气上冲之奔豚，凡审其病机属脾胃寒湿者，皆随手奏效。对肾病综合征见顽固性腹水，屡治无效者，张琪施中满分消汤而用之得法，屡见奇效。某些顽固性奔豚，屡用散寒平冲之剂而难以取效者，张琪常用此方收功。桂枝加桂汤见于《金匮要略》、《伤寒论》用治寒气上冲之奔豚，张琪用之甚多，多能治愈。《兰室秘藏》中满分消汤下载治奔豚不收，其散寒降冲之力确较桂枝加桂汤作用强，可温脾暖肾、散寒顺气，奔豚上冲随之而除。

（三）健脾胃益气血法

本法适用脾胃虚弱、气血不足之证。脾胃为后天之本，气血生化之源。脾主运化，运化水谷精微，滋生营血，《素问·经脉别论》说："饮入于胃，游溢精气，上输于脾，脾气散精，上归于肺。"饮食的消化吸收主要靠脾气的作用，一是脾气主升，通过其升清作用，"散精于肝"、"浊气归心"、"淫精于脉"。二是"脾气散精，上归于肺"、"肺朝百脉"，脾气通过肺气的作用将水谷精微所化生的精气、津液输布于全身。若脾胃虚弱，气血之化源不足，水谷精微不能化生气血，而致气血亏虚，表现为四肢乏力、肌肉消瘦、面色萎黄、少气懒言、眩晕、脉细数等症状。张琪在临证中治疗贫血患者，辨证属脾胃虚弱者，常以补脾胃益气血法而收功。用六君归芍饮施治，药用：

红参 10g　白术 10g　茯苓 10g　甘草 10g　半夏 10g　陈皮 10g　白芍 15g　当归 15g　首乌 15g

水煎服。

胃癌术后多见面色淡白、言语无力、四肢倦怠、食纳减少，或见便溏、消化不良、舌淡、脉虚弱等，血色素低下，此属脾胃虚弱、气血不足证。宜六君子扶助脾胃之阳气，加当归养血，白芍敛阴，首乌益肝肾以生血。张琪用此方治疗胃癌术后病者，往往食欲增、体力渐复、血色素上升而取得较好疗效。

胃癌术后，恶性肿物虽已切除，但胃之功能大减，再加以化疗放疗，固然以抑制肿物转移再生有一定裨益，但常耗伤正气、损伤气血而致全身功能衰弱。此时当务之急宜扶正大补气血，但病者脾胃功能衰弱，一味滋补难以吸收，反于脾胃不利。必须健脾益胃，助其受纳和运化功能，以活跃其生机，促进气血之生成，六君归芍饮正是针对这种病机而设。此类病患切忌用苦寒伤胃之药，如黄连、黄芩、龙胆草之类；又不宜所谓抗癌之中草药，如七叶一枝花、半枝莲等；此类药皆属清热解毒之品，每有伤脾耗气之弊，故对脾胃阳虚气弱者皆非所宜。

慢性肾衰竭而呈湿浊渐去、脾胃虚弱者，亦可用该法施治。

《灵枢·本神》谓："脾藏营，营舍意，脾气虚则四肢不用，五脏不安。"张琪认为此"营"字，系指水谷之精气，为营养全身的精微物质。脾营不足可见形体消瘦、肌肉痿弱、四肢无力、懒言短气、面色萎黄、脉象虚弱等。脾营不足与脾气虚弱常相互影响、同时并见。张琪治疗贫血除用六君归芍饮外，又拟补营汤为脾气与脾营双补之方：

白术 15g　人参 15g　黄芪 25g　当归 20g　远志 15g　熟地 20g　茯苓 20g　川芎 15g　五味子 10g　首乌 20g　甘草 10g

水煎服。本方在大补脾之气营的基础上，加熟地、首乌益肾填精以生血，其效尤佳。

（四）辛开苦降法

本法用于寒热互结中焦、脾胃升降失常之证。脾胃同居中洲，脾主运化主升清，胃主受纳主降浊，两者相互为用，为气机升降之枢纽。且脾胃居中洲，以灌四旁，脾胃气机升降正常，则其他脏腑气机升降亦随之而安，反之则各个脏腑气机升降紊乱而诸症蜂起。黄坤载谓："脾升则肾肝亦升，故水木不郁；胃降则心肺亦降，故火金不滞。"说明脾胃气机升降与其他脏腑的气机升降密切相关。仲景之半夏、甘草、生姜三泻心汤，芩连与干姜生姜配伍为辛开苦降合用，治疗脾寒与胃热互结之心下痞。脾寒则清阳不升，胃热则浊阴不降，于是清浊混淆而心下痞满作焉。张琪用是方治心下痞满诸症及胃脘痛属脾胃不和、升降失司见痛呕胀满等表现疗效甚佳，尤其是对消化性溃疡，凡见舌红苔白、口干苦、胃脘胀痛、泛酸呕逆者，用半夏泻心汤每有桴鼓之效。其中脾寒胃热若脾寒甚者，如胃脘痛，遇寒尤甚等，可加重干姜用量，并可酌加砂仁、公丁香以温脾祛寒；若胃热偏重，如舌干、口苦而臭、胃脘灼热，可加重芩、连用量；便秘者，可加少量大黄。务必使药量与病机相适应，才能恰到好处。

东垣有中满分消丸，依据《内经》："中满者泻之于内，宜以辛热散之，以苦泻之，淡渗利之，使上下分消其湿"而立方，熔泻心、平胃、四苓、萎朴于一炉，用分消法利脾胃之枢机，湿热得除，升降和调，则胀满诸症蠲除。张琪用此方治疗肝病腹水、肾病腹水及属于胃肠功能紊乱之气胀热胀，凡辨证符合脾湿胃热者，每获良效。

中满分消丸既有黄芩、黄连苦寒清热，又有干姜、厚朴、砂仁之辛开，此亦辛开苦降合用之方。且方用参、术、苓、草、泽泻等健脾利湿，半夏、陈皮和胃化湿，即祛邪与扶正兼顾、辛开苦降并施，药味虽多，配伍精当。故急慢性肾小球肾炎、肾病综合征乃至肾功能不全，凡见腹胀满、恶心呕吐、不能食、浮肿、小便少、手足心热、大便不调、舌质红苔白腻、脉象弦滑等症，甚至高度浮肿、大量腹水，用呋塞米而效不显者，用此方得法，屡用屡效。对某些疑难病症，凡属脾湿胃热、升降失司者，用此方每起沉疴。

《伤寒论》云："发汗后，腹胀满者，厚朴生姜半夏甘草人参汤主之。"此为消补兼施之剂，用于脾虚运化失职、气壅而不行所致腹胀满等症。方用厚朴、生姜、半夏行气化湿消胀满，人参、甘草益脾胃，补中有消，消中寓补。张琪用此方治疗脾虚气滞之胀满大多有效。体会贵在注意消与补药的用量，如虚多实少则重用参草，实多虚少则多加朴夏用量，胀满较甚者可去甘草加海藻，则消胀之力更强。

（五）补脾胃升阳除湿法

本法用于脾胃虚弱、清阳不升、湿浊内蓄之证。东垣升阳益胃汤、升阳除湿汤为施此法的常用方剂。升阳益胃汤出自《脾胃论》，由黄芪、人参、甘草、半夏、白芍、羌活、独活、防风、陈皮、白术、茯苓、泽泻、柴胡、黄连、姜、枣组成。方用六君子补脾胃、助阳气以恢复脾胃功能；用羌活、独活、防风、柴胡味薄风药以除肢节之酸痛；凡病此者皆身体酸重、肢节沉痛，以脾主肌肉四肢，脾阳虚则湿气流于肢节，必用风药除湿则诸症可瘳，且风药与补药合用有升阳之功；佐黄连泻热以降阴火。东垣治疗脾胃病在升举清阳之同时，每用黄连、黄柏以泻阴火，使升清阳与泻阴火并用，升中有降，协调脾胃升降之机。张琪临证用此方颇多，疗效甚为显著。其辨证除有体重肢节酸痛外，每见口苦、舌干、不思饮食、食不知味、大便不实、小便频数，或有洒淅恶寒、悒悒不乐等症状，主要由脾胃虚弱、阳气不升、阴火上乘所致。升阳益胃汤益气补脾胃、升阳除湿、淡渗利湿、苦寒泄热，诸药合用、并行不悖，调整脾胃升降枢机，故能奏效。

东垣治疗脾胃并非囿于纯补一端，而是在益气补脾胃的基础上，升阳除湿与泻阴火并举，以恢复脾胃健运与受纳功能。张琪在临证用此法治疗肾小球肾炎、水肿、蛋白尿有脾胃气虚、清阳不升、湿气滞留之象者，屡有佳效。

慢性肾炎水肿、蛋白尿之病机在于肺脾肾功能失调，肺失宣发通调、脾失健运、肾失开合而为病。升阳益胃汤重在调治脾胃，方用参芪术补脾胃，茯苓、泽泻淡渗利湿，二活、防风、柴胡以升清，芍药敛阴，佐黄连以泻阴火。其补中有散、发中有收、升中寓降、降中寓升，且风药胜湿以升阳，利于脾之健运，健运功能不减则水运如常而小便利，浮肿诸症自消矣。

（六）滋脾益胃阴法

本法用于脾胃阴液不足之证。脾与胃以膜相连，《内经》谓："脾气不濡，胃气乃厚。"若热炽伤阴，常出现脾胃阴气亏乏之证。如《伤寒论》之脾约证，不更衣而无所苦，临证常见数日不大便亦无任何不适之感。其病机为脾阴不足，然其根据源于阳明胃热，耗伤阴液。故麻子仁丸方中除有麻子仁等润肠药外，亦用大黄枳朴以泄热，不然只用滋润胃阴之药亦难收效。

脾与胃相表里，两者生理上密切相关，病理上常相互影响。胃阴不足，脾阴势必亏虚；脾阴不足，胃阴亦常匮乏，故脾胃阴亏常同时并见。然两者又有所侧重，有以脾阴虚为主者，表现为运化功能障碍；有以胃阴虚为主者，以受纳失常为特征。临床上，尤以胃阴不足证多见。

胃阴不足常见饥而不欲食，或纳呆、口干不欲饮，或胃中嘈杂，或胃脘隐痛、五心烦热，舌红、脉细数等症，叶氏益胃汤为临床常用方。张琪则喜用甘露饮化裁，方中既有二地、石斛、麦冬滋胃阴之品，又用黄芩、茵陈清胃热，枇杷叶降逆气，枳壳行气以和胃，故对阴亏胃热者，尤为适宜。用此方时可去熟地，酌加麦芽、谷芽、佛手、陈皮等以开胃醒脾，并与甘寒药合用，防其滋腻有碍脾之运化。

小儿厌食症是目前儿科常见病之一，现代医学认为与缺锌有关。根据临床观察其大多属于胃阴不足而其根源又在于胃热。究其病因与父母喂养失调、恣食肥甘厚味致胃中蕴热密切相关。胃热日久，耗伤胃阴，受纳腐熟力弱，故而厌食，日久形成营养不良，体质消瘦，皮肤干燥，发焦唇干、舌红少津，脉象细数。治疗宜用少量黄连、黄芩苦寒清热，麦冬、石斛、沙参、生地以养胃阴，辅以陈皮、麦芽、山楂、佛手等开胃醒脾，若大便秘结，尤应加入少量大黄以泄热，用药时切忌香燥温补以免耗伤胃阴，芩连等苦寒之药亦应少量应用，以免苦寒化燥伤阴。

萎缩性胃炎常见胃阴虚证，表现为胃脘灼热、似饥非饥、似痛非痛、脘痞不舒、干呕呃逆等症状。张琪喜用芍药甘草汤酸甘化阴，合石斛、麦冬、花粉、丹皮、生地滋养胃阴，酌加紫苏、砂仁、麦芽、山楂等理气导滞，常获满意疗效。治疗萎缩性胃炎，要善于循序渐进，症状消失后，还应坚持服药，直到胃镜（或病理）检查恢复正常，否则病尚未痊，每易复发。

张琪创制地芍止痛饮一方，药用：

生地 20g　公丁香 5g　陈皮 15g　枳壳 15g　川朴 15g　石斛 15g　寸冬 15g　白芍 20g　甘草 15g

水煎日1剂，分2次服。

方中用生地黄滋养胃阴为主，配石斛、麦冬增强养胃益阴之力；少佐公丁香以芳香醒脾胃，使其滋而不腻；芍药、甘草酸甘化阴，且有缓急止痛之功；川朴、枳壳、陈皮理气和胃而导滞。合而用之，确有滋阴养胃、理气缓急止痛之功效，临证治疗萎缩性胃炎、肥厚性胃炎、胃及十二指肠溃疡、浅表性胃炎及顽固性胃痛等，每有桴鼓之效。辨证时必须有舌红少苔或无苔，手足心热，脉细或细数等胃阴虚证表现者，方可用之。

（七）温运化浊法

本法用于湿浊中阻、脾胃不和、升降失常所致脘闷呕恶，纳呆便溏，或便滞不爽，苔白腻、脉濡缓。治宜辛温醒脾、温运化浊法，局方有藿香正气散醒脾开胃、芳化湿浊原为正治。然湿郁日久，极易化热，宜在前方中加川黄连、茵陈以清热化湿。《温病条辨》有五加减正气散即是根据湿热之轻重及兼挟证候而设，为治疗感受四时不正之气、除秽化浊的有效方剂。张琪在临证中根据湿热郁久酿成“秽浊”的病理特性，借鉴五加减正气散之寓意，结合肾功能不全、湿浊潴留之病及临证体会立化浊饮一方：

茵陈 15g　藿香 15g　紫苏 15g　草果仁 15g　槟榔 15g　苍术 10g　黄连 10g　半夏 15g　陈皮 10g　甘草 10g　生姜 10g

水煎服。用于慢性肾功能不全、氮质血症而见舌苔厚腻、脘闷腹胀、泛恶欲呕、便滞不爽等症颇效。若大便干燥或便秘较甚者，可加大黄5～10g，以下夺其湿热秽浊，药后大便得通，尿素氮、肌酐随之下降，呕恶、腹胀诸症缓解或消失。论治时尤须注意辨清湿热之邪的孰轻孰重，如见便秘、口干苦、苔黄厚者，则应加重茵陈、黄连用量或加黄芩，芩连善除湿热，治心下痞满、有利于脾胃之运化，但甘寒之药应当禁用，因甘寒之药易助湿而呆胃滞脾，不利于除湿浊之邪。

湿浊蕴结致血行不畅，每兼见血瘀之象，如唇暗，舌淡紫或有瘀点瘀斑，脉沉涩等，形成瘀血湿浊互结为患。此类患者必须温运化浊与活血化瘀同时并用，方能提高疗效。然湿浊瘀血为患每见于疾病的严重阶段，如尿毒症后期、肝硬化腹水失代偿期等，其治殊难。张琪常以化浊饮与王清任解毒活血汤化裁，时有起死回生之效。

（八）温运化饮法

本法用于脾阳不足，津液不得敷布，聚湿生痰，痰饮停聚而见脘闷、食不得下、呕吐清水痰涎等，若痰饮上犯，扰及心窍或清空则可见心悸、怔忡、眩晕、头痛，舌胖大苔白腻，脉滑等。“脾为生痰之源”，由中焦失运而生痰饮，其治法贵在温运化饮，正如仲景所说：“病痰饮者，当以温药和之。”张琪常用苓桂术甘汤加味施治，此方为治痰饮之首选方。方用桂枝温通脾阳，茯苓、白术、甘草扶脾益气。脾阳旺，运化健，则痰饮自除矣。

东垣《兰室秘藏》有痰厥头痛，其病机为脾胃内伤、痰厥上逆，临床表现为头眩眼黑、恶心烦闷、气短无力、头痛如裂、身重如山、四肢厥冷等证，治用半夏天麻白术汤。药用半夏、天麻、白术、人参、黄芪、黄柏、陈皮、干姜、茯苓、泽泻、麦芽、苍术、神曲等。具有化痰除湿、益气健脾之功效。张琪将此方治太阴头痛与吴茱萸汤治厥阴头痛相媲美，彼为寒邪循厥阴肝经上犯，面色青、吐涎沫，而此为痰湿在太阴脾见面色黄暗、身重少气等。张琪以此方治愈痰厥头痛甚多，疗效颇为理想。而且此方对痰厥眩晕，病机为痰湿困脾、清阳不升，亦有较好的疗效。

（九）培土疏木法

本法用于脾气虚弱、肝木乘之、土受木凌之证。临证表现胁痛、腹痛胀满、泄泻、倦怠乏力、苔薄白、脉弦等。此为土气虚弱，木气凌之，当予健脾胃疏，肝柔肝法治疗。

《伤寒论》谓："本太阳病，医反下之，因而腹满时痛，属太阴也，桂枝加芍药汤主之；大实痛者，桂枝加大黄汤主之。"此二方主治本太阳病而误下之，损伤脾胃之阳气，腹满而痛属太阴脾虚之证，误下伤脾而肝木以乘虚伐脾，故用桂枝加芍药汤。方中姜桂温脾胃之阳气，甘草、大枣健脾胃和中，重用芍药以柔肝和脾。若前证兼腹满实痛者，则属挟有实热宿食之类，为虚中挟实之证，可于原方加大黄以泻实则腹满痛自除。临证运用桂枝加芍药汤治疗胃脘痛、腹痛，凡属肝木乘脾者，多能治愈。《伤寒论》凡腹痛皆用芍药，此类腹痛非寒热之腹痛，乃肝木凌脾所致，重用芍药取其柔肝和脾之效。仲景以芍药治腹痛，一以益脾阴而摄纳耗散之气，一以养肝阴而和柔肝木刚暴之威，与行气破气伐肝药截然殊途。可见芍药之柔肝，肝木得柔而疏，实乃柔即疏也。

培土疏木法亦可治情志拂郁、木旺乘土之泄泻，表现为腹中胀痛、两胁不舒、腹痛即泻、泄后痛减，每由情志不舒加重等。此类泄泻徒治脾难以收效，当用培土疏木法。刘草窗有痛泻要方（白术、白芍、陈皮、防风），治痛泻不止，其特征为腹痛即泻。吴鹤皋亦云："伤食腹痛得泻便减，痛泻泻后痛不止，故责之土败木贼。"此方治木乘土之痛泻其效甚佳。张琪用此方常以重用芍药而取效。但白芍性味酸寒，于脾胃虚寒者不适宜。诚如张仲景云："太阴为病脉弱，其人续自便利，设当行大黄、芍药者，宜减之，以其人胃气弱，易动故也。"临床确有某些脾胃虚弱者用白芍后出现泄泻症状。可见凡腹痛之当用芍药者，皆太阴气滞肝络郁结不舒为病，非属于虚寒也。

培土以疏木法常用于肝病的治疗，张琪常用四逆散与六君子汤合用，且重用白芍，治疗慢性肝炎或活动性肝炎，有较好疗效。可参阅肝病治法，本节不再赘述。

四、从肺论治

肺主气、司呼吸，主宣发肃降而通调水道，朝百脉而主治节。《内经》谓："诸气者，皆属于肺。……肺者，相傅之官，治节出焉。"肺开窍于鼻、外合皮毛，与大肠相表里。肺为娇脏，外邪侵袭，或从口鼻，或从皮毛而入，极易伤肺致其宣发肃降失常而为病。且"肺为水之上源"，肺失肃降，水运失常则水湿、痰饮凝聚，故有"肺为贮痰之器"之说。宣降失常，极易肺气上逆，而致咳嗽喘促，是肺病最常见的症状。肺的病证主要有虚、实两大方面，虚为肺气、肺阴亏虚，实指外邪或痰饮等袭肺。现代疾病如气管炎、急慢性肺炎、哮喘、肺心病等以及相关的尿崩症、肾病等，从肺论治一方面为补肺之气阴，一方面为祛留滞之邪。但其治必须合于肺之宣发、肃降之特性，可谓治肺用药之关键。

（一）宣肺解表法

本法用于外邪袭表，肺失宣降所引起的病证。肺合皮毛，具宣发肃降之功能。若风寒外袭、或温邪上受，侵袭于肺卫，肺失宣降，则咳喘诸症随之而生。张仲景之麻黄汤以及后世之三拗汤、杏苏饮等皆对风寒而设；吴鞠通之桑菊饮、银翘散乃用于风温之邪。风寒外感表现为脉浮紧、苔白滑、恶寒身痛、咳嗽喘促；风温外感特点为脉浮数、舌尖红、苔薄少津、微恶寒、发热甚、咽痛等;两者皆宜宣肺解表法。前者宜辛温,后者宜辛凉。黑龙江省地处东北边陲,外感病风寒者居多,风温者则相对少。张琪临床所见大多属“冬应寒而反温”、“至而不至”,发为温病,表现为壮热口渴、咳嗽喘满、舌尖红苔白少津、脉浮数,治宜辛凉解表。但据张琪观察,桑菊、银翘之类效果不甚理想,而以麻黄宣肺为佳,但麻黄辛温,于温邪不宜,伍以生石膏则化辛温为辛凉。且必须注意麻黄与石膏的配伍比例,一般石膏用量要大于麻黄 5～10 倍,方能达到宣肺清热之目的。《伤寒论》之麻杏石甘汤为治本病之效方。《医学衷中参西录》治温病载清解汤,治温病初得头痛、周身骨节酸痛、肌肤壮热、背微恶寒、无汗、脉浮滑者,用薄荷叶 20g、蝉蜕 15g、生石膏 30g、甘草 7.5g。此方张琪用之甚多,治温病发热,温邪在表,以薄荷叶、蝉蜕宣散在表之邪,石膏清里热,其疗效颇为显著。此方适用于温邪在表无咳喘者,如见咳喘必须用麻黄,宣肺止咳平喘非此莫属。

慢性支气管炎、支气管哮喘为黑龙江省常见病、多发病。其病程长、缠绵难愈,且易并发感染而使病情加重。中医辨证多属表寒里饮夹有热邪,治宜宣肺解表、化饮清热法,有较好疗效。

张琪治此类病人甚多,凡有外寒里饮挟热致肺失宣降之证,予小青龙加石膏汤每能获效。小青龙汤为治外寒内饮的有效方剂,辨证时必须注意饮的特点多为泡沫样痰。方中麻黄、桂枝、细辛、干姜等皆散寒化饮之品,五味、白芍具敛阴之效。辛温宣散辅以酸敛方不致伤阴,且一散一敛,前人谓一开一阖,合于肺性,具有相反相成之意。寒邪外束,饮邪内动,每易化热,而现痰黄稠黏、烦躁、舌红脉数等热象,故常加石膏以清邪热,否则麻、桂、姜、辛一派辛温之剂必格拒不受,或致病从阳化热。诚如仲景所说:“肺胀,咳而上气,烦躁而喘,脉浮者,心下有水,小青龙加石膏汤主之。”从临床观察慢性气管炎、肺气肿日久,极易并发感染而出现热象,故本方加石膏之机会亦较多。石膏的用量可随热邪的轻重程度而增减,一般用量为 30～75g,热盛可用至100～150g,总以药能胜病为原则。

近年来病毒性肺炎发病率增多,尤多见于小儿。张琪强调辨治仍应分清风温或风寒,切忌一遇病毒类疾患即投银花、连翘、大青叶、板蓝根等所谓抗病毒之药。若系风温,银花、连翘固当首选;至于风寒,临证亦并非少见,往往滥投辛凉或安宫牛黄、羚羊犀角之类而使病情加重。如此风寒而误投辛凉者比比皆是。

(二) 宣肺利水法

本法用于肺失宣降、水道失调、水湿泛滥之证。肺主宣发肃降、通调水道、下输膀胱。若肺的宣发肃降功能失调,则小便不利发生水肿。《金匮要略》谓之风水,由外感风寒、肺气失宣、通调失职而水溢高原,出现水肿以头面肿甚,身体疼重或酸沉,胸满气促咳嗽,小便不利,舌苔白腻,脉滑等,张琪仿《金匮要略》越婢加术汤之意自拟宣肺利水汤:

麻黄 15g　生石膏 50g　甘草 10g　苍术 15g　杏仁 15g　鲜姜 15g　玉米须 50g　西瓜翠衣 50g　滑石 20g　木通 15g　红枣 3 个

水煎服。方用麻黄宣肺,石膏清热,杏仁利肺气,苍术燥湿,鲜姜宣发,玉米须、西瓜翠衣、滑石、木通利水清热,协助麻黄、石膏宣发肃降、通利水道。用于治疗风水,包括急慢性肾小球肾炎之水肿,效果甚佳,药后尿量增多,水肿随之消退。

本证是由外邪袭表及肺所致,常伴有表证及肺气不宣症状,如身痛、肢体酸沉、恶寒发热、头痛脉浮等表证及咳嗽、喘促、胸满、气逆等肺气不宣症状。

《金匮要略·水气病脉证并治》载桂枝去芍药加麻辛附子汤,治“心下坚,大如盘,边如旋杯,水饮所作”。是方具有宣肺助脾、温肾阳之功能,张琪用之治水肿小便不利,凡见手足厥冷、畏寒、面皖、便溏、舌润、脉沉，属于肺气不宣、脾肾阳虚者用之辄效。方中麻黄、细辛宣肺气、利通调，附子温肾阳、助开阖，桂甘姜枣温脾阳助运化，肺脾肾三脏功能协调，则水湿自无留滞之余地。本案乃肺脾肾同治，以脾主运化水湿，脾阳虚则运化失司；肺为水之上源，肺失通调则水湿泛溢；肾者主水，肾阳衰则开阖失司。故调治肺脾肾，从宣肺温脾肾入手而奏效。

临证中，许多慢性肾炎水肿不消之症，多由肺、脾、肾阳虚，水液代谢失调所致，桂枝去芍药加麻黄细辛附子汤妙在三脏并治，宣肺温脾暖肾并举，俾水津四布、五精并行，则水液代谢正常而水肿自消。值得注意的是用本方水肿消退后，蛋白尿及管型亦随之消减，说明蛋白尿、管型与水肿有密切联系。

（三）补肺益气法

本法用于肺气不足所引起的病症。肺主气，司呼吸，外合皮毛，为一身之藩篱。《灵枢·本神》谓："卫气者，所以温分肉，充皮肤，肥腠理，司开合者也。"卫气的功能主要依靠肺气的调节宣发，若肺气不足，则全身无力，倦怠，懒言，自汗，咳嗽无力，痰清稀，易于感冒，舌淡，脉弱。玉屏风散、保元汤、补中益气汤等皆可选用。玉屏风散用于肺气虚、卫外不固之自汗证，保元汤、补中益气汤用于脾肺气虚、土不生金之胸闷、懒言、咳嗽无力、气短等证。

肺气虚弱，不能抗御外邪，则易被邪侵；且气虚无力驱邪，则邪气滞留而病缠绵难愈。治疗此证必须补肺气与宣散邪气合用，补中寓宣，才能提高疗效。玉屏风散中黄芪、白术益肺补气固表，防风祛风除邪，乃补与宣、扶正与祛邪合用之意。

《医宗金鉴·删补名医方论》载有人参清肺汤，方用人参、炙草补肺气之虚，知母、阿胶、骨皮滋肺阴，桑皮、杏仁利肺气，粟壳、乌梅敛肺气，补之滋之、利之敛之，用于治疗肺虚久咳、喘促而坐卧不宁效果甚佳。张琪用此方治疗肺气肿、慢性支气管炎、支气管扩张咯血、肺结核等病，辨证属肺气虚者，用之皆宜。药后力气渐增，咳嗽、气喘等症亦随之减轻。

（四）滋阴润肺法

张琪将本法用于肺阴不足，肺络失养之证。其临床表现为口干咽燥、干咳无痰、或痰少黏稠、或痰中带血、手足心热、或潮热盗汗、颧红、舌红少津、脉细数或虚数等。治宜滋阴润肺法，常用药物如百合、沙参、生地黄、玄参、麦冬、天冬、阿胶等。肺阴虚有因火盛刑金而伤阴者，则宜清热养阴润肺，如清燥救肺汤之类；有因肺阴不足、虚热内生者，则宜滋阴润肺或少佐清热之品，如百合固金汤之类；两者虽概属肺阴虚，但其热邪及阴亏程度不同，治法亦应同中有异。

唐容川《血证论》治血大纲分为止血、消瘀、宁血、补虚四法，为治疗血证之圭臬。然出血第一步当止血固崩为正治，如何止之别当细究，如热迫血妄行，不除其热则血不能止；崩漏下血，因脾不统血当重在补脾，气虚不摄则当益气固摄。所以止血应结合病机而论，并非见血止血。结合支气管扩张、肺结核咯血等属肝火犯肺、肺阴不足者，张琪常用滋阴、清肺、平肝、凉血而收效。

此案初用养阴润肺法收效，后以活血化瘀法收功。即唐容川治血证四法中"消瘀法"之体现。唐氏谓："血止之后，其离经而未吐出者，是谓瘀血，既与好血不相合，反与好血不相能，或壅而成熟，或变而为痨，或结瘕，或刺痛，日久变证，未可预料，必亟为消除，以免后来诸患，故以消瘀为第二法。"本案第二次咳血、胸痛气滞不畅，系瘀血作祟，故予活血化瘀之血府逐瘀汤加味治疗而愈。

（五）温肺化痰法

“脾为生痰之源，肺为贮痰之器”，脾为肺之母，若脾肺阳虚则痰湿内生犯肺，症见咳痰清稀量多，面色萎黄，胸闷脘痞，舌苔白腻，脉象濡。治以温肺化痰法。张琪自拟化痰饮：

清半夏 10g　五爪红 10g　茅苍术 10g　川厚朴 10g　白茯苓 15g　薏苡仁 15g　杏仁 5g　莱菔子 10g　生姜 10g　甘草 10g

水煎服。

方中用苍术、茯苓、薏仁健脾除湿，半夏、五爪红、莱菔子祛痰利气，气顺痰自消，生姜一味温肺助脾阳。用于老年人慢性支气管炎、肺气肿属痰饮犯肺之咳嗽多痰等症，疗效颇佳。

若咳痰清稀、面色㿠白、形寒肢冷、大便溏、舌白滑润、脉象沉等属肺脾肾阳虚、痰湿凝聚，宜三脏同治，张琪常用自拟之加味真武汤治疗：

茯苓 15g　白术 15g　白芍 15g　附子 10g　生姜 15g　细辛 5g　五味子 10g　干姜 10g

此方治阳虚肺寒咳嗽，见以上脉症效果颇佳。

用此方需注意服药日久，有辛热伤阴之弊，若见舌红苔稍干，则应停止用药，或于原方中加知母、麦冬以顾护阴液。若痰郁化热而见痰黄稠黏，可加鱼腥草、黄芩、紫菀、沙参等，其热邪为标，阳虚为本，标本兼顾方能与病机丝丝入扣。

《医学衷中参西录》载理饮汤，“治因心肺阳虚，致脾湿不升，胃郁不降，饮食不能运化精微，变为饮邪，停于胃口为满闷，溢于膈上为短气，渍满肺窍为喘促，滞腻咽喉为咳吐黏涎，甚或阴霾布满上焦，心肺之阳不能畅舒，转郁而作热，或阴气逼阳外出为身热，迫阳气上浮为耳聋，然必诊其脉确乎弦迟细弱者，方能投汤无误。”方用：

白术 12g　干姜 15g　桂枝尖 6g　炙甘草 6g　茯苓片 6g　生杭芍 6g　橘红 4.5g　川厚朴 4.5g

水煎服。

张锡纯此论颇为精湛，阐明痰饮产生之根源在于心肺阳虚，导致脾胃升降失调，于是饮食不为精微而化为痰饮，渍于肺则喘促，停于胃为满闷，溢于膈为短气，滞于咽而咳吐黏痰等，尤其是阴霾格阳外浮或上浮出现格阳之假热。此在痰饮病中屡见不鲜。医者不知，见其头晕、耳鸣、身热，误以为热而投寒凉之剂，必两寒相得，使病情恶化。本方干姜、桂枝温助心肺之阳气，苓术健脾除痰湿，橘红化痰，川朴平胃降浊，甘草和中，白芍敛阴。俟心肺阳气充沛，则阴霾消、脾胃健、升降复常而痰饮消。

（六）清肺化痰法

肺属金喜清肃、恶燥热，若肺为热邪所扰，则失于清肃下行，津液凝聚为痰，所谓热炼液成痰，是为热痰。汪讱庵谓：“痰即有形之火，火即无形之痰。”当指此类。临证慢性支气管炎、肺气肿病人每见咳喘、胸满、痰声辘辘、痰黄而稠黏，舌红苔垢腻，脉右寸滑或滑数。治疗当以清肺化痰法治之，张琪常用自拟方清肺化痰饮颇效。药用：

黄芩 15g　川贝 15g　鱼腥草 30g　五爪红 15g　清半夏 15g　瓜蒌 20g　枳壳 15g　杏仁 5g　知母 15g　麦冬 15g　甘草 10g

水煎服。方用黄芩、瓜蒌清肺热，知母、麦冬滋阴润燥，贝母、鱼腥草、清半夏化痰浊，爪红、杏仁、枳壳利肺气，气顺则火清，火清则痰消，为溯本清源之治。

张景岳说:"凡痰因火动,宜治火为先。"是指火热炼液成痰,当先治热以绝酿痰之源。然而痰热已成,更当火与痰同治。此方既用半夏、贝母、瓜蒌化痰,又用黄芩、鱼腥草、知母清热。若痰盛者可加胆南星、白茯苓以化痰。临证中尚有胃热生痰致肺失清肃、咳嗽痰多、胸闷短气,日久不愈,当清肺与清胃同时并举,尤其清胃更为重要,胃热平则肺热随之而清。此证多见于小儿,由小儿食积,胃中蕴热而生痰,致咳嗽、喘促、痰多,此症见咳止咳则难以见效。

此类咳嗽除药物治疗外,尚应注意饮食调养,不可偏嗜醇酒厚味,以杜其生痰之源。许多肺气肿、慢性支气管炎患者强调补益营养,孰不知过服补药易致痰滞而难咳出。

肺气肿、肺心病以及慢性支气管炎日久,痰浊蕴蓄,致血行不畅而瘀滞,成痰瘀胶着为患。表现为胸闷气喘、咳嗽痰多、口唇青紫、舌紫暗等。张琪认为宜在清肺化痰药中加入活血祛瘀之品,如丹参、桃仁、赤芍之类。

阻塞性肺气肿,以活血化瘀法,用本方治疗亦颇有效。但症状缓解后,尚需进一步随证施治,以巩固疗效。

前已论及外感咳嗽宜宣肺止咳,痰热咳嗽应清热化痰,两者均忌用补涩之药,前贤徐灵胎、喻嘉言皆有论述。徐灵胎在《慎疾刍言》中说:"咳嗽由于风寒入肺,肺为娇脏,一时误投,即能受害。若用熟地、萸肉、麦冬、五味等滋腻酸收之品,补住外邪,必至咯血、失音、喉癣、肛痈、喘急、寒热,近者半年,远者三年无有不死。"外感咳嗽及痰热不宜用滋补酸敛之品,固然无可非议,但如果病人素体虚弱,肺肾不足,感受外邪而咳嗽喘急,不用益肺肾之品而只用宣散之剂,实难以祛疾。张琪在临床用散补并施法治疗甚多,可见徐氏所论乃一般性原则,还须结合具体情况而灵活对待。

(七)通腑泻肺法

本法用于腑气不通,肺失肃降而气逆之证。肺与大肠相表里,凡气管炎、肺气肿及肺感染之咳喘病人,大便秘结与咳喘并作,舌苔燥,脉滑实。系由大肠燥热,腑气不通,肺失肃降而不得下行,肺气上逆所致。必须用通腑泻肺法,俟大便通、实热清则咳喘止。张琪用此法治疗咳喘气逆诸症属腑气不通致病者,确有佳效。

儿科有小儿屡患肺炎,用抗生素控制后,不久又感冒复发,如此经常感冒咳喘,不能根除。此类患儿多手足心热、便秘、纳少、舌红苔白少津,属胃肠积热上蒸于肺,稍感外邪即发作,用抗生素或清肺止咳中药虽能一时取效,但不能杜绝其复发,原因在于胃肠积热不除,病本未能解决。张琪拟有泻肺汤一方,其效甚捷。药物组成:

桑皮 10g　杏仁 10g　桔梗 10g　大黄 5g　黄芩 10g　枳壳 10g　薄荷 10g　麦冬 10g　柴胡 10g　紫菀 10g　甘草 7g

水煎服。

对于慢性支气管炎、肺气肿并发感染,咳喘倚息不能卧,痰黄稠不易咳出,大便秘,舌干,脉滑数者,必须用通腑泻肺法,釜底抽薪则肺气得以肃降。

张琪临床经验,咳喘病或其他肺系病症,凡见便秘、舌燥苔黄、脉滑实者,皆应用通腑泻肺法治疗,大便通则咳喘减,缘由肺与大肠相络属,气机上下相应,下通则肺气得降,下闭则肺气上逆。故若只见咳止咳,忽视通腑泻肺,于此证实难见效。除此之外,通腑泻肺法尚可用于某些急重病症的救治。

五、从肾论治

肾为先天之本，生命之源，人体的生命活动、生长壮老与肾气的盛衰密切相关。肾为水火之脏，寓元阴元阳，阴阳的相互滋生与消长形成了生命活动的动力，即所谓肾气。张介宾谓："水火具焉，消长系焉，故为受生之初，为性命之本。"因此，肾主藏精、主骨、生髓、主生殖与发育、开窍于耳及二阴、其华在发、主水等功能，只有在肾之阴平阳秘的前提下发挥其生理作用。若肾中阴阳失衡而偏盛偏衰，势必形成疾病。鉴于肾宜密藏而不宜妄泄的生理特点，故肾病以虚证为多，常表现为阴虚、阳虚、阴阳两虚三个方面。同时肾病极易累及其他脏腑，其他脏腑病变亦常常影响及肾，故肾病治法多种多样，若能灵活运用，每能愈沉疴痼疾。包括急慢性肾病、前列腺疾病、脑病、心病、生殖系统疾病、肺病、衰老、肠道疾病、代谢疾病、血液病等与中医肾相关者均可从肾论治。

（一）滋阴补肾法

本法用于肾阴不足、虚热内生、经脉失养所引起的病证。其临床表现为腰酸膝软、头晕耳鸣、五心烦热、或骨蒸潮热、舌红少苔、脉细或细数等。一般首选六味地黄汤、左归饮等方，常用熟地、山萸肉、枸杞、旱莲草、女贞子、龟板、天冬等药物。

足少阴之脉循喉咙通舌本，肾阴不足、虚火上炎、经脉失于濡养，每见咽喉涩痛之症，正如赵养葵所说："少阴之火，直如飞马，逆冲而上，到此咽喉紧锁处，郁结而不得舒，故或肿或痛也。"此类咽痛临证甚为多见，常反复发作、缠绵难愈，伴有声音嘶哑、咽中梗塞不适、口燥咽干、面赤、脉虚数等症，包括现代医学的慢性咽炎、喉炎之类。张琪常用麦味地黄汤化裁施治，以滋肾水而制阳光，确有较好疗效。

此类咽痛东北地区更多，有时并无明显的肾阴虚症状，用上法坚持服药亦可收效。临证中尚有格阳之喉痹，多由色欲过度、元阳亏损、无根之火上客于咽喉所致。其表现与阴虚咽痛不同，以上热下寒为特征，常见咽痛赤烂、腰膝冷痛、倦怠乏力、脉沉弱或弦滑无力等，张琪常以八味肾气丸、镇阴煎补肾摄纳、引火归元而取效。

肾阴不足，每易相火妄动。因相火出于下焦肝肾，是肝肾功能活动的动力，阴阳相济、相火潜藏，则肝肾功能正常。若情志过极、色欲无度，每致相火妄动而引起疾病。丹溪谓："醉饱则火起于胃，房劳则火起于肾，大怒则火起于肝。"肾阴不足、相火易动，相火妄动、消耗真阴，则火益甚、阴愈亏，而病变蜂起。如阴不敛阳，相火浮越而发热；阴虚火动，血为火扰而溲血；阴亏火旺，宗筋失濡，精关不固而致遗精、早泄、阳痿、强中；或阴亏火盛、气化不利而癃闭等等。特别是肾阴不足、相火妄动、下迫小肠、损伤血络之尿血，往往缠绵难愈，表现为尿血鲜红，或镜下血尿，尿黄赤，头晕耳鸣，腰酸痛，乏力，舌红少苔或无苔，脉虚数或虚数无力等症状。宜滋阴降火法，以知柏地黄汤加减治疗。尿血甚者，常加三七、旱莲草、生地、阿胶、地榆、茜草、侧柏叶、小蓟等以增其止血之力。张琪以此法治疗慢性肾小球肾炎、慢性肾盂肾炎、肾结核等以血尿为主属阴虚火旺者，疗效颇为显著。

肾阴虚相火动，尚可见发热之症，此类发热表现不一，非滋阴降火难以取效。

滋肾阴清相火兼固摄之法张琪还用于妇女血崩的治疗。《素问·阴阳别论》曰："阴虚阳搏谓之崩"，马莳谓："尺脉既虚，阴血已损，寸脉搏击，虚火愈炽，谓之曰崩，盖火迫而血妄行也。"此火非实火，乃虚火也，是由阴血亏虚、阴不制阳、虚热内生所致，火旺迫血妄行而血外溢形成血崩。临证中此类崩漏并非少见，必须滋补肾阴为主以治本，辅以清热以治标，则血得安谧而止。

对某些顽固性便秘张琪亦从补肾阴论治。因肾司二便，肾阴亏耗，肠失濡润则出现肠结便秘，尤多见于老年人肾阴匮乏、肠中津液不足者。陈士铎在《石室秘录》中谓："肾水不足则大肠细小，水不足以润之，故肠细而干涸，肠既细小，则饮食入胃不能下行，必反而上吐，……"并立生阴开结汤滋补其阴，"使阴生而火息，阴旺则肠宽"。方用熟地二两，元参、当归各一两，生地、牛膝、麦冬、山萸肉、肉苁蓉各五钱。张琪宗其意治疗便秘属肾阴亏者颇效。

此类便秘，切忌苦寒攻下之剂，免再耗阴津；同时用药又不可急于求成，应于缓中取效。生地、熟地为治此类便秘的必用之品，且用量应大，每用各 20～30g。大便通畅后，应俟其他肾阴亏虚症状消除，方可停药，否则每易复发。张琪以此法治疗甚多，确有较好疗效。

（二）温补肾阳法

本法用于肾阳不足、温煦失职、气化失司所表现的证候。常见有腰膝酸软冷痛、神疲乏力、形寒肢冷、头晕，或浮肿而尿少、或泄泻、腹痛，或带下量多、阳痿、早泄，或尿清长，或夜尿多，舌淡嫩苔白滑，脉沉弱或沉迟无力等。常用八味肾气丸、右归丸等以温补肾阳。肾阳是一身阳气的根本，五脏六腑之阳气非此不能发，皆赖其温养。故典型肾阳虚证显见而易治，然于错杂的病机演变过程中，唯掌握其临床特点而采用温肾助阳法才可获效。

就消渴病的治疗而言，消渴病分为上、中、下消，包括现代医学糖尿病、尿崩症等。其下消又名肾消，病位在肾，多由肾阳式微、命火不足、水不化津所致。是以口渴多饮、饮一溲一，甚则饮一溲二，赵养葵论本病病机为"水火偏胜，津液枯槁，乃至龙雷之火上炎，熬煎既久，肠胃合消，五脏干燥，……故治消之法，无分上中下，先治肾为急"。赵氏所云，实属经验之谈。张琪在临证中治疗下消，常从肾论治。审其阴阳之虚损，肾阴虚者，当以大补肾阴为主；肾阳衰者，则应温补肾阳以固摄。

肾寓元阴元阳，肾病虚损虽有阳虚、阴虚之别，但常常"阴损及阳"、"阳损及阴"而现阴阳亏损。许多疾病的后期，肾中阳气日渐衰弱，而病情逐渐加重。故治疗慢性、虚损性疾病中肾阳虚证，不可一味纯补肾阳，应善于于阴中求阳、阳中求阴，在温补肾阳药中佐以益阴之品，此即张景岳所说："善补阳者，必于阴中求阳，以阳得阴助，则生化无穷"之理。

对肾阳不足，气化失司，而表现水液代谢异常的病症，如浮肿、尿少、肢体困重等，宜在温肾补阳同时，佐以健脾利水之品，可明显提高疗效。若肾阳不足、气化不及而尿清长、或夜尿多，尿沥及遗精早泄者，当酌加益气固摄之品，如金樱子、龙骨、牡蛎、黄芪、桑螵蛸、益智等。

（三）壮阳滋阴、填精益肾法

本法用于肾中阴阳俱损、精髓不足之证。肾藏精、生髓，为水火之脏，寓真阴真阳，肾精不足，阴阳匮乏，则其可同时具备肾阴虚与肾阳不足两组证候。本证常见于慢性消耗性疾病后期，所谓诸虚劳损、沉疴痼疾，其治疗殊难，非大补精血、益阴壮阳之品难以奏效。临证中常用地黄饮子、河车大造丸、斑龙丸等方剂化裁，以大补肾中阴阳、益精生髓。

《灵枢·海论》谓："脑为髓之海……髓海有余，则轻劲多力，自过其度；髓海不足，则脑转耳鸣，胫酸眩晕。目无所见，懈怠安卧。"故脑髓的有余与不足，取决于肾精之盈亏，肾精又赖于肾中元阴元阳化合而生成。若肾中阴阳亏虚、肾精不足、髓海不满，每见眩晕病症，当治以壮阳滋阴、填精益肾法。

本法亦可用于风痱的治疗。《河间六书·风门》指出了风痱的特点，谓："内夺而厥，舌瘖不能言，足废不为用，肾脉虚弱，其气厥不至……"张景岳认为风痱非"风"，是由"阴亏于前，而阳损于后；阴陷于下，而阳泛于上，以致阴阳相失，精气不交，所以忽而昏愦、卒然仆倒"。可见风痱主要由肾中阴阳两虚、精气亏损所致。据此张琪临证每以双补阴阳、填精益肾法治疗风痱病，常收到满意疗效。

现代医学所谓弥散性脑功能减退，常表现为头晕或头痛、耳鸣眼花、疲倦嗜睡、健忘痴呆、急躁易怒、时有不自主哭笑表情，或情绪低沉、苦闷、抑郁等，当属中医肾元不足、脑髓匮乏之证。脑为髓海，由肾中阴阳化合而成。张介宾谓："若其不足则在上者为脑转，以脑空而运，似旋转也，为耳鸣也，以髓虚者精必衰，为胫酸，髓空无力也，为眩冒忽不知人，为目无所见，怠惰安卧，皆以髓为精类，精衰则气去而诸证以见矣。"因此，补肾中阴阳、填精益髓为治疗此证的大法。张琪多年临床经验，脑血管疾病，如中风后遗症、脑动脉硬化、脑软化等以及脑功能减退者，只要符合肾阴阳两虚症状者，用此法皆有较好效果。

某些脊髓病变，如蛛网膜炎、脊髓空洞症、脊髓粘连、脊髓压迫症等，凡有肾元不足征象者，皆可以该法论治。临床上，痿证病程短者较易治，病程长者难以速瘥，治疗时要善于守法施治，以缓图取效，方可收功。

老年人肾元亏虚、膀胱气化不利，常见小便不利、点滴而下、甚则小便闭塞不通等"癃闭"症状，相当于现代医学前列腺增生病症范畴。临证中体会到，本病之所以为老年常见病，是与老年肾元虚弱、邪气易于阻滞的生理病理特点密切相关。肾主水而司二阴，肾虚则膀胱气化失司，日久湿热瘀血阻滞，故尿淋漓而不通。故常以益肾活血法施治，益肾以固本，活血以祛瘀，标本兼顾而疗效显著。药用黄柏、知母清热燥湿而益肾阴，肉桂温养命门而壮肾阳，以六味地黄（熟地、山茱萸、山药、茯苓、丹皮、泽泻）补益肾阴，配三棱、莪术、桃仁、赤芍活血化瘀而祛瘀滞，诸药合用，补肾之阴阳而益肾气，除湿热瘀血而通利水道。俟湿热瘀血得祛，阻滞消除；肾气充沛，气化正常，能化气行水则小便畅利。若阳偏虚者，可加大肉桂用量，并加附子以温肾阳。下焦湿热症状明显而现尿黄赤、尿道灼热疼痛，舌根部苔黄腻，脉弦滑数者，可加白花蛇舌草、蒲公英、木通、瞿麦、萹蓄以清热利湿解毒。益肾活血法是根据老年人的生理特点及前列腺增生的病变机理而设，临床应用不必囿于肾虚症状的有无，皆有较好疗效。

第九章　疗肾病注意整体而以脾肾为要

张琪认为脏腑的生理功能以及脏腑之间、脏腑和其他组织器官之间，通过精、神、气、血、津液等的联系和调节，以达到相对平衡，维系人体的正常生命活动。致病因素作用于人体后，疾病的发生、发展和转归，主要取决于脏腑和所属组织器官的功能状态。由于各个脏腑之间是相互协调、相互影响的，所以在病因病理方面也不能孤立而论。因此，临床辨证时，其对于各个脏器的疾病从来不做孤立地看待，而是认真考虑脏器间相互影响，全面地判断转归，决定治疗原则。在具体对于肾病的治疗上，张琪多次明确提出，肾为至阴之脏，先天之本，与其他四脏有甚大关联，正所谓"五脏之真，唯肾为根"，"五脏之伤，穷必及肾"，随着西医的广泛普及和人民群众的保健意识日益提高，临床求治于中医的肾病患者，大多为西医常规治疗无效的疑难病人，基本上都处于疾病的中晚期，而且有不同程度的西药副作用以及后遗症，病情迁延，正虚邪恋，病变往往累及多个脏腑，且病情虚实寒热错杂，仅从某一脏腑论治常难取效，治疗上无疑需要五脏整体考虑，气血阴阳综合分析，兼顾周全。

张琪认为中医临证要病证结合，然辨证必求于本，本于八纲，本于脏腑，不论疾病如何复杂或简单，都要辨清寒热、虚实、阴阳、表里以明确病性；辨清脏腑，找到病位，强调脏腑辨证。疾病各有所属脏腑，找到病变脏腑即寻到了疾病的根源。而五脏之中，脾与肾为"后天"与"先天"，生理上相互资助，相互促进，病理上相互影响。受前贤李东垣补脾治后天和张景岳补肾治先天的影响，在脏腑辨证中，尤为重视脾肾两脏，提出调补脾肾理论。对各种肾脏疾病，临证重视整体辨治，尤其善从脾肾调理肾病。"调"就是调理脾胃，"补"即是补肾。调脾一是健脾升阳，二是芳香醒脾，重在促使脾气健运，但不可过用香燥之品，以免伤津耗液，影响气血生化；补肾有滋补和温补之别，不可过用滋腻碍脾之物，以免造成脾气呆滞。

一、慢性肾病主要病因病机

（一）外邪侵袭是主要诱发因素

在大量临床实践过程中，其发现在各种慢性肾病的起病、进展、恶化、急性发作的过程中，经常因为感受外邪而使病情加重，迁延反复。发病往往大多有上呼吸道感染的病史，在治疗好转过程中，水肿消失，蛋白尿减少或消失，尿中红细胞减少，病情基本稳定的情况下，经常因为外感而再度发生水肿以及蛋白尿、血尿加重。因此，外邪侵袭是本病发生发展的重要致病因素，防止外邪侵袭，控制上呼吸道感染是治疗本病的关键环节。外邪侵袭大多以肺经证候表现为主，诸如发热、咽痛、头痛、咳嗽等，临床根据病情变化而辨证论治，迅速控制病情，消除病因。大多数病人随着外感的控制，浮肿消退，尿蛋白减少，血尿消除，病情逐渐缓解。

（二）脾肾虚弱是共同的病理基础

张琪总结出肾病的临床表现虽然不尽相同，但就其疾病演变过程分析，与肺、脾、肾功能失调，三焦气化失司密切相关，尤其脾肾虚损是本病的病机关键，脾位居中州，主升清，主运化，脾失健运，水湿内停，泛溢于肌肤而发为水肿；脾气虚弱，清阳不升，精微下注，酿成湿浊而出现蛋白尿；脾主统血，脾虚无力统摄，血不循经，随精微物质下注而发为血尿；脾主四肢，主肌肉，为气血生化之源，脾虚则生化无源，四肢肌肉失其充养，则出现颜面无华、倦怠乏力等一系列虚劳症状。肾为先天之本，主藏精，主水，肾阳的主要生理功能有三：助胃腐熟水谷；助脾化气行水；助膀胱蒸腾化气。本病初期，一般以肾阳虚为主，病人表现为面色苍白、脘闷纳呆、畏寒肢冷；肾阴不足一般出现在本病的中后期，以腰肢酸软、尿黄、舌红、脉数等症状为主。在本病的发生发展中，脾肾两脏虚衰为主要的内在因素，两者之间，往往相互促进，互为因果，形成恶性循环。

（三）水湿、湿热、瘀血是主要病理产物

水湿、湿热、瘀血是肾病的主要病理产物，主要以水肿、蛋白尿、血尿和氮质血症为主要表现，临床上有些病人虽然没有典型的水肿表现，但是却有头晕头沉，四肢困重，舌体胖嫩伴有齿痕，舌苔滑润等湿浊内蕴之症。水湿内停常有寒化热化之势，寒化则为寒湿，热化则为湿热，临床观察以兼挟湿热者更为多见，其认为原因大致有二：一是本病病程较长，水湿阻滞日久容易热化，而酿为湿热；二是本病患者免疫力相对低下，容易发生感染，临床表现上以中医的湿毒、湿热为多。一般来说，水湿内停易于识别，而湿热内蕴则易被忽视，其主要表现为尿液混浊，尿色黄赤，舌苔黄厚腻，甚则脘闷腹胀、恶心呕吐、口中秽味等。本病日久，迁延不愈，“久病入络”则出现瘀血阻滞。经过大量临床实践，张琪发现活血化瘀法为治疗疑难杂病的有效捷径，凡疑难杂证久治不愈者，均应考虑活血化瘀。《普济方》：“人之一身不离乎气血，凡病经多日治疗不愈，须当为之调血。”凡疑难病中症见久痛或刺痛不移，舌有瘀点瘀斑，或久病顽疾而病情变化不大者，均可视为有不同程度瘀血存在，应用活血化瘀药灵活加减，往往可获良效。具体在肾病的治疗上，张琪经过大量临床实践发现，瘀血是主要病理产物之一，对于久治不愈疑难病例，适时活血化瘀，经常收到事半功倍的效果。总之，水湿、湿热、瘀血在慢性肾病的发生发展中，相互影响，彼此促进，加重病情。

（四）虚实并见、寒热错杂是共同病机特点

本病病程迁延日久，病机错综复杂，复因失治误治，变证百出，大多呈现虚实并见，寒热错杂的情况。因为正虚则易留邪，邪留则更伤正，所以虚实寒热交互相见，这也是本病缠绵难愈的主要原因。因此在治疗上要时刻注意攻补兼施，寒热并用。

二、辨治肾脏病变尤重脾肾

对各种肾脏疾病的辨治，张琪推崇李中梓“水为万物之源，土为万物之母，二脏安和，一身皆治，百疾不生。”之理论，认为二脏不和，则百病丛生。

（一）肾源性水肿之辨治

张琪对水肿，尤其重视整体之辨治，张琪赏识张景岳水肿病机之见地，特别是其论“乃肺、脾、肾三脏相干之病。盖水为至阴，故其本在肾；水化于气，故其标在肺；水唯畏土，其制在脾。今肺虚则不化精而化水，脾虚则土不制水而反克，肾虚则水无所主则妄行。”实道水肿病乃脏腑系统失调之本质，水之运化既由诸脏相辅而成，病则必相干为患，而非专主于一脏。然其以为脾肾两脏尤其重之，盖脾主运化水液，肾司气化，主水液。《素问·经脉别论》谓：“饮入于胃，游溢精气，上输于脾，脾气散精，上归于肺，通调水道，下输膀胱，水精四布，五经并行。”强调的是津液的生成与输布，有赖于脾之运化输布，肺之通调水道，三焦之疏泄决渎，但水液之气化蒸腾，则全赖肾中元阳。因此，脾肾二脏作为先后天因素关系尤为密切。肾主水，司开阖，主二便，全赖肾中元阴元阳互制相济之平衡，若肾阳虚开阖失司则“聚水而从其类也”，小便不利而肿；脾主运化，为人体气机升降之枢纽，若运化失调则精微不能输布，水湿不得运行而停蓄，故“诸湿肿满皆属于脾”。然脾气之运化有赖于肾中阴阳之温煦滋养，肾失其职，必脾不得养而气失升降致水液代谢障碍；同样，脾气匮乏，化生不足，无力充养先天，则肾之气化亦难以为继，均可致水液代谢障碍，两者相互为患则导致水肿发生。当然临床水肿之病变有时病机复杂难治，仍需全面分析，深究其症结所在，临证圆通，辨治才能中的，如张琪曾总结肾小球肾炎水肿辨治六法，不仅治疗肾炎水肿有良效，于其他水肿病之临证辨治亦具有很强的指导意义。

1. 阴水之肿，温肾健脾

阴水之肿见于临床多种病变，常见于肾病综合征、慢性肾小球肾炎等，其主要表现以水肿为主，可见周身水肿，多腰以下肿甚，按之凹陷难复，或水肿时重时轻，反复不愈，尿少便溏，畏寒肢冷，神倦乏力，或脘腹满闷，面色晦暗，舌质淡，体或胖嫩，苔白滑或浊腻，脉沉细；或舌质紫暗有瘀斑，脉沉涩等。证属脾肾阳虚，兼挟瘀浊之证。其对此类证候常以温肾健脾，利湿活血之剂，方用真武汤与参麦饮加味。其于临证善用仲景法方，真武汤更是其治水肿之常用方剂，仲景于少阴篇中用本方辨治“有水气”之病证，虽明其主少阴肾经病证，然其中白术、茯苓、生姜则显其一贯的顾护胃气之意。其则临证化裁，将生脉饮融汇于其中，乃更演仲景之所知，不仅起附子辛温大热，振奋脾肾之阳气以驱散阴霾，合白芍药、五味子、麦门冬以敛阴滋阴，制附子、干晒参、白术等温热燥性，相辅以顾护阴液；兼以益母草活血利水，桃仁、红花活血散瘀，与温阳药合用以促经脉气血运行，气行则水行，自然能促水湿之消散，亦是其整体辨治思维之运用。药物组成：

附子 20g(先煎)　茯苓 30g　白术 25g　白芍 25g　干晒参 15g　麦冬 15g　五味子 15g　益母草 30g　红花 15g　桃仁 15g　生姜 15g　甘草 15g

方中附子有毒，其有效成分为乌头碱，若生用须久煎以减其毒性。而与姜草配伍亦可减毒增效，合方则专事消脾肾阳虚，水湿内停泛溢肌肤而形成“阴水”之肿。

张琪还常用此法方治疗充血性心衰竭之水肿、糖尿病肾病水肿、甲状腺功能低下之黏液性水肿等病证，辨证属脾肾阳虚证候者，临床疗效良好。如兼有心阳衰微之肿，症见如《伤寒论》第317条所述“手足厥逆，脉微欲绝”，或腹痛或干呕，小便不利，水肿按之没指，或腹胀便溏诸症时，则将真武汤与通脉四逆汤合方化裁，重用附子温振心肾之阳，宣痹利水；同时臣以干姜温脾散湿；辅以干晒参、白术、茯苓益气健脾利湿；益母草、桃仁、红花活血利水，畅通血脉，以行气散水气，改善血液循环功能，从而恢复心肾功能则水肿自消。

2. 湿热之肿,和中分消

对于脾胃病变所引发之水肿,其善用东垣之法方,寒则中满分消汤,热则中满分消丸化裁,亦是其理脾以治肾之代表法方之一。急慢性肾小球肾炎及肾病综合征等各种病证之肿虽病变脏腑在肾,其机转则不止于肾,此类证候临床主要表现如周身水肿,或以腹水为重,症见腹部胀满,腹水明显,小便不利,大便秘结,神疲乏力,恶心呕吐,胃脘痞满,纳呆口苦而干;舌质红苔白厚腻,舌体胖大,脉弦滑或弦数;虽然常伴有大量蛋白尿、血浆白蛋白低、高血脂、或肌酐尿素氮高等肾脏病理指标,但其证候特点则完全是以脾胃失常为主。其辨治此类证候抓住其肾病累脾、脾病耗肾,特别是脾胃升降失常,湿热中阻这一核心病机,治以调理脾胃,和中消胀,常选东垣之中满分消丸化裁。组方:

黄芩 15g　黄连 10g　草果仁 15g　厚朴 10g　槟榔 15g　半夏 15g　干姜 10g　陈皮 15g　姜黄 15g　茯苓 15g　干晒参 10g　白术 10g　猪苓 15g　泽泻 15g　知母 15g

方中黄连、黄芩清热燥湿泻火;厚朴、槟榔行气散湿而除胀;更配猪苓、泽泻渗泄湿浊;干姜、草果健脾温中燥湿;陈皮、半夏理气和中,燥湿化痰;姜黄化瘀开胃。湿热壅遏,气阴两伤,故以知母护阴;参、术、苓、草健脾胃而益气,合方则能标本同治,邪正兼顾。其于原方中加一味槟榔,既能消积导滞,又能行气利水,实为画龙点睛之笔。其认为本病证的主要病机为脾虚胃实,升降失司。脾不能升清而湿浊中阻,胃气阻滞不能降浊而热壅,形成虚中挟浊,湿热中阻之证。因此方选东垣中满分消丸化裁,斡旋中州来分消水气。其此方药味虽略显多,然条理明晰,组合严谨而巧妙,将东垣调脾胃分消之法推陈出新。

(二)风水初起,治从太阴、少阴二经

风水之辨治,仲景立法治从卫表,防已黄芪汤益气固表,利水除湿,至今沿用不衰,然其深谙仲景之意,并延伸其旨,治从太、少两阴,取麻黄附子细辛汤合桂甘姜枣汤加味,脾肾双调以取佳效。风水临床并不少见,常见于各种急慢性肾脏疾病,如急性肾小球肾炎、慢性肾小球肾炎急性发作、或肾病综合征发作等病证,临床多以水肿为主要症状,且发病较急,水肿常从头面部开始,至周身浮肿,伴有恶寒无汗、神倦乏力、咳嗽、喘息、周身肢节酸痛等卫表之证。风水临床通常辨证为肺气不宣,邪气搏于卫表,水湿溢于肌肤,形成风水之证,故仲景主从卫表论治。然其认为,此类病证外象虽然看似以肺卫之症状为明显,且常易因风邪外束而内生郁热,但深究其核心病机,此类患者往往多属于少阴或太阴体质,具有素体脾肾不足之内因,所以临证细辨之则常伴有神倦乏力、面色皖白、大便溏稀,小便不利等脾肾阳虚,开阖升降失司,水气内停之证。治疗当以宣肺祛风清热与温肾健脾利水法合二为一。方用麻附细辛合桂甘姜枣汤加味。药物组成:

麻黄 15g　附子 10g　生石膏 50g　苍术 20g　细辛 7g　桂枝 15g　生姜 15g　红枣 5 枚

方中以麻黄、细辛、生姜辛温宣肺为主,因兼肺胃郁热,故用石膏以清热,桂枝、苍术、大枣温脾除湿,附子温肾助阳为辅,诸药配合,则表固里和、水湿得除而愈。张琪于临证时常活用此方,如高度水肿不得卧时,可于方中加入葶苈子、冬瓜皮、西瓜皮等以助其利水之功效;如水肿经治缓解而又遇感染,伴有扁桃体肿大充血,水肿加重者,为邪热侵肺,宜加入牛蒡子、麦门冬、黄芩、山豆根等清咽利肺之品。

风水之治,治从肺卫古已有之,然临床中不少病人感受风水后因体质特殊而邪从其化,对此类病人当审时度势,注意辨证中的体质因素,抓住其脾肾两虚的核心病机,宣肺散风与温肾健脾利水兼而为之,相辅相成以取满意之疗效。

（三）蛋白尿之辨治

蛋白尿见于急慢性肾小球肾炎、肾病综合征等多种肾脏病变，常见于水肿消退后，尿化验以蛋白尿为主，血浆白蛋白低。其治疗各种肾脏疾病，从不唯肾而专主于肾，而是从病人之整体与局部的关系出发，系统论治，尤其重视脾肾二脏于各种肾脏病变中的作用。其从许多肾脏病变蛋白尿的病机分析，认为肾主收藏，脾主摄纳，蛋白则属人体化生之精微，全赖脾肾之气的固藏，一旦脾肾两虚，肾虚封藏失司，精微失固敛而下泄。脾虚失其统摄，则清气不升而浊气不降，清浊相混，失其固摄而注泻于下，不仅导致精微流失，亦可因精微不能运化而内蕴湿浊，或生湿热或生浊毒为害。而精微大量丢失，则又致脾肾诸脏失其濡养而更加虚损，加重其功能失司形成恶性循环，并由此首创了升阳益胃法、益气养阴固精法等治疗肾脏病变特别是蛋白尿的治疗法则。

1. 脾胃虚弱，升阳益胃以升清降浊

从脾胃着手调治肾脏病变是其独创之一，特别是张琪以东垣之升阳益胃汤为代表的升清降浊之剂的灵活运用，更是其整体观基础上重调脾肾之学术思想的体现，临床上常常效如桴鼓。如对于肾小球肾炎或肾病综合征水肿消退后，当患者表现体倦乏力，头沉昏蒙，面色萎黄，口苦咽干，大便稀溏或黏滞不畅，纳呆泛恶，舌淡，苔白或黄腻，脉细无力时，张琪抓住其脾肾两虚中又以脾胃虚弱，清阳不升，湿邪留恋为主要病机之特点，临证常以东垣之升阳益胃汤化裁。药物组成：

黄芪 30g　党参 20g　白术 15g　黄连 10g　半夏 15g　陈皮 15g　茯苓 15g　泽泻 15g　防风 10g　羌活 10g　独活 10g　白芍 15g　生姜 15g　红枣 3 枚　甘草 10g

方中以六君子(参、术、苓、草、夏、陈)助阳气，强脾胃，以养已虚弱之脾胃，断湿浊之源；重用黄芪以升清固卫，化湿浊；健脾益气药与防风、羌活、独活、柴胡升散之品合用则健脾益气，升阳除湿；少佐黄连清热泻火，且防升散太过；合方则补散升降结合，临证化裁治疗各种肾脏病变之蛋白尿疗效卓著。

升阳益胃汤是其临床善用方剂之一，此方本是李东垣参时调理脾胃之方，主要用以肺之脾胃虚证，是脾胃虚弱，兼见秋燥肺病者。东垣认为脾胃虚，则肺易受病，故因时而补之，是从其母子相关结合不同时令而先安其未受邪之地。其用此方则是从脾肾之先后天关系出发，肾脏疾病虽病位在肾然其病机之变则不止于肾。水唯畏土，在本证候中土已病而必无以制水，为水土俱病而土病尤甚，故以本方化裁，健脾以运湿浊，升清以固精微，调脾以复肾损之功。

2. 肾精不固，参芪地黄养阴敛精

张琪认为肾小球肾炎等类疾病，既乃肾之本脏自病，蛋白尿日久不消，精微漏失，若病久必肾虚更甚，故临证尤当治肾为重。此类病人常表现腰痛腰酸，倦怠乏力，头晕耳鸣，夜尿频多，小便清长，或遗精滑泄，舌质淡红，舌体胖嫩，脉沉或无力。辨证属肾气不足，固摄失司，精微泄漏。方用参芪地黄汤加味：

熟地 20g　山茱萸 15g　山药 20g　茯苓 20g　泽泻 15g　丹皮 15g　肉桂 7g　附子 7g　黄芪 30g　党参 20g　菟丝子 20g　金樱子 20g

方中熟地、山茱萸补益肾阴而摄精气，黄芪、党参补气健脾，山药、茯苓、泽泻健脾渗湿，丹皮清虚热，桂附补命门真火而引火归原，再加金樱子以固摄精气，菟丝子填补肾精，如此，精微固则脏自能得养，正气来复则精能固藏。

其治肾病重责肾脏自身之变，肾本藏精，病必精失，然精之所藏必系于气，赖于阴阳之平衡，而肾之精气既有先天所生，更赖后天脾胃之充养，肾脏既病，脾自难安，若病久则两脏必虚，故于肾脏病变而言，无论脾病与否，均当未病先防或已病防变。其组参芪地黄汤，以六味地黄汤为基治其肾，而参芪之用则内涵实土以制水之意，二脏相关之治不言而喻。

3. 气阴两虚，清心莲子清补固精

如深究肾病之实质，气阴两虚之病机应是各种肾病特别是慢性肾脏疾病之普遍和共性的病理基础。其认为各种肾病之病理变化，气阴两虚无论在发病之初还是疾病进程中均有重要意义，不仅贯穿疾病始终，亦是导致疾病缠绵的重要因素。而气阴两虚之阴虚当责先天之肾失藏匿，而气虚当属脾失统摄之功。如同样是肾脏病变，特别是蛋白尿的辨治，对于周身乏力，腰酸腿软，头晕耳鸣，心悸少寐，五心烦热，口干咽燥，舌红苔少而干者，辨证为气阴两虚，虽兼湿热，但其仍从其脾肾两虚之大病机，及其核心机理为肾虚出发，临证常用清心莲子饮化裁，药物组成：

黄芪 50g　党参 30g　地骨皮 20g　麦冬 20g　茯苓 20g　柴胡 15g　黄芩 15g　车前子 20g　石莲子 15g　甘草 15g　白花蛇舌草 30g　益母草 30g

水煎服。方中以石莲子、麦冬、地骨皮、车前子、柴胡、黄芩、生地等益气养阴，交通心肾，但其组方中仍以黄芪、党参、甘草等益气健脾，以升其清气，固其精微，脾肾双调以求两脏安和。

此方张琪临床常灵活用于多种肾脏疾病，除了蛋白尿，还用于血尿，慢性泌尿系感染等诸多气阴两虚之病证，多取良效。张琪认为，肾小球肾炎初起多属气虚阳虚，日久迁延则转而伤阴，“阳损及阴”形成气阴两伤，治疗当气阴兼顾，然临床疾病虚实相兼转化常因人、因时而变，尤其肾主水，病则难免生湿，切不可一味补养，当临证细参，治当正邪兼顾之。故本方黄芪、党参皆治气虚之药，地骨皮、麦门冬、石莲子等皆滋阴清热，即《太平惠民和剂局方》所谓“常服清心养神，秘精补虚”而治“小便白浊，夜梦走泄，遗沥涩痛，便赤如血，男子五淋气不收敛，阳浮于外，五心烦热”。然本方中柴胡、黄芩则用以和解清热，疏利肝胆，实寓祛邪之意，其常加白花蛇舌草、益母草清热解毒化瘀。本方用于治疗肾小球肾炎之蛋白尿取其益气滋阴，清热秘精之效。本方虽常用以治疗气阴两虚，然欲取佳效还当随证而有所侧重，如证属气虚重，其常加重黄芪、党参之用量(30～50g)；而阴虚甚则加生地、知母等；伴有血尿者，可加入二蓟、茜草、蒲黄等。辨治过程中若见咽干口干，食纳减少，舌尖红，则阴伤之象已露端倪，此时可加滋阴清热之品，减少参芪补气用量，否则将致阴虚症状加重，尿蛋白又复增，临证当慎之。因此，蛋白尿的治疗临床仍当随证圆通，强调个体化辨治。

（四）血尿之辨治

同样，对血尿的治疗张琪亦成竹在胸。其早期曾创立“血尿八法”，并于临证中不断完善。张琪认为血尿的病机十分复杂，邪热为患是其主要病机之一，但临床中常表现为表里同病，瘀热互结，寒热虚实夹杂，临证当细辨其症结所在。张琪对于血尿反复不愈，属虚损或虚实夹杂之证者，尤其重视脾肾双调。如对于身重乏力，口干咽燥，头晕耳鸣，腰膝酸软，五心烦热，心悸气短，舌淡或嫩，苔薄白或干，脉细或沉细无力等，证属气阴两虚者，常用自拟之益气养阴合剂，药如党参、白术、侧柏炭、地榆炭、仙鹤草、黄芪、小蓟等健脾益气，化瘀止血的同时，不忘用生地、熟地、阿胶等养阴滋肾之品，兼以敛阴固肾；而对于血尿日久不愈，表现以头晕耳鸣，腰膝酸软，口燥咽干，五心烦热，盗汗潮热，心悸气短，尿黄或赤，舌红，少苔，脉细数或沉弱等阴虚为主之证候时，则以参芪地黄汤化裁，以六味地黄汤为主滋养肾阴兼以利湿清热，配以参芪益肾健脾，升清固涩，既能滋阴以降虚火，又健已虚之脾气，从而使失封藏之肾功能和失固摄之脾气得以恢复，脾肾两脏安和而使一身皆治。

1. 益气收敛，养阴清热止血法

临床上多数肾脏病人，特别是慢性血尿的病人往往病程漫长，或反复发作，如此过程中必然正气日耗，脾肾两虚，部分病人尤以脾气虚损为甚，表现为气失统摄。生理情况下，气为血之帅，气行则血行，且气足方能帅血摄血，运行不休而调和。一旦气虚失其运血摄血之能，则必然血失统摄而妄行，致血泛旁溢下流而溺血。此即张介宾所云："盖脾统血，脾气虚则不能收敛"，而张琪认为在此基础上，"溺血日久，则阴分亏耗，易致气阴两虚"。所以此类病人临床表现多气虚为主兼见阴虚之症，如血尿日久不愈，体倦乏力，动辄气短，面色无华，口干少饮，手足心热，腰酸膝软，尿色深，舌红苔少而干，脉虚弱或数等。对于此类病证，张琪常治以益气收敛为主，兼以养阴清热止血为辅。并常以自拟的益气养阴方化裁：

黄芪 50g　党参 30g　生、熟地各 20g　茅根 50g　小蓟 50g　侧柏炭 20g　大黄炭 7g　血余炭 20g　蒲黄炭 15g　黄芩 15g　阿胶 15g(冲)　甘草 10g

本方是张琪总结的常用经验方，针对本证脾虚失摄之核心病机，方中以大剂量的参、芪为主药，健脾收敛，大补元气；生熟地、阿胶补肾益阴，养其阴血以平秘其阳气，使血归其经；尤其以阿胶既补血又止血，亦可养阴以固气；再以茅根、小蓟、侧柏炭、大黄炭、血余炭、蒲黄炭、黄芩等凉血止血。不仅如此，张琪亦十分注意化瘀之法的应用，认为"血尿日久，其本虚，其标多兼有热，为虚中夹实之症"。气虚日久则易生滞，故不能一味补养止血，适当的行血亦不可或缺，既用茅根、小蓟、黄芩及其他诸炭止血，还以蒲黄、大黄之活血之性清化瘀浊，整体调节最终达补肾健脾，益气养阴，收敛止血之功。

其强调此类病人长年累月血尿间作，临床有时或补或止血皆不能收效，均系其病机错综复杂，本虚标实，既有出血又有瘀血，若辨证用药不当，则难以收其功，诊治时当因病人体质、所处环境气候等因素临证圆通，随机取法，药用随证加减，如阴虚甚者当酌加枸杞子、玉竹、山萸肉等药；血出甚者配以海螵蛸、茜草、旱莲草、花蕊石等强其收敛止血之力；血热尤甚者则加山栀子、牡丹皮、旱莲草等清血分之热，凉藏血之脏。总之，此类病人之辨治不离益气收敛为主，兼以养阴清热，凉血止血。张琪通过健脾益肾来辨治气阴两虚，邪热伤营，血失统摄，溢于脉外所致之尿血病证，充分体现了其重脾肾双调来防治血尿的思维方式。

2. 滋阴降火益气止血法

张琪常以补肾阴降火之法来辨治各种肾病尿血之病证。认为在各种肾脏病变中，热毒及阴虚之病机贯穿于疾病的始终，是尿血反复发作，缠绵不愈的重要因素。而且，本病临床上往往在肾阴亏耗，相火妄动，血不安谧而下溢为主之同时，兼有气虚失于固摄之尿血，故临床表现小便色赤或深黄，腰膝腿软，倦怠乏力，头晕耳鸣，手足心热，口燥咽干，舌红少苔或无苔，脉沉数等。尿常规多见镜下血尿，或同时伴有尿蛋白。可见，肾阴亏虚，虚火妄动为本证候的核心病机，导致火盛灼伤肾络，迫血妄行，或兼夹湿热留恋而尿血反复发作。同时，因血病及气，致脾虚失摄而加重尿血亦是其重要病理机制，气虚不固，精微下泄还可能出现伴有蛋白尿的情况。因此，辨治时当以滋阴清热为主，兼顾气虚。张琪对此总结出加味地黄汤治疗。组方：

熟地黄 25g　山萸肉 20g　山药 15g　猪苓 15g　牡丹皮 15g　泽泻 15g　知母 15g　黄柏 10g　龟板 20g　女贞子 20g　旱莲草 15g　生黄芪 30g　党参 20g　地骨皮 15g　甘草 15g

合方能奏滋肾益气，清热利湿，凉血止血之功。本方通过补肾滋阴，益气固摄，清利湿热，既可治阴虚内热之尿血，又可兼治气虚不摄之蛋白尿，从而取得脾肾气血兼调之多重功效。

加味地黄汤是从《医宗金鉴》的知柏地黄汤化裁而来，知柏地黄汤为治肾阴亏耗，相火妄动，血不安谧之尿血的有效方剂。方中以知柏地黄汤加参芪为主，前者滋肾阴降相火，后者益气固摄，蛋白尿属于水谷之精微，张琪认为补肾益气固摄既可治阴虚火旺之血尿，又可治气虚不摄之蛋白尿，具双重作用，加龟板与知母、黄柏配伍，尤能增强滋阴降火之功，对于阴虚火旺，肾失封藏之血尿尤为适宜；女贞子、旱莲草为二至丸，与地骨皮皆为降火之品又兼滋阴之能，相辅相成则力专效宏。加用参芪，乃基于气为血之帅，气足则血行，虚则血失摄之理，以补脾肺之气，达益气固摄之境。张琪善于重用黄芪以治脾肺气虚不摄之尿血、蛋白尿且皆有良效，而且患者药后大多体力增强，腰膝腿软等症状均明显好转。足见益气与滋补肾阴药合用，降其壮火兼顾其少火，从脾肾双调治疗血尿病证其效弥彰。

3. 健脾益肾固脱止血法

张琪认为，慢性肾病及过敏性紫癜肾炎的血尿，临床虽以邪热表现常见，但究其病机变化，因体质不同，或病久阴损及阳，阳气不足者亦不少见。此类证候属脾肾气虚，脾失统摄，而肾失封藏，常见于慢性的肾病和过敏性紫癜的肾炎阶段，临床表现为大量或少量的尿血常日久不止，伴全身乏力，腰酸腿软，神疲气弱，舌淡润，脉沉弱或沉细无力一派虚证为主者。尿常规多见肉眼血尿或镜下大量血尿，且常久治不愈。对于此类的病人其常以补肾健脾，益气固涩为大法，方以参芪地黄汤化裁：

生黄芪 30g　太子参 20g　熟地黄 25g　山萸肉 20g　龟板 20g　石莲子 20g　地骨皮 20g　龙骨 20g　牡蛎 20g　茜草 15g　乌梅炭 15g　金樱子 15g　孩儿茶 15g　赤石脂 15g　甘草 15g

方中以太子参、生黄芪(气虚甚者用炙黄芪)益气，特别是黄芪于此更取其升气固脱；用熟地黄、山萸肉、龟板滋补肾阴，于血尿日久肾失封藏者更当重用补其肾阴；辅以地骨皮、石莲子、茜草助滋阴清热，凉血化瘀；取龙骨、牡蛎以增收敛之功，佐以五倍子、金樱子、乌梅炭、孩儿茶等收敛固涩。合方以益气、补肾，清热、固涩为法，对于正虚尤其是脾肾两虚为主的滑脱不止之尿血多有良效。

张琪认为此法所主病机为脾虚失摄和肾失封藏，并对此法在尿血证治的运用论述中提到固敛和决行之法的关系，因辨证与辨病的广泛应用，中医治疗中现代医学的病理机制越来越多的参与其中，如肾病血尿用收敛之剂是否会加重血凝、系膜增生之肾病病理变化当用活血之剂等等，张琪于此并非简单认同或否定，而是在分析其合理性的基础上通过自身大量的临床实践来验证，认为对于中医辨证属于滑脱不止之尿血阶段，仍须涩法以固脱，同时配以补肾益气之品，方能达到血止瘀化之效，否则会事与愿违，导致血尿加重，甚至有的妇女月经出现过多不止等，犯虚虚之误。

另外，随时代、环境和疾病病机性质的变化，临床上无症状性的蛋白尿和血尿患者不断增多，为中医辨证诊治带来的新挑战。对此，张琪主张变革思维方式，中医辨证与现代辨病相结合，当“谨守病机，有者求之，无者求之”，于无症中求其内在病机之证候，整体辨治，亦是中医学之优势所在。并在原“八法”基础上，与时俱进补充完善，对于临床无症状性蛋白尿或血尿的辨治提供了行之有效的疗法方药，广惠后者。

（五）慢性肾衰竭之辨治

在诸多的肾脏病变中，慢性肾衰竭作为终末期肾病是最为难治病证之一，对慢性肾衰竭的辨治，张琪不仅验丰效好，理论亦独具匠心。针对本病脾肾两虚，湿浊潴留成瘀毒之基本病机，及其日久形成虚实夹杂、寒热互见之错综复杂难治之证候，张琪总结出系列的证治规律，并创以解毒活血汤、归芍六君子汤等方灵活辨治。究病机尤重脾肾二脏，获得良好的临床疗效，其验方广为后人尊崇并沿用不衰。

脾肾两虚乃慢性肾衰竭的核心病机。对于慢性肾衰竭本质的中医学认识，可谓见仁见智，但在大体上，主要是脾肾虚损、湿浊水毒潴留，正虚为本、邪实为标的观点已为多数学者所共识。然而在正虚，即脾肾衰败之证是以阳虚为主还是以阴虚为主，这是目前中医同道对慢性肾衰竭的病机认识方面，争论较多的问题。以阴虚为主的医家认为在慢性肾衰竭的过程中，阳虚少见，而气阴两虚尤为多见，主要因湿热是贯穿慢性肾衰竭始终之病邪，湿热久羁，势必耗气伤阴。故病本应为气阴两虚，标是湿热蕴阻；另一种观点认为本病以阳虚为主(本)，即使有脾肾阴阳两虚的表现，也是由阳损及阴所致，认为脾肾阳衰是慢性肾衰竭的本质。并通过动物实验证实，温肾益气能提高肾功能，改善其病理变化，延长模型动物的存活时间，认为脾肾阳虚与肾功能减退有密切的相关性。

张琪通过大量的临床观察和研究认为，慢性肾衰竭是以肾脏为主的多种疾病长期发展，导致正虚邪实而进行性恶化的一个过程，在其原发病开始和发展的过程中，必然会有多脏腑功能先后不同程度的减退，但仍以脾肾两虚为主，其中尤以脾虚不运最为关键，脾不运化，升降失司，湿浊毒邪内蕴，则机体必然要经历阴阳气血、上下表里的耗损紊乱过程，发展致肾衰竭阶段时，其临床表现便虚实夹杂、错综复杂并因人而异。以虚证为主的患者，多为在阴阳两虚的基础上各有所偏。但从综合分析看，中焦脾胃之气的强弱与否，正是这一复杂的病理机制中之重要环节。脾胃居中州，为气机升降之枢纽，气血生化之源，水液代谢全赖其转输，若中土不运，湿浊羁留，浊邪壅塞三焦，气机升降失常以致津液不能上承，浊阴不能下泄，化为热毒充斥内外，进而阻滞血脉经络而生瘀血。另一方面，脾胃受损，水谷难入，气血化源不足，必致气血虚而变生诸症。现代医学亦认为，慢性肾衰竭患者由于体内多系统功能失调，尤其是大中小分子毒素增高，刺激胃肠黏膜，致使长期消化系统功能失调，不仅导致临床上的食欲不振、呕恶、便溏等脾胃症状，同时又使肾性贫血日趋加重。从生理角度而言，不仅先天之肾要依赖后天之脾以增强其气化功能，且周身脏腑之精微，皆源于脾胃之生化，中焦健运失司，则脏腑百骸皆失濡养之源泉，终将如《素问·平人气象论》中所曰“胃者，平人之常气也，人无胃气曰逆，逆者死”之论，而致危殆之证。可以认为中焦升降枢机的健运与否，实为本病正虚之变的核心环节。

1. 邪实与正虚互为因果

在慢性肾衰竭过程中，由于外感六淫邪毒和脏腑虚损基础上所产生的各种病理因素，均可导致三焦气化失司，升降悖逆，藏泄失约，精微不摄而漏出，水湿不泄而化浊毒郁滞经脉，再转化生成病理产物而进一步出现多端复杂的表现，故今人多将邪实归纳为湿热、痰浊、瘀阻几点，分而治之，强调初期以湿热痰浊为主，末期以浊毒瘀血为患，即“久病多瘀”之说的体现。张琪认为对湿浊毒瘀的形成和发展，应结合本病所具有的、即为多种疾病的恶化过程(阶段)，从中医之整体恒动观来分析，慢性肾衰竭的邪实多为正虚发展演变而致，即水湿潴留形成溺毒，壅胃滞脾损肾，浊毒蕴结三焦，气机壅塞，水道不利，水病累血必致脉络瘀阻，继而再耗损正气而变生虚证或虚实夹杂之多端证候。大多数在进入肾衰竭这一阶段时已经表现出不同程度的瘀血内阻之征，现代医学也证实，肾局限性或弥漫性“瘀血”及凝血障碍，均可引起肾血流减少，肾小球滤过率下降，这种情况正是慢性肾衰竭本身的阶段性所决定的，即“伏其所主，先其所因”，在许多原发病的过程中，常有气虚或气滞而致瘀血内阻，再至气机郁闭，气化不利，水谷之精微不得宣化，酿成湿热交蒸化为浊毒，进而形成虚实相贯的恶性循环，如《金匮要略》中云“血不利则为水”，《血证论》中亦云“瘀血化水，亦发水肿，是血病兼水也”。可见肾络瘀阻不单限于本病的末期，亦难以独立存在，而是与湿浊毒邪密切相连，相互影响，相互依托贯穿在邪实的阶段中，决定了邪实的本质即湿浊毒邪与瘀血交阻为患。张琪认为，在肾衰竭的病变机转过程中正虚与邪实有时是难以截然分开的，临床上表现为虚实夹杂相兼为病，从原发病进入肾衰竭阶段，其病性必然有虚有实，或虚实夹杂。对于实邪较甚者，张琪常用大黄配伍方中，荡涤肠胃，推陈致新，达到祛邪安正，顾护脾肾的作用。本病除口服药外，张琪亦常合用灌肠方治疗，以达到从肠道排出毒素的作用，常用验方：

生大黄 15g　牡蛎 30g　丹参 20g　附子 15g　益母草 30g

药物煎浓取汁，灌肠 100～150ml，每日 2 次，药后应保留 2 小时以上为佳。全方共奏温肾阳，泄湿毒，活血化瘀作用，对于慢性肾衰竭浊毒内扰，通过结肠透析而达到排毒目的。

2. 调本重扶脾肾，祛邪以解毒活血化浊

在慢性肾衰竭的治疗方面，近人日趋以正（本）虚、邪（标）实为纲，缓则扶正，急则祛邪为总则指导临床。张琪认为本病的核心病机为脾肾两虚，升降失司，湿浊毒邪内蕴，耗损气血，阴阳两伤，虚实夹杂。但临床上由于病者个体差异，天时地域之差，治疗中的演变及肾功能损害程度之不同等因，在辨证论治中当别标本缓急，即急则治标，缓则治本，或标本兼治。以此为基础，在本病长期的病理反应过程中，体现出有规律的变化的阶段性，正虚和邪实在不同阶段占有主导地位，相互联贯。如部分病人在原发病过程中以虚证为主，到肾衰竭阶段已为因虚致实，即此时湿毒瘀浊为本阶段的主要矛盾，亦病之本质，而正虚则应为标；而另一部分病人在其原发病发展过程中以实为主，到肾衰竭阶段时已因实致虚，即此时阴阳气血不足为本阶段的主要矛盾，亦病之本质，而邪实则应为标，两者之间亦兼夹相互转化而形成恶性循环，因此在本病的治疗上，将邪实一律视为标，恪守“急则治标”之法，显然是不符合本病之客观规律的。许多病人都在较长时间内出现湿毒瘀浊内阻，顽固不去的情况，临床表现为恶心呕吐、胃脘胀满、口气秽臭、头痛烦闷、舌紫苔腻，血 BUN 及 Cr 增高等等。张琪认为此阶段病性属痰湿之邪，重浊黏滞迁延不去，郁而成毒入侵血分，湿毒瘀浊交阻上逆为病，为病之主要矛盾，治疗应以化湿浊，清热解毒活血为原则。方用肾衰竭Ⅰ号，此方张琪以《医林改错》之“解毒活血汤”为基础化裁。组方：

连翘 20g　桃仁 20g　红花 15g　赤芍 20g　生地 20g　葛根 15g　当归 15g　牡丹皮 15g　丹参 20g　柴胡 20g　枳壳 15g　甘草 10g　大黄 10g　黄连 15g

原书王清任谓此方治“瘟毒烧炼，气血凝结，上吐下泻”，治疗瘟毒，气血凝结，壅塞津门，水不得出，上吐下泻转筋之证，而活其血、解其毒，未有不一药而愈者。其据瘀血、浊毒之机随证加减，治疗慢性肾衰竭，湿浊毒邪日久入血，造成气血凝滞，血络瘀阻，症见头痛少寐，五心烦热，搅闹不宁、恶心呕吐，舌紫少苔或无苔，或舌有瘀斑，舌下静脉紫暗，面色晦暗，脉弦或沉数等。符合慢性肾衰竭，症兼高凝高黏状态，表现为血浊瘀阻之证。张琪以此方来辨治慢性肾衰竭可谓活用“异病同治”之范例，方中连翘、黄连、葛根、甘草清热解毒；桃仁、红花、赤芍、丹参等活血化瘀；生地、当归养血和血；柴胡、枳壳疏导气机，结合临证化裁，通过改善肾血流量增加排氮作用，增强肾小管的排泄功能而获效。现代研究亦证实，中药中的大黄、丹参、葛根缓解慢性肾衰竭的高凝状态；葛根黄酮不仅活血扩张血管，同时还有解毒作用。部分病人经此治疗，改善了肾实质内的瘀滞，延缓病情发展，改善了血液供应，抑制肾间质纤维化，延缓肾衰竭进展，甚至可以中止肾脏病变。总体上因扭转了因实致虚之势而稳定向愈，并不转入正虚阶段。

而另一部分病人转为邪去正虚的状态，与病始即以正虚为主的患者一样表现为乏力倦怠、纳差、脘腹痞满、泛恶作呕，面色无华，便秘或溏，夜尿频及阴虚或阳虚之征象。治疗多棘手，张琪以多年临证经验认为，肾衰竭病位虽在肾，然以阴阳俱虚者居多，此时用温补刚燥之药，则使阴虚愈甚，临床出现诸如五心烦热、咽干鼻衄等症。此时若纯用甘寒益阴之品，则阴柔滋腻，有碍阳气之布化，影响脾之运化功能，腹胀满、便溏、呕逆诸症亦加重，且脾胃受损则药难达病所。此时只有抓住健运脾胃，升清降浊，调理阴阳这个关键环节，斡旋中州，调节升降，使三焦气机疏通，湿浊方能渗化。方用肾衰竭Ⅱ号，即以气味中和之归芍六君子汤为基础化裁。归芍六君子汤来自《笔花医镜》卷二，方中人参、白术益气健脾；茯苓淡渗利湿；甘草甘平解毒；半夏、陈皮行气燥湿化痰；六味药偏于燥，且重补气，故加入当归、白芍敛阴养血，柔肝理脾；加首乌益肾解毒，使补血与补气并重，气味中和不燥不柔，相互调济，脾胃得以调动，进食增加，营血化源得复，又能降 BUN、Cr 等毒素，使红细胞寿命延长，中气渐旺，化生精微，不仅肾气得充，余脏腑亦得滋养，截断因虚致实之径，重疾得挽，体现张琪善用"欲求阴阳和者，必求于中气"之说，临床颇见效验。

3. 辨治肾衰竭之用药特点

(1) 抓主要矛盾，兼顾其标：张琪认为本病由于病者个体差异，治疗中疾病演变及肾功能损害程度之不同等因素，在治疗时必须详辨证情，邪实急治标，如以湿浊化热上逆为主者，宜化浊泄热法施治；如湿浊毒热入侵血分，血脉瘀阻者，宜清热解毒，活血化瘀治疗。以上两法皆为治标之法，即以驱邪为主，通过用药一般可见血肌酐、尿素氮有所下降，病情初步缓解，随之再从本施治，如以脾虚证候出现者，当益气健脾和中，或脾肾两虚证候俱现则宜脾肾并补。而且，在抓主要矛盾同时，对细微之症亦勿疏忽。如临证时对实证为主的病人出现湿邪有寒化趋势者或寒热错杂者，其用药常大黄配桂附，川连配肉桂等，以避免过于苦寒；对于某些热象不显，但出现苔黄腻或苔白干而少津者，即注意防止伤阴；即使对阳虚较甚者，在温肾健脾同时，亦不忘加酌量的熟地、枸杞、女贞子等滋补肾阴药，以"于阴中求阳"促进其气血阴阳的互根互化。

(2) 注重解毒，善用活血：慢性肾衰竭多为久病，难免生瘀，瘀毒阻络方使其沉痼难解且瘀不去而新不生。临证有瘀象，必须解毒活血，有时浊毒充斥而瘀象不显时，张琪亦常用一定量的丹参、赤芍、红花之类活血之品，治疗或防止瘀毒阻络，多收显效。尤其对某些虚证病人，在扶正同时亦不忘佐用活血之品以祛瘀生新，加速正气恢复，如张琪常用的六味丸加桃仁、红花、赤芍等补肾活血法治疗本病，每每收功。张琪辨治肾衰竭非常重视活血药的应用，主张不论用芳化湿浊、清热解毒，还是补肝肾、益脾胃、补气血等都要辅以活血祛瘀，临证验之确有良好疗效。

(3) 重视调理脾胃、顾护正气：张琪认为，本病往往以本虚标实，阴阳俱伤，湿毒潴留，虚实夹杂出现者居多，治当攻补兼施，顾护正气。立补脾肾泄湿浊法，补与泄熔于一炉，扶正不留邪，祛邪不伤正，适用于本病虚实夹杂之证候。

脾胃健运是恢复肾脏主水、闭藏及其他脏腑功能的先决条件之一，脾胃为后天之本，肾虽为先天之本，但时时赖脾气健运、生化气血以滋助，若脾虚失其运化之能，不仅无以滋养先天之肾，更能生湿缠绕肾脏、壅滞三焦，病必难愈。张琪常言："脾胃之病，虚实寒热，宜燥宜润，固当详辨。"慢性肾衰竭即使以湿毒为主要表现，治疗时亦须分清湿、瘀、浊、毒性质之不同而采用清热或温阳利湿解毒、活血解毒、化浊解毒、凉血解毒等法，不能偏执一端，方不符证而徒耗脾胃之气。

另外，张琪亦强调治疗慢性肾衰竭应从多方着手，药治和食养相兼，辨证与辨病相结合，积极治疗原发病；避免感受外邪、保摄寒暖；注意劳逸结合，调节饮食、多摄高脂质低蛋白食物；合理使用药物，避免损害脾肾二脏。对本病之晚期则应内服药与灌肠结合治疗，中医与西医疗法相结合，对有严重代谢、酸碱平衡失调等情况时，应及时予以对症处理，必要时透析治疗，方能对患者负责，取得更满意的治疗效果。

（六）治重脾肾愈劳淋

劳淋常见于现代医学中的慢性肾盂肾炎、慢性膀胱炎等泌尿系感染，以及慢性前列腺炎、尿道综合征等病变中，临床表现以小便频数涩痛或排尿不净感，遇劳即发，缠绵难愈且反复发作为特征。张琪在辨治劳淋方面曾作过大量的研究，积累了丰富的经验，并总结出以益气养阴法为代表的行之有效的系列疗法、方药。

1. 气阴两虚为劳淋核心病机

劳淋的临床特点是长期为患，反复发作，缠绵难愈，极难根治，根源在于其病机复杂，本虚标实、虚实错杂。张琪认为：劳淋的病机特点为本虚标实、寒热错杂，病邪起伏而致病情反复发作，缠绵难愈。淋证之初多由于湿热毒邪蕴结下焦，致膀胱气化不利；或治不得法，或病重药轻，余邪不尽，停蓄下焦，日久暗耗气阴转为劳淋；此时脏腑机能减弱，更易因感冒、过劳、情志刺激等因素而发作，使正气耗伤，邪气滞留。由此张琪十分重视正气内虚在发病中的内因作用，因本病在初始"肾虚膀胱热"的病理基础上反复发作，不仅湿热伤气阴，又加之大多数病人经屡服中西药物，病气与药气相积内损，正气日耗，膀胱气化无力，必致如《灵枢·口问》所云"中气不足，溲便为之变"之恶性循环中。其中膀胱湿热最易羁伤肾阴；湿易伤阳，易困脾伤气，终致脾肾气阴两虚。因此，张琪指出气阴两虚是本病的核心病机，亦是其反复发作之关键所在，为病之本，而湿热留滞则为病变之标及其缠绵难愈之重要因素。

2. 治当标本兼顾，益气养阴为常法

古有谓淋证忌补，乃谓疗实证之法。然劳淋者，劳损其基。基者，脾肾两脏也。但此类病人因反复为病所苦，既气虚无力下达，影响膀胱之气化，又水不济心，加之病久易生烦躁，引心火内炎，均可致尿频涩痛，或小便淋漓不尽，倦怠乏力，口干心烦，或有手足心热，腰膝酸痛，舌尖红，舌苔白或黄而少津，脉沉弱或细数之症。张琪谓此当益气养阴为主，兼以清热利湿解毒，临证常用清心莲子饮化裁。方药：

黄芪 30g　党参 20g　石莲子 15g　茯苓 15g　麦冬 15g　车前子 15g　柴胡 15g　地骨皮 15g　生地 20g　蒲公英 30g　白花蛇舌草 30g　茅根 30g　甘草 10g

方中黄芪、党参配茯苓、甘草以补脾益气；地骨皮清肝肾虚热，柴胡、黄芩散肝胆相火，生地、麦门冬养阴滋肾；茯苓、车前子等以清利下焦湿热；石莲子清心而通肾水，使火热得清而助气阴来复。其在运用此法方时，除注重清心利水以治淋外，常随证加重黄芪、党参之用量，乃是关注劳淋之"劳"变，气能生津，更是气化之能源，气充方能御劳。肾气虚则小水失其固藏；脾虚气陷

则小水失其摄纳，二脏之气虚，不升则下陷为淋，故其临证常加益智仁、桑螵蛸、覆盆子等以强脾肾之固摄。然张琪于此类病证并不唯重扶正气，亦强调湿毒热邪常滋扰而致谷气下流于肾，致浊淋而下，常以白花蛇舌草、益母草、白茅根、车前子等以清热解毒，利下焦之湿浊，使湿热得以分消，终达劳复淋止之疗效。本法方其运用于多种肾脏病变，法方虽同但其善于临证圆通，因时、人异而随机化裁，选药有侧重加减，但核心不离脾肾，充分显示了张琪重脾肾和异病同治之思维方式在此类肾病辨治中的灵活运用。

3. 治劳之病，重扶阳气

张琪于劳淋之辨治经验另一特点，就是重视保护脾肾阳气的作用。张琪认为劳淋之证多病程日久，初多湿热为患，虽易伤阴，然病久消耗，多难免阴损及阳，切不可因病人表现尿频急痛而专事清热利湿，且叶天士早有湿为阴邪易伤阳之训，临证不可不察。此类病人多表现为尿频涩痛或不适，腰膝酸痛，畏寒肢冷，或腰腹坠胀，男子阴囊湿冷，妇女白带量多清稀，尿色黄或淡，舌苔白，脉沉细。张琪认为其核心病机即古人所谓"肾虚而膀胱热"，主要是肾脾阳虚，膀胱湿热内蕴，寒热互结。治当以温肾解毒利湿为大法，寒温并用。方药常以附子、肉桂、淫羊藿、仙茅、补骨脂、茴香等温补肾脾之阳；萹蓄、瞿麦、公英、白花蛇舌草、黄芩、甘草等清热解毒利湿。以往治淋多用苦寒，或施之不当而常致阳气受损，加之劳淋的复发诱因与劳累、感寒、情志及体质因素密切相关，故临证还当注意寒邪之生变，正如《诸病源候论·诸淋病候》所云："寒淋者，……由肾气虚弱，下焦受于冷气，入胞与正气互争，寒气胜则战寒而成淋。"故治重扶已衰之命门之火，温虚冷之膀胱，方能复其气化之功而愈其劳淋顽疾。

三、疗肾病重整体关联调治

张琪临床治疗肾病除重视调脾肾外，还十分重视从心、肺、肝等多脏相关论治肾脏诸疾，充分体现了张琪重整体论治肾病的思维方式。

（一）心肾同治愈血尿

临床上大部分肾脏疾病多病势缠绵病程经久不愈，这就造成了较为复杂多变的病机。疾病的早期多以邪毒侵袭，损伤肾络，表现以尿血为主。随着病程的进展，阴血耗伤及气，脏腑相传，多由肾损及他脏。正如张琪所指出："血乃水谷所化，本属阴类，为人体之精微物质，下泄日久，必致阴亏，阴亏日久，气无所依，亦可导致气阴两伤"。机体阴虚则生热内扰血分，肾络受损必伤血动血而下则见血尿。而心肾相交，坎上离下，方能水火相济而安，若肾阴虚久则难济心血，致心火内燃而肾络损伤加重而血尿更甚。同时，本病之始终常兼热毒为患，热毒之邪最易引动心火而耗气伤阴，留而不去，日久亦加重气阴亏虚形成恶性循环。因而临床表现以倦怠乏力，气短懒言，头晕耳鸣，口干咽燥，心烦不寐，小便黄赤，舌质红苔白，脉细数或弱为主。尿常规多见镜下血尿，同时亦可伴有较多的尿蛋白。辨治当心肾同治，以益气养阴止血为大法。对此张琪常用益气养阴方化裁治疗，组方：

黄芪 30～50g　党参 20g　石莲子 20g　地骨皮 20g　柴胡 15g　茯苓 15g　车前子 15g　麦冬 20g　生地黄 20g　女贞子 30g　旱莲草 20g　竹叶 10g　白茅根 30g　小蓟 30g　小通草 10g

合方益气养阴为主，兼以清热凉血止血，通过心肾相关调节来主治气阴两虚，邪热伤营，血失统摄，溢于脉外所致之尿血病证。

本证之气阴两虚，既有脾肾之虚，更有水不济火，心火内炎，伤阴动血之变。所以本证之倦怠乏力，气短懒言为脾虚之象；口干咽燥，头晕耳鸣为阴虚失濡之征，而五心烦热，舌红、小便黄赤则是心火内炎之现。深究其病机，即于气阴两虚之基础上，又兼湿热内停，心火上炎；或肾阴亏虚不制心火，热灼肾络，导致尿血反复不愈。由此可见，组方不仅功专益气养阴，亦兼清心火而安阴血。益气养阴方是从《太平惠民和剂局方》的清心莲子饮化裁而来，方中以黄芪、党参补脾气之不足；麦冬、生地黄、女贞子、玄参滋阴以清热；专用石莲子清心火、益肾阴而涩精；车前子、茯苓淡渗清利湿浊；小蓟、白茅根、旱莲草凉血以止血；柴胡以疏散肝胆之郁热；甘草调和诸药。本方为益气养阴与清利湿热、凉血止血兼顾之方，用治气阴两虚、兼湿热损伤血络之尿血，其加小通草、竹叶清心火而导热下行，充分体现了其心肾双调治血尿的论治思维方式。

（二）肺肾同治消水肿

中医学对水肿的病机多责之于肺、脾、肾三脏及三焦为患，《内经》中强调三焦在水液代谢中的作用，如谓“三焦者，决渎之官，水道出焉”。若三焦的气化功能失司，其通调水道，运行水液的作用亦随之失调而致水肿发生。张琪论水肿病之病机更欣赏张景岳谓水肿“乃肺脾肾三脏相干为病”之观点，认为“水液之运行，并非一脏一腑所能完成，尚须借助于肺、脾、肾的阳气，共同完成水液蒸化、吸收、输布、利用、排泄功能”，张琪将此称为“三焦气化”，强调“肺失宣发则上焦不行，脾不运化则中焦壅滞，肾失蒸化则下焦水蓄，三者皆可导致水肿”。临床上不仅急性肾炎等急性肾脏病变常见水肿，各种慢性的肾脏病变或伴急性发作者亦可常见水肿症状。其病机既有脾肾阳虚之肿，亦有肺失宣发之肿，特别是在急性病变中肺脏功能失司更为多见，其病证多系风寒湿热之邪外侵，阻遏肺气，或风寒束肺，均可引起肺气郁闭而失宣降，三焦气化不利，导致周身水肿。此类病人临床常表现有恶寒发热，全身水肿，或伴咳嗽气逆等，口渴尿少，舌质淡，苔薄白等症状。张琪常治以宣肺、清热，利水之法，方以麻杏甘石汤化裁：

麻黄 15g 生石膏 50g 苍术 15g 杏仁 15g 西瓜皮 50g 车前子 25g 红小豆 50g 鲜姜 15g

本方针对风寒束肺，肺气郁闭之“风水”水肿，尤其是“水化于气，其标在肺……，今肺虚则气不化精而化水”之病机特点，用药上取麻黄辛开肺气，宣散邪气；杏仁开郁降肺；西瓜皮、车前子、苍术、红小豆调理脾肺，除湿利水消肿；石膏清肺热，并使肺气得以肃降。肺为水之上源，故其于此类水肿尤甚者，经常随机重用麻黄至 15～25g，使肺气宣发则水液清降而小便自利；而对于兼肾阳虚衰，神倦乏力，畏寒肢冷者，则加用附子，与麻黄合用宣肺温肾，标本兼治；如兼内热者则重用石膏，清内热同时借麻黄之辛散使热邪得解；其还善于附子与石膏并用，其效果正如其所言“一清肺，一温肾并行不悖，相得益彰”，看似药性寒温并用实寓肺肾双调之妙矣。

（三）兼疏和少阳治尿路感染

张琪从整体论治肾脏病变的又一特色，是体现于其灵活运用疏和少阳之法于各法之中，尤其是善于将小柴胡之法融会贯通于临证中。如治疗泌尿系感染时，特别是对湿热蕴蓄之证，见小便赤涩疼痛或小便不利同时又出现恶寒发热，甚至高热者，常于清热解毒利湿之剂中合用柴胡之剂而愈其病。如常用之利湿解毒饮：

木通 15g 大黄 7g 车前子 15g 萹蓄 20g 瞿麦 20g 滑石 20g 茅根 50g 生地 20g

小蓟 30g　甘草 10g　白花蛇舌草 50g

清利下焦湿毒之热同时，常善用柴胡、黄芩清利肝胆；龙胆草泻肝之火，清热燥湿；而兼有血尿者则以丹皮、生栀子，紫草等入肝经，泻火除烦，清热利湿，凉血解毒化瘀而收全功。仲景在《伤寒论》96 条小柴胡证及相关柴胡剂的应用中多次提及其主“小便不利”，实示三焦水运不畅，气化失司之病机根本乃少阳枢机不利，其于 230 条中有“……可与小柴胡汤，上焦得通，津液得下……”即是谓此。张琪深谙仲景之旨，于此类病证的辨治中正是将疏和少阳之法融汇其中，助全方使湿热分消而去，热毒清化而解。

（四）肝肾同治肾性高血压

肝肾同源，肾为肝之母，肾精充足，则肝血化生有源，各种慢性肾病迁延日久，肾阴亏耗，肾虚水不涵木，则肝肾阴虚、肝阳上亢，查体往往血压升高明显。病人具体表现为眩晕、头目胀痛、视物模糊、腰膝酸软、心烦少寐，舌红苔薄黄或薄白干，脉弦细或弦数。治以滋阴补肾、平肝潜阳。其自拟之育阴潜阳汤治疗此类高血压屡用屡验，不仅可以有效控制血压，而且可以有效稳定情绪，改善睡眠。方药组成：

代赭石 30g　怀牛膝 20g　生龙骨 20g　生牡蛎 20g　石决明 20g　钩藤 15g　生地 20g　白芍 20g　枸杞子 15g　菊花 15g　玄参 20g　甘草 10g

其中代赭石重镇降逆，同怀牛膝引血下行，使虚阳归于下元，再配龙骨、牡蛎、石决明、钩藤、菊花清肝热，平肝潜阳；白芍、枸杞子、生地、玄参滋阴以制阳，诸药配伍，主要用于慢性肾小球肾炎、慢性肾衰竭临床以高血压表现为主者。若伴见肌肤甲错、腰痛如刺、舌紫暗或有瘀点瘀斑者，为兼挟瘀血阻络之证，宜加桃仁、红花、赤芍、丹参等活血化瘀之品。

（五）治疗激素产生的副作用

激素是西医治疗肾病常用药，有不少病人，用激素虽然可以缓解病情，但是停药后副作用明显，张琪认为激素为阳刚燥热之品，如果病人经过激素治疗之后，表现为满月脸，面部痤疮，皮肤疮疖，毛发增生，五心烦热，咽痛口苦，甚则口舌生疮，脉滑数，舌质红，苔白黄而干等一系列湿毒阻滞、阴虚内热症状，张琪治以养阴清热、解毒化瘀，方药：

白花蛇舌草 50g　蒲公英、双花各 30～50g　生地 20g　萹蓄、瞿麦、车前子、地骨皮、滑石、麦冬、甘草各 15g　大黄 7.5g

其中萹蓄、瞿麦、车前子、滑石清热利水通淋；生地、地骨皮清热养阴；舌草、公英、双花清热解毒；大黄为苦寒泻下药，此处取其清热解毒开瘀利水通淋，用量宜小，一般 5～10g，多则导致泄泻，少则通淋止痛开瘀，为不可缺少之药。

张琪临证非常重视治肾与调理脾胃、五脏六腑之相关性。认为脏腑是一个整体，相互关联。就如脾胃之运化，赖肾中一点真阳蒸变，无论是先天不足，还是后天失养，脾胃运化功能的病变无时不在受肾中精气之影响。如肾阳不足则不能温脾而运化，反过来脾虚日久亦必将肾失气血之资助，终将脾肾两败。因此，善补先天者当兼顾后天，善调后天者当兼顾先天。其治虚损之证善于肾中求脾，脾中求肾。肾与脾关系如此，而与心、与肺、与肝的生理病理变化关系亦是如此，论治亦不可于一脏求之。总之，张琪治肾脏诸疾，重整体辨证，治则方药恒因时、因人之异而随机化裁，但核心不离脾肾，充分显示了张琪重脾肾和脏腑相关之整体思维方式在肾病辨治中的灵活运用。

第十章　辨治疑难，以气血为纲

“气”与“血”是构成人体和维持人体生命活动的两大基本物质，是脏腑、经络等全身组织器官进行生理活动的物质基础。《素问》明确指出：“人之所有者，血与气耳”，气血之变化与人体健康息息相关。气血学说是祖国传统医学理论中极为重要的组成部分，一直为历代医家所重视。

张琪在临床辨证论治中十分重视气血理论。他认为，“气”与“血”不但是决定人体生命存在和维持机体正常功能活动的物质基础和体现，且“气”、“血”的变化也能正确反映出机体病理变化的规律，因而在长期的医疗实践中，辨治疑难杂病，常以气血立论，施以圆机活法，往往能力挽沉疴。

一、辨治疾病，重气血理论

（一）气血生理上相互依倚，可分不可离

人体之气来源于先天之精所化生的先天之气、水谷之精所化生的水谷之气和自然界的清气，后两者又合称为后天之气，三者结合而成一身之气。由水谷之精所化生的营气和津液是化生血液的主要物质基础，是血液的主要构成成分。

张琪认为，气与血都是由人身之精所化，相对而言，气属阳，有推动、激发、固摄等作用，血属阴，有营养、滋润等作用，气与血具有互根互用的关系。气血调和，周流全身，供养五脏六腑，推持机体的生命活动，两者可分而不可离，在整体的机体生命活动中作为一个整体完成其生理效用。正如《张氏医通·诸血门》所云：“气主煦之，血主濡之，虽气禀阳和，血禀阴质，而阴中有阳，阳中有阴，不能截然两分。”

气与血存在着相互化生、相互依存的内在关系，气是血液生成和运行的动力，血是气的化生基础和载体，因而有“气为血之帅，血为气之母”的说法。血的生成赖气的作用，气不足则血亦随之亏虚；反之，如果气无血的濡养，就化而为火为邪，无所依附而散越。张琪将气血之间这些相互的生理关系，作为临床辨证施治的重要理论基础。

（二）脏腑经络皆有气血，临证当结合互参

五脏六腑都包涵气血阴阳，因而它的疾病亦不外表现为气血阴阳的失调。在五脏中，由于其功能和特性不同，它与气血的关系亦各不同。人身之气主要由肺脾肾三脏所主，而血的生成运行收藏则赖心肝脾三脏所司。张琪强调，在中医临床中，多按四诊八纲来辨明病证的属性，具体施治时，又要审察病因、病位和所属脏腑，但很多情况下，还必须结合气血辨证，是气病还是血病，或气血俱病，或偏于气，或偏于血，然后才能适当施治。

经络为全身气血循行之通路，十二经气血有多有少，因而在疾病的表现上和治法上都不同。

张琪认为,气血与经络有生理和病理上的密切关系,在中医理论中有“初病在经,久病入络”、“初病在气,久病入血”的说法,其理论关键亦在“气血”。张琪通过临床观察发现,经络气滞血瘀的情况下,均以气血通调为目的,将通经活络与调和气血之药同用,且在临床论治痼疾时,尤其重视“久病入络”之说,具体体现在其活血化瘀法的应用之中。

(三)气血病可独见,亦可相互影响

人体很多疾病都是由于气的紊乱而产生的,常谓“百病皆生于气也”。不论七情的精神刺激,或气候变化,或劳伤耗散,均能引起气的失常。气的虚实、顺逆、缓急、散结等变化是许多疾病病理机转的枢纽。张琪临床中发现,气在病理机制的表现上,常见气虚、气滞、气逆和气陷。对于血的失常,张琪指出,一方面是因血液的生成不足或耗损太过,致血的濡养功能减弱而引起的血虚;另一方面是血液运行失常而出现的血瘀、出血等病理变化。

《素问·调经论》曰:“气血不和,百病乃变化而生。”气与血密切相关,两者在病理上互相影响。张琪认为,气病可累血,血病亦可累气,气血同病的病理改变是临床多种疾病的病理基础。张琪临证重视气血理论,认为气和血皆为水谷所化,两者在病理关系上也是密不可分,气病能影响及血,血病亦能影响及气。临床表现在气行则血行,气滞则血瘀,气盛则血充,气衰则血少,气虚则血失统摄,气虚则血行不畅等方面。

二、论治气血,以调达为要

张琪通过多年的临床发现,无论外感或者内伤疾病,最终均会伤及气血,故而强调治病的根本在于明白气血。临床治疗疾病,其目的都在于使气血调达,生理功能恢复正常,正如《素问·至真要大论》曰:“疏其血气,令其调达,而致和平,此之谓也。”

(一)气病当补气、调气、疏气

1. 补气

补气法当应用于气虚证中。气不足则气的推动、固摄、防御、气化等功能减退,或脏腑组织的功能减退,临床出现以气短、乏力、神疲、脉虚等为主要临床表现的虚弱证候。临床上,张琪将补气法应用于各种疾病辨证属于气虚的治疗中,且对补气药黄芪的应用有其独到见解。

气为一身之主,《灵枢·邪客》谓:“宗气积于胸中,出于喉咙以贯心脉而行呼吸焉。”说明宗气积于胸中,有走息道、司呼吸、贯心脉、行血气之功能。心肺居于胸中,宗气为心气、肺气之源泉,由于宗气贯心脉,心血才能运行不息,所谓气为血帅,气行则血行。反之,如气虚无力推动血液运行则可形成胸痹、心痛。其临床表现见气短,乏力,怔忡,自汗,胸憋闷或疼痛(此痛多呈隐痛,活动则加重),舌淡,脉象虚或沉弱等证候。张琪自拟益气养心汤,方中用人参、黄芪补气,用来治疗冠心病心绞痛以气虚为主者,具有良效。脾胃为后天之本,气血生化之源,脾胃气虚,治疗以益气健脾为主,常用四君子汤、六君子汤等加减变化。对于其他各种病证中以气虚为主者,多采用参类和黄芪配伍治疗。

张琪对补气药黄芪的临床应用颇有心得。黄芪味甘,性微温,归脾、肺经,能补气升阳,益卫固表,利水消肿,托疮生肌。《珍珠囊》一书载:“黄芪甘温纯阳,其用有五:补诸虚不足,一也;益元气,二也;壮脾胃,三也;去肌热,四也;排脓止痛,活血生血,内托阴疽,为疮家圣药,五也。”自

《金匮要略》以来，用黄芪为主的复方不可胜数，而且根据配伍的不同，其作用亦随之而异。张琪临床运用其复方治疗各种以气虚为主的疑难重症常随手奏效，包括：①益气升阳治疗虚热；②益气固表止自汗；③益营卫气血以调气血之偏颇；④益气与补肾合用治疗肢体痿废；⑤益气与升麻、柴胡配伍治疗大气下陷；⑥益卫气和营通络，治肢体麻木不仁；⑦助气化达州都，治劳淋及肾炎蛋白尿；⑧益气血、补心脾、治血虚及血妄行；⑨益气为主、活血为辅，治疗心绞痛及心律失常。

其中，对于劳淋及肾炎蛋白尿的治疗中，黄芪与党参配伍是张琪临床常用的药对，主要应用于辨证以气虚为主者。党参味甘，性平，归脾、肺经，能益气，生津，养血；黄芪甘温，补气而助阳。两者配伍，阴阳双补，补中固表，相须而用，补益中气之力更宏。《灵枢·口问》曰："中气不足，溲便为之变。"若脾气虚弱，升清无权，清气下陷，清浊不分，精微下泄，则成蛋白尿。黄芪、党参合用则健脾升清，固涩精微。此药对配合应用以达益气滋阴，减少蛋白尿之效，亦常用于体虚易感之人，以充实腠理，预防外感。

2. 调气

张琪认为，气机之升降失司，均宜调和。气逆者宜降气，气陷者宜补气升气，气滞者宜疏气。同时应注意顺应脏腑气机的升降规律，如脾气主升，肝气主疏散升发，胃气主通降，肺气主肃降等。

（1）降多者以升为主：此法多用于气陷证。气虚无力升举，清阳之气下陷，是以自觉气坠，或脏腑下垂为主要表现的虚弱证候。中气下陷时，当升阳举陷。张锡纯在《医学衷中参西录》中拟定升陷汤治大气下陷证。张氏宗《内经》"宗气积于胸中"之旨，谓宗气即大气，充满胸中以司呼吸撑持全身，为诸气之纲领。喻嘉言《医门法律》谓："五脏六腑，大经小络，昼夜循环不息，必赖胸中大气，斡旋其间"。由此可知"人身之精神振作，心思脑力百骸动作莫不赖于此气"，"此气一虚，呼吸即觉不利，而且肢体酸懒，精神昏愦……若其虚而且陷或下陷过甚者，其人呼吸顿停，昏然罔觉"。

张琪临床用张氏升陷汤治疗大气下陷证甚多。他认为人身之体力、精力等赖大气支撑，大气虚而下陷则呼吸短气，体力不支，甚则昏愦，种种症状不一而足。临床见呼吸困难、胸闷、怔忡、心悸、短气、脉象沉迟或微弱，舌润口和，其他兼症不必俱见，投以升陷汤，无不见效。此方黄芪可补气而升气，升麻、柴胡升大气之下陷，知母济黄芪之热，桔梗载诸药之力上行。

临床若见脾气虚，清阳不升证，症见气虚、四肢倦怠乏力、不耐过劳、劳则气短喘息、不思饮食、脉沉弱或虚大无力、舌润，亦可见身热心烦、自汗恶寒、头痛口干等，以补中益气汤为代表方治之，补中益脾胃，升清阳。补中益气汤方中人参、黄芪、白术、甘草甘温益气健脾胃，为治疗脾胃内伤之主药，为了增加脾胃阳气之升腾功能，又用柴胡、升麻升阳之品以助脾胃之气上升，所谓脾"气升则阴火降"。东垣之补中益气汤、升阳益胃汤、升阳除湿汤、补脾胃泻阴火升阳汤、益气聪明汤等，皆在参、芪、术、草、大枣甘温补中之品中辅以柴胡、防风、独活、羌活、葛根、蔓荆子等风药，以升腾阳气，补中有升则脾胃气健而邪气除。张琪运用益气升阳法治疗东垣所谓之内伤脾胃、中气不足证；脾胃气虚、阴火发热证；脾胃气虚泄泻证；脾胃气虚、清阳不升之眩晕、头痛等证，均有良效。

（2）升多者以降气为主：降气亦称下气，顺气，此法多应用于气逆证。表现为气机当降不降而反上升，或升发太过。主要是指肺胃之气不降而上逆，或肝气升发太过而上逆。引起气逆的原因，可有外邪侵袭、痰饮瘀血内停、寒热刺激、情志过激等。临床上，张琪对于肺热咳嗽、气喘不得卧，善用清金化痰汤，清肺、化痰、降气。方中用葶苈子、枳壳、桑皮、桔梗利气、降气，与清肺化痰之药合用，相互协同，其效益彰。乌药顺气散为顺气祛风之剂，具有调顺逆气，消风化痰的作用，适用于因大怒引动肝气上逆，突然昏厥不知人事、牙关紧闭、四肢逆冷、脉沉伏之中气证。张琪平生运用此方化裁，治疗如中风、风疾、麻木、石淋等，远非文献所限。

除成方之外，张琪对于气逆上冲、升多降少者，临床常用代赭石配伍其他药物进行治疗，将代赭石灵活应用到各种气逆证中：①与人参、半夏、生姜合用，治膈肌痉挛呃逆不止，属于肝气上冲、脾气虚弱者，重用代赭石以镇虚逆。据张琪经验，凡属气逆上冲之证，用之皆有卓效。②与人参、当归、天冬、生地、半夏、沙参合用，治疗噎膈、反胃。噎膈以食入难于下行，或咽下未曾入胃即有痰涎挟食物上泛吐出为主症。多见于食管炎、食管憩室、贲门痉挛及食管癌等病。反胃以食物不能下行，食入良久即吐出，“朝食暮吐，暮食朝吐”，吐出多为未经消化的食物夹有痰涎等为主症。多见于幽门梗阻、痉挛、水肿、狭窄、郁积、肿瘤等。张琪通过临床观察发现，噎膈、反胃，除肿瘤外，多属七情、恚怒、忧思，导致气郁化火上炎，升多降少，津液被劫，阴液耗伤，胃脘枯槁。治此病应用降逆镇冲润燥之法，重用代赭石降逆安冲，以扭转升多降少之病机，屡收良效。③与清热凉血之药合用，治吐血、衄血。张琪通过临床观察发现，凡大量吐血、衄血多有气逆上冲者，单用止血药则无效，必须重用代赭石以镇降逆气，气下行则血随之而止。阳明为多气多血之府，以下行为顺，如恚怒伤肝，肝气怫郁挟胃气上冲，吐血衄血，当以镇冲降逆之代赭石为首选药物。李时珍谓：“代赭乃肝与心包络二经血分药也”，张锡纯曰：“赭石能生血凉血”。因此，张琪治疗吐血衄血，属血热妄行，挟有气逆上冲证者，配伍清热凉血之品，多能获效。④与皂角、胆南星、龙骨、牡蛎、大黄、全虫同用，治疗癫痫抽搐。惊痫病位于心肝，肝风与心火内动，津液遇热化成痰涎上逆。张琪研究发现，代赭石入厥阴肝经，重镇降逆，为治疗肝风内动不可缺之药，临床治疗癫痫皆重用代赭石以镇肝降逆。⑤与龙骨、牡蛎及培补脾肾药配伍，治疗脾肾阳虚，冲气上逆证。因冲脉起于气冲穴，与足少阴肾经相并，挟脐旁上行至胸中，为十二经气血聚会之要冲，当肾阳虚微失于固摄，则表现为气上冲心，以上配伍一则补肾摄纳，一则镇冲潜阳。代赭石在《本草纲目》中多祛杂质而醋淬煅用，而张琪师张锡纯的经验，多应用生者，效果较佳。

（3）升降气机法：全身气机本有升有降，各脏腑之气亦升降各异，如气机升降失调当用此法以调之，此法常以升降药配伍。半夏泻心汤为《伤寒论》五泻心汤之一，以半夏、干姜、人参、甘草、大枣、黄连、黄芩组成。张琪强调，脾宜升则健，胃宜降则和，两者燥湿相济，阴阳相合，以保障脾胃的正常纳运及升降。病理情况下，脾胃升降失司，则形成《伤寒论》“心下满不痛”之痞证。此方治脾胃不和、升降失司之痞，缘脾喜燥恶湿，胃喜润恶燥，脾主升清，胃主降浊，脾湿则清阳不升，胃热则浊阴不降，湿热交阻，清浊混淆，而出现痞满胀等证候。方中干姜、半夏辛开以散结气，黄芩、黄连苦降泄热，人参、大枣、炙甘草甘平补中以补脾胃之虚。诸药配合，为辛开苦降、寒温并用、阴阳并调之法，脾升胃降，从而达到恢复中焦升降、气机调畅、胃痞自消的目的。根据张琪经验，运用该方如能用心辨析，谨察病机，则不仅可以治疗痞证，凡属湿与热交阻、脾胃不和，见胃脘痛、痞满胀、吞酸、反胃呕吐等用之皆具卓效。

3. 疏气

疏气包括行气（滞者行之）、散气（结者散之）、破气（积者破之）等。张琪临床重视此法在治疗中的应用。越鞠丸为朱丹溪治疗郁证之方，原方组成为川芎、苍术、香附、神曲、栀子，用来治疗六郁，即为气郁、血郁、痰郁、湿郁、火郁、食郁，临床见胸膈痞闷、吞酸呕吐、饮食不消等。张琪认为，其病机虽称为六郁，但实际是以气郁为主。气为诸郁先导，气郁日久则可导致血郁，同时逐渐产生痰、湿、食、火诸郁，因此可以认为气为诸郁之统帅，气顺则诸郁亦随之而消。张琪临床应用此方，除前面所述的主症外，对胸闷、心烦、太息、抑郁、嗳气等症状疗效亦好，且此方中必重用香附，因香附为治气郁之主药，尤须以醋炙为佳。张琪还常将此方与逍遥散合用，治疗肝郁不疏之忧郁症；如兼见哭泣脏躁证，与甘麦大枣汤合用；兼见痰湿蕴蓄、头昏呕恶、嗜睡昏矇，可与温胆汤加菖蒲、郁金合用；兼见火热之象，则加入黄连、黄芩清火。

疏气之法除气病时应用外，在补法、消法、攻法、下法等治法中亦常佐以疏气行气之品，往往能起到更好的作用。张琪临床应用木香流气饮治疗肝硬化腹水、肾病综合征腹水属于气滞水蓄者，疗效甚佳。木香流气饮出自《太平惠民和剂局方》，功能"调和营卫，通流血脉，快利三焦，安和五脏"。全方 24 味药，药味繁多，但配伍严谨，一组为开郁利气之品，一组为温脾除湿之品，一组为补气健脾之品，一组为泄热利湿养阴之品。方中用开郁利气之品，俾肝气条达，气顺则水行，有利于脾气枢纽运转之功，配合应用后可通利二便、消水肿、除胀满。

（二）血病当补血、行血、止血

血在受到各种不同的致病因素影响下，可以引起各种病理表现，常见者不外血虚、血瘀、出血三方面，故治血之法亦相应有补血、行血和止血三大法。

1. 补血

引起血虚的原因，一是血液耗损太过，二是血液化源不足。因心主血，肝藏血，故血虚证主要指心血虚证和肝血虚证。血虚的治疗自当以补血为主，张琪临床治疗血虚引起的病证，通常以四物汤为主方进行加减治疗。如血虚挟风的头痛证，症见头晕痛、连目珠干涩作痛、面色青暗、终日昏眩或兼少眠多梦、心烦易怒、舌淡脉弦细等。张琪认为，肝血虚则头昏痛、目眩，且此病又多兼外风，肝虚则风邪外犯，缘风气通于肝，多内外相兼致患，即用当归饮治疗。方中用四物汤补肝养血以上荣，配伍细辛、白芷、苍耳子、荆芥穗、菊花、蒺藜等风药祛风，且风药能上达巅顶，与补肝养血药合用，内外相昭常收效显著。对肝血不足的眩晕病的治疗，临症见眩晕、眼目干涩、肢体麻木、爪甲不荣、夜寐梦多等血虚而热的表现，张琪多采用滋养肝血清热之法，以补肝汤加入风药上达巅顶治之。方中即以四物汤养血和血，加酸枣仁、木瓜酸以补肝；麦冬清热滋阴；郁李润燥；栀子清热；苍耳子、荆芥穗引药上行以达巅顶。

张琪临证时还强调，血虚证往往不能单纯补血，尚需补气，因气壮旺则能纳、能化，血液可源源而生。临床常用当归补血汤来治疗血虚证，对于贫血、崩漏等病，辨证属于气血不足者，又常以益气血之归脾汤收功。

2. 行血

行血法主要适用于血瘀证的治疗，行血即指活血化瘀之法。张琪认为所谓瘀血，一是指血液运行不畅，有所停积；二是指由于血液成分或性质的异常变化引起运行不畅之血液，通常谓之"污血"；三是指由于脉络的病变而造成的血行不畅，即所谓"久病入络"。瘀血既是病理产物，又是致病因素。各种原因导致的血瘀，临床均在审因论治的基础上配合活血化瘀法来进行治疗。临床上，张琪对瘀血理论和活血化瘀之法感触颇多，见解独到，将在后文中详细述之。

3. 止血

止血法应用于出血证的治疗。《素问·脉要精微论》说："脉者，血之府也。"血液不循常道，溢出脉外，则为出血。出血证在临床上常见，祖国传统医学在这方面积累了极为丰富的经验，历代各医家在出血证的治疗上也有不同的见解，张琪对于出血证的治疗综合起来，有如下的几种原则。

(1) 详审病因定治则：临床上引起出血的原因很多，而张琪认为常见者为以下几种。

1) 热迫血行：火热亢盛，迫血妄行，血不归经，溢于脉外是引起血证最常见的病因病机。火热之邪又可以分为实火与虚火的不同。实火所致之出血证，临床较为多见。如张琪临床治疗过敏性紫癜肾炎，属于毒热蕴结，迫血妄行者。感受毒热之邪，或热蓄日久，蕴结成毒，毒热迫血妄行，损伤脉络，血溢于脉外，渗于肌肤，发为紫斑；毒热循经下侵于肾，损伤脉络，而为溺血。治疗当清热解毒、凉血止血。临床常采用大青叶、板蓝根、生地、丹皮、黄芩、赤芍、小蓟等药物。虚火所致之出血证亦可为临床所见。如张琪治疗肝肾阴亏、相火妄动、冲任不固之崩漏。《素问·阴阳别论》曰："阴虚阳搏谓之崩"，此阳搏非实火，乃由阴血亏耗，虚火妄动，迫血妄行而血外溢，形成崩漏。临症见腰骶酸痛、下肢软弱、心悸气短、手足心热、咽干口燥、月经淋漓不断或下血量多色红，脉虚数或浮大无力、按之空豁。张琪治疗此类崩漏，多采用滋补肝肾、清热凉血固摄之法，自拟补肾固摄汤。

2) 血随气逆：张琪认为血随气行，气逆不顺则血逆而走。吐血、咳血、呕血等，不论虚实，多为气逆不降所致。吐血、呕血为胃气不能下行，咳血是肺气失降，血均随气逆而出，因而在血证治疗上降气顺气亦为法则之一。张琪治疗各种出血证，常注意其气逆的症状，如治疗肺结核和支气管扩张大咯血，或呕血、吐血等，在治血药中常加入理气降气之品，气平则血自归经。张锡纯治吐血、衄血诸方皆重用代赭石以降逆气，因吐血多由于胃气上逆，气逆则血随之上溢，气平则血止，张氏立寒降汤、温降汤诸方。临床张琪秉张锡纯之法，用之多收良效。此外，"气有余便是火"，气盛则火盛，火盛则迫血妄行而成诸衄，临床上遇气盛血热时，则用泻火凉血之法以治之。

3) 气不摄血：气为血帅，气足则可统血行，如气虚不摄，血就可旁溢而发生出血，故补气摄血为张琪止血之又一法。原发性血小板减少性紫癜是一种自身免疫性疾病，属祖国传统医学"紫斑"之范畴，乃系先天禀赋因素或因病久脾虚不摄等使血溢脉外所致，是以皮肤黏膜出现紫暗斑块及其他部位出血为主要表现的出血性疾病。张琪对于脾虚失于统摄、血不循经而妄行出现皮肤紫癜者，治疗上以补气摄血为法，常用《济生方》之归脾汤治疗以收效，但必须辨证属心脾虚而无热证者方可用之。《血证论》云："脾土生于火，故归脾汤守心火以生脾，总使脾气充足，能摄血而不渗也。"盖气壮则能摄血，血自归经，而诸证悉除矣。

4) 因瘀出血：跌扑损伤或久病入络，致有瘀血内停，瘀血阻滞脉络，血液不得畅行，以致血难归经，溢出脉外，因而出血，治疗当用祛瘀止血法。张琪治疗顽固性血尿，属于瘀热互结者，常用泄热逐瘀、凉血止血之法。临症见尿血色紫或尿如酱油色，或镜下血尿，排尿涩痛不畅，小腹胀痛，腰痛，便秘，手足发热，舌暗红或红紫少津，苔白而干，脉滑或滑数，方用桃黄止血汤，即为《伤寒论》桃核承气汤去芒硝加入凉血止血之剂而成。张琪临床观察发现，很多血尿病例，用一般凉血止血药无效，改用大黄、桃仁泄热逐瘀后，血尿即止，但大黄量不宜大，量大则导致腹泻。

(2) 契合病机，非见血止血：张琪通过多年的临床研究发现，临床出血证的病因病机较为复杂，不同的出血证各有特点，虽有因热、因气、因瘀等致出血的不同，但并非均可以一方一法进行治疗，且不可单纯见血止血，而应详审病机，辨证论治。以尿血为例，尿血是临床常见的一个症状，在泌尿系疾病中具有重要意义。《素问·气厥论》谓："胞移热于膀胱，则癃溺血"。《金匮要略·五脏风寒积聚篇》谓："热在下焦则尿血，亦令淋秘不通"。后世许多医家对血尿进行论述，但病因多不离乎热。张琪在长期的临床实践中体会到，血尿的病因病机较为复杂，热邪为患是其主要病因，但临床中血尿病人常以表里同病、瘀热互结、寒热虚实夹杂等情况兼夹出现，使血尿较顽固，给治疗带来困难。因此，临床治疗中需契合病机，灵活变通，随证立法。张琪创立了清热利湿、解毒止血法，疏风清热、利湿解毒法，泄热逐瘀、凉血止血法，益气阴、利湿热、止血法，益气清热、凉血止血法，滋阴补肾、降火法，温肾清热、利湿止血法和健脾补肾、益气摄血法等八法来治疗顽固性血尿，可见并非均用止血，而是根据辨证，针对病机立法方能取效。

4. 气血同病当气血同治

气和血具有相互依存、相互资生和相互为用的密切关系，因而，当气病或血病发展到一定的程度，往往影响到另一方的生理功能而发生病变，从而表现为气血同病的证候。

（1）气血两虚：人体气血流行全身，是脏腑经络等一切组织器官进行生理活动的物质基础。《难经》所谓“气主煦之，血主濡之”是对气血功能的高度概括。若先天素质孱弱、气血不足，或久病、大病耗伤气血，或失血后虚而不复，或中焦脾胃虚弱不能生化气血等，皆可导致气血两虚，治疗上自当补益气血。张琪针对不同疾病常常采用归脾汤、人参养荣汤、八珍汤、圣愈汤等加减来治疗气血两虚证。

（2）气滞血瘀或气虚血瘀：气滞或气虚均可以导致血行不畅而出现瘀血，治疗自当行气活血或补气活血。张琪临床对瘀血学说认识颇深，有独到见解，将在后面做详细论述。

气血同病除以上的情况外，临床尚有气不摄血、血随气逆等证，在止血法中已经论述，故不再赘述。

三、重瘀血学说，消而不伐

对瘀血的认识，始见于《内经》。《内经》虽无“瘀血”一词，但有恶血、留血、衃血等名称，认为当气血的运行发生障碍时，就会导致疾病的产生。至汉・张仲景《金匮要略・惊悸吐衄下血胸满瘀血病》篇，首先提出瘀血病名，论及胸满、唇痿、舌青、但欲漱水不欲咽等临床表现。瘀血理论经历代的演进，至清代时有较大的发展。叶天士倡导“通络”之说。《临证指南医案》对痹证、痛证、郁证、积聚、癥瘕、噎膈、便秘等多种病证，广泛应用了活血化瘀通络的药物，对瘀滞严重及有干血内蕴者，还常使用蜣螂虫、䗪虫、水蛭等虫类逐瘀药。王清任对瘀证的贡献尤大。他自制的 31 首新方中，具有活血化瘀作用的就有 22 首，其中直接以逐瘀或活血为名的方剂就有 8 首。王清任充分认识到气血的重要性，指出“治病之要诀，在明白气血”，发展了瘀血学说及活血化瘀治则。嗣后，唐容川对瘀证也有较大的贡献。他所著的《血证论》详述各种出血的证治，同时阐明了瘀血和出血之间的关系，把消瘀作为治血四法之一，并认为祛瘀与生新有着辩证关系。书中还对瘀血所致的多种病证做了归纳和理论探讨。近代医家张锡纯对瘀证也颇有研究。他对活血化瘀药的作用做了许多新的发挥，还拟定了许多活血化瘀的方剂。瘀血学说在经历上述的发展后逐渐形成一门独立的学说，成为中医学里具有重要理论及实践意义的一个组成部分。

《素问・举痛论》说：“经脉流行不止，环周不休。”血液在人体是行而不居的，如果留着不行，则为瘀血。血本畅行于经脉之中，如无其他因素致血留而不行，则无瘀阻可言。张琪通过研读活血化瘀法的近代研究进展中发现，国内刊物中关于活血化瘀的报道较多，但大都从现代医学的角度，探求其病机，这自然非常重要，但是对血瘀的病因病机治则探索较少。张琪临床十分重视瘀血学说，指出血瘀的因素有气虚、气滞、寒凝、热灼、痰湿、水蓄、风气等不同，临床当随证求因，审因论治，才能达到活血化瘀的目的。若不审病因，一味用猛药活血破血，不仅无效，反而促使病情恶化，起到相反的效果。

（一）气滞血瘀

《医林绳墨》说："血者依附气之所行也，气行则血行，气止则血止。"张琪认为，血属阴，气运之而行也，血随气行，环行不止，周流不息。血随气以周流全身，即所谓"营卫相贯，如环无端"。由于气统帅血液运行全身，所以气行则血行，气止则血止，气有一息之不运，则血有一息之不行，而气的推动作用又依赖其升降出入的运动形式，"是以升降出入，无器不有"。病理情况下，气滞或气逆则血亦随之失常，导致血瘀或离经外溢等。因此，治疗血瘀或出血等证，不能见血治血，必须考虑到气血之相互关系，气行则血活，气调则血自归经。

（二）气虚血瘀

各种疾病病久之后，正气亏虚，不能推动血液的运行，则可以发生血瘀，即气虚血瘀。《内经》对气的生理分而为三：①宗气：积于胸中，具有助肺以司呼吸和贯注心肺而引营血的作用；②营气：行于脉中，有与血内注五脏六腑和营养周身的作用；③卫气：行于脉外，敷布全身，有温煦脏腑、肌腠，司汗孔开阖，御外邪、健身体等作用。《难经·二十二难》中"气主煦之，血主濡之"是对气血功能的高度概括。张琪认为，气血运行全身，内至五脏六腑，外达皮肉筋骨，对全身组织器官起着温煦滋润、营养灌溉的作用。人之气血犹如源泉，盛则流畅，少则壅滞，故气不虚不滞，虚则必见停滞。气虚则机体升降出入运动功能减弱，血行缓慢，脉络不充，血流不畅，因而形成血瘀。张琪临床亦十分重视气虚致血瘀的病理机制，强调此类血瘀纯用活血祛瘀药物治疗，则必不能取效，必须以补气为主，辅以活血通络，才能达到气旺血行的目的。

（三）寒凝血瘀

《内经》认为，寒邪可以导致血瘀，"血遇寒则凝"、"不通则痛"。寒为阴邪，具有凝滞收引的性质，血遇寒则凝，感受寒邪之后，易引起或加重血脉瘀阻的病变。如《灵枢·痈疽》说："寒邪客于经脉之中，则血泣不通。"《素问·举痛论》曰："经脉流行不止，环周不休，寒气入经而稽迟，涩而不行，客于脉外则血少，客于脉中则气不通，故卒然而痛。"又"寒气客于脉外，则脉寒，脉寒则缩蜷，缩蜷则脉绌急，绌急则外引小络，卒然而痛"。张琪遵从《内经》之说，认为经络气血，得热则淖泽，得寒则凝涩。脏腑经络、四肢百骸，都是依赖气血的环流，以濡养灌溉，一旦寒邪所犯，或阳虚阴寒内阻，则瘀滞不通，从而发生种种血瘀之证。此类血瘀应分外寒、内寒，外寒宜散寒活血，内寒宜温阳活血。

（四）热灼血瘀

一般而论，血遇寒则凝，得热则行，但张琪认为，温热病邪引起瘀证的情况亦较多。由于温热病邪易于灼伤津血，血受熏灼则易凝结瘀塞，津液亏耗则不能载血运行，均可导致瘀证。如《圣济总录·伤寒统论》说："毒热内瘀，则变为瘀血。"《重订广温热论·清凉法》说："因伏火郁蒸血液，血被煎熬而成瘀"。张琪强调临床所见"血受热则煎熬成块者"，如太阳表邪化热入里，热入膀胱，热与血结，出现如狂，少腹急结硬满，温病热入营血，谵语无寐，肌肤斑疹色泽深紫，舌色绛紫或吐衄下血等，皆为邪热灼营血之证。血热与血瘀并见，治疗自当凉血活血并用，方能显效。

（五）痰湿血瘀

痰湿和血瘀一样，均为病理产物，又可成为致病因素。痰湿为人体水液代谢障碍所产生的病理性产物，瘀血为体内血液停滞所产生的病理性产物，两者可以相互影响。活血或化痰，是针对矛盾的主要方面施治。前者血瘀为主要矛盾，痰湿居于次要地位，故用活血之剂以取效，如前人谓："须知痰水之壅，由瘀血使然，但去瘀血则痰水自消"；后者痰湿为主要矛盾，血瘀由痰湿所致，故除痰湿则瘀祛脉通。此外尚有多元论的治法，因痰湿与瘀血互阻，互为因果，湿性黏腻重浊，湿与瘀相加，则愈加黏滞难去，故一元论的治法及先后分治法皆难取效，必两者兼施才能达到湿除瘀开的目的。张琪根据多元论的治则，治愈许多顽固性的疾病。

（六）水蓄血瘀

水蓄与瘀血亦为两种病理产物，两者可相互影响。张琪认为，水蓄可以导致血行阻滞，血瘀亦可影响水液分布运行，"水阻则血不行，血不利则为水"。水与血相互影响，相互瘀结，如水蛊、血蛊，相当于肝硬化之腹水，肝脾肿大，腹壁静脉曲张等。临床见腹部膨隆，现青紫筋脉，全身或手足有红缕赤痕（蜘蛛痣），大便色黑，小便赤，或见吐血衄血等，此时单纯祛瘀或逐水均不能治。若单纯祛瘀，则因蓄水不除、压抑脉道，使血行阻滞，终致瘀血难消。单纯逐水则会因瘀血阻碍，津液敷布及排泄受阻，使水瘀互阻而加重。故两者必兼施，逐水活血并用，方能达到瘀水并除之目的。

（七）风血相搏

张琪认为，风邪挟瘀多见于痹证，《内经》谓："血凝于肤者为痹"。《金匮要略》有红兰花酒治"妇人六十二种风，及腹中血气刺痛"，张琪治痹证将祛风与活血药配伍，亦受此方之启发，"治风先治血，血行风自灭"。尚有血虚而招风者，多见于妇人行经及产后，脉络空虚，风邪趁虚侵袭，《金匮要略》有"少阴脉浮而弱，弱则血不足，浮则为风，风血相搏，即疼痛如掣。"张琪对于此种瘀血多采用养血祛风活血之法。

（八）外伤血瘀

各种外伤是形成瘀证的一个重要的常见原因，在《内经》里就有"人有所堕坠，恶血留肉"的记载。《杂病源流犀烛·跌扑闪挫源流》说："忽然闪挫，必气为之震，因所壅而凝聚一处。气运乎血，血本随气以周流，气凝则血亦凝矣。夫至气滞血瘀，则作肿作痛，诸变百出"，指出突然用力过度或闪挫扭伤也会形成瘀血。张琪认为，脉为血之府，血行脉中，贯于肉中，环周一身，若因伤折；血行之道不得宣通，瘀积不散则为肿为痛。遂各种外伤之后，无论有无出血现象，凡有肿痛之症，均应考虑内有瘀血、形成瘀证的可能，治疗自当除去恶血。

四、继承创新，师古不泥古，善用活血化瘀法治疗各种病证

《内经》重视气血正常运行的观点，提出了调畅血行、祛除恶血的治疗思想。《素问·至真要大论》指出："疏其血气，令其调达，而致和平。"《素问·阴阳应象大论》云："血实宜决之。"《针解篇》指出："菀陈则除之者，出恶血也。"此外，《素问·至真要大论》关于"必伏其所主，而先其所

因”，“坚者削之”，“结者散之，留者攻之”等治则，均包含活血化瘀之意。历代医家创立了许多治疗瘀血的有效方剂，其中汉代张仲景《金匮要略》和《伤寒论》中所制定的桂枝茯苓丸、下瘀血汤、桃核承气汤、抵当汤（丸）、鳖甲煎丸、大黄牡丹汤、温经汤、红兰花酒等方剂，为后世应用活血化瘀法树立了典范，奠定了瘀血论治的临床学基础。后世医家在此基础上扩充了许多活血化瘀的药物及方剂。其中清代王清任《医林改错》是血瘀理论与实践相结合的典范，书中列举了50余种血瘀病证，创立了22首著名的活血化瘀方剂，将众多病证皆从血瘀论治，对瘀血病证的认识和治疗均达到了一个高度。张琪临床亦十分重视活血化瘀之法，博览古今，取众家之长，师古但不为古之法规所限，开拓创新，对古已有之的著名方剂提出新的用法，扩大其临床应用，并结合自己的临床经验，将活血化瘀法与许多治法结合，用于临床各科疾病的治疗，临床效果显著，对促进瘀血学说的发展做出了贡献。

（一）活血化瘀治疗心系疾病

1. 血府逐瘀汤

本方出自清代王清任《医林改错》，为治血瘀的常用有效方剂。方中桃仁、红花、当归、川芎、赤芍为活血药；柴胡、桔梗、枳壳、牛膝为理气药。理气与活血药配伍一方，相辅相成，共奏活血化瘀之效。此方应用范围极为广泛，原书列出治血瘀19种病。而张琪认为此方的现代临床应用远不止此，如冠心病心绞痛属于气滞血瘀者，心肺功能障碍，出现呼吸困难、发绀及心衰竭、休克等（由于血流灌注不足所致）皆可用此方治疗。此外，凝血功能障碍所致的各种出血，如呕血、便血、尿血、阴道出血等，脑外伤综合征，消化道各种瘀血，妇科瘀血，以及外伤头痛眩晕等，皆可用本方加减治疗。本方气血兼顾，配伍精当，故疗效卓著。

2. 芪麦化瘀汤

本方为张琪自拟方剂，由生脉饮和血府逐瘀汤化裁而成。方中黄芪、太子参、麦冬、五味子益心气滋阴。心主血脉，赖大气之斡旋，大气虚而无力统帅血之运行，因而形成气虚血瘀。血府逐瘀汤行气活血化瘀，两者合用达气旺血通、气行血活之效。气之根在肾，阴虚阳无所依附，加入女贞子、玉竹、龟板、枸杞，滋补肾阴，摄纳而止悸动。张琪常用此方治疗冠心病心绞痛和各种原因引起的心律失常等属气阴虚血瘀者，有较好的疗效。若阴虚甚者加阿胶、玄参；心悸重者加珍珠母、龙骨、牡蛎等；伴有胸闷者加瓜蒌宽胸。

3. 黄芪桂枝五物汤

《金匮要略·血痹虚劳病脉证并治》：“血痹阴阳俱微，寸口关上微，尺中小紧，外证身体不仁，如风痹状，黄芪桂枝五物汤主之。”黄芪桂枝五物汤是益气温通活血之方，原方用来治疗风痹。风痹的病机为气虚不能周流于全身，则血亦随之而滞，“加被微风”只是一点点的外因。《灵枢·刺节真邪》谓：“宗气不下，脉中之血，凝而留止”。张琪认为，冠心病心绞痛大多数为心气虚、心血痹阻之证，气虚无力推动血液运行，则血流不畅，不通则痛，活血化瘀虽能取效于一时，但持续应用则全身乏力，虚象毕现。故常用人参、黄芪补气为主，加入活血之药，使气旺血行，则心绞痛可以缓解，相应的心电亦有所改善。同时此方尚可通过加减应用于气虚血瘀而致的风湿系统疾病。

4. 炙甘草汤加活血药

《伤寒论》第 177 条："伤寒，脉结代，心动悸，炙甘草汤主之。""脉结代，心动悸"相当于心律失常、早搏等症。正常的血液运行，不仅需要心气的推动，而且也需要血液的充盈，所谓"气帅血，血载气"，气血相互作用，以维持正常的生理功能。如血虚不能养心，气虚不能鼓动血液运行，则出现"脉结代，心动悸"，宜炙甘草汤益心气、通心阳、补心血、养心阴，证治适宜。张琪认为，若心气虚、心阳不足，因而心血痹阻时，亦出现心律不齐、早搏、脉来一歇止，则心随之动悸，此类病证用炙甘草汤则效不显，此为气虚血瘀，虚中挟瘀之证，必须用益心气、振心阳、活血通络法，于炙甘草汤中加入红花、丹参、鸡血藤等方能获效。

5. 附子汤或真武汤加活血药

两方均出自《伤寒论》，药物仅差一味，均有温阳、祛寒、除湿、之效。张琪认为，肺源性心脏病、风湿性心脏病并发心力衰竭，临床表现为心悸、浮肿、咳喘不得卧、头汗肢厥、舌质紫、脉微欲绝、颈静脉怒张等，为阳气衰微，血液运行无力，循环受阻，形成阳虚血瘀，宜用温阳活血法。可用附子汤加丹参、红花、桃仁、赤芍等，亦可用真武汤加人参、红花、丹参、桃仁等，均可显效。如见汗出肢冷，宜用急救回阳汤加龙牡、紫石英、黑锡丹吞服，潜镇摄纳，多能使症状缓解，转危为安。方中附子宜先煎 30～60 分钟减其毒性，然后再下其他药。

6. 温胆汤加活血药

温胆汤出自《三因极一病证方论》，由《备急千金要方》中的温胆汤衍化而来，具有理气化痰、清胆和胃之功，可用于胆胃不和、痰热内扰证。方中半夏燥湿化痰，降逆和胃；竹茹清胆和胃，止呕除烦；枳实、橘皮理气化痰；茯苓健脾利湿，俾湿去则痰不生；加入甘草益脾和中，协调诸药。张琪将本方应用于冠心病心绞痛属痰湿阻络者，加活血药而取得疗效。对于本病的治疗，若直接用活血化瘀之剂反而无效，因本病病机为痰涎阻闭脉络，不除痰则脉络不通。

（二）活血化瘀治疗神经系统疾病

1. 补阳还五汤

补阳还五汤出自清代王清任之《医林改错》，王氏曰："元气即虚，必不能达于血管，血管无气，必停留而瘀"。久病或脏腑虚衰，造成元气虚弱，气虚鼓动无力，不能帅血正常运行于脉中，而变成瘀血。本方具有"不在逐瘀以活血，重在补气以活血"的配伍特点。方中以生黄芪四两为君药，大补元气，使气旺以促血行；当归尾活血通络而不伤血，为臣药；赤芍、川芎、桃仁、红花活血祛瘀；地龙通经活络，周行全身以行药力。本方重用补气药与少量活血药相伍，使气旺血行以治本，祛瘀通络以治标，标本兼顾；且补气而不壅滞，活血而不伤正。合而用之，则气旺、瘀消、络通，诸症向愈。原文用治以"半身不遂，口眼㖞斜，语言謇涩，口角流涎，大便干燥，小便频数，遗尿不禁"。张琪临床应用此方治缺血性中风及中风后遗症，脉见弦迟微弱者甚效，且并不局限于上述病证，凡肢体不遂，辨证属"气虚血滞"者，皆可用此方取效。

2. 癫狂梦醒汤

本方亦出自《医林改错》，王清任云："气血凝滞脑气，与脏腑气不接，如同做梦一样，哭笑不休，詈骂歌唱，不避亲疏，许多恶态”。原方除桃仁、赤芍活血之药外，其余柴胡、香附、青皮、苏子、陈皮、腹皮皆为疏肝、理气、化痰之品，诸药相合共奏豁痰化瘀利窍之功。作者是根据气滞血凝而立法遣药，用以治疗癫证、狂证。癫狂梦醒汤概括了王氏从痰、从瘀治疗癫狂的学术思想，丰富了中医学治疗精神系统疾病的内容。张琪临床以癫狂梦醒汤化裁，不但治疗神经官能症、更年期综合征、癔症、老年痴呆等精神系统疾病，而且可以治疗心脑血管系统及呼吸系统疾患，从气滞血凝病机立法遣药，均取得较好的疗效。

3. 桃核承气汤

本方出自《伤寒论》第106条："太阳病不解，热结膀胱，其人如狂，血自下，下者愈。其外不解者，尚未可攻，常先解其外；外解已，但少腹急结者，乃可攻之，宜桃核承气汤。"桃核承气汤泄热开瘀，本方用以治疗邪在太阳不解，随经入腑化热，瘀热互结而致发热、少腹急结、小便自利，甚则如狂等症。本方是破血下瘀的代表方剂，凡病机为下焦热瘀血结者，用本方施治，确可收到理想效果。其配伍严谨、疗效奇特，张琪体会，临床只要辨证准确，多应手取效。张琪临证，每遇妇女经闭或经少不畅，多出现头痛、眩晕、耳鸣、不眠、惊悸、腹痛、手足灼热、重则烦躁不宁、哭笑怒骂奔走、少腹硬满拒按、苔黄、舌质紫或有瘀斑、面色潮红或紫暗不泽、脉见沉弦或结者，多得之于暴怒或情志不遂，气滞血凝，冲任失调，属于血瘀化热，扰于神明所致，治疗必泄热活血逐瘀。张仲景之桃核承气汤为治疗此证之有效方剂，服药数剂后，热清瘀血下，而诸症除。根据病情轻重的不同，服药剂数亦不同，但始能收功，所下之血皆紫污成块，为血因热结之兆。用后如见腹泻可去芒硝，大黄则酌情减量。张琪临床除了应用该方治疗狂躁诸症外，亦治瘀血挟热上冲之头痛、眩晕、目赤火升诸证，同时亦可用于月经先期作痛、经闭不行、产后恶露不下、少腹坚痛属"瘀血内停"诸证。本方不仅破瘀血，亦能止血，治妇女漏下属于瘀血内停者，莫不随手奏效。崩漏下血，属瘀血内停者并非罕见，审其血瘀夹热者，应用本方具有卓效。

4. 抵当汤（丸）

《伤寒论·辨太阳病脉证并治中第六》第124条、第125条为抵当汤方。宋本第124条："太阳病六七日，表证仍在，脉微而沉，反不结胸，其人发狂者，以热在下焦，少腹当鞕满，小便自利者，下血乃愈。所以然者，以太阳随经，瘀热在里故也。抵当汤主之。"抵当汤（丸）治疗蓄血发狂之重证。张琪用其治疗妇女瘀热闭经蓄血发狂，下瘀血后则发狂立愈。许多医家畏水蛭破血逐瘀性峻猛而不敢用，但张琪则认为，水蛭破坚消癥，非此莫属，用于治疗妇女少腹痃癖癥瘕多能奏效。

（三）活血化瘀治疗妇科疾病

1. 少腹逐瘀汤或温经汤加味

少腹逐瘀汤亦出自《医林改错》。方中温里药与活血化瘀药同用，王氏用温经活血法主要治疗下焦久瘀沉寒所致的少腹积块疼痛，或疼痛而无积块，或少腹胀满，或经血见时少腹胀，或经血一月见三五次，接连不断，断而又来，其色或紫或黑，或块或崩漏，兼少腹疼痛，或痛经兼白带。张琪将本方应用于妇科常见的血寒凝滞之痛经，临床症见经行色暗、量少、经来不畅、少腹攻痛、脉沉紧、舌苔白。立温经散寒活血行滞之法，需用炮姜、肉桂、茴香、艾叶和桃仁、红花、丹参、当归、川芎等药才能寒化瘀开。此外，张琪认为温经汤加味亦可疗此病。温经汤出自《金匮要略》。

原文虽然提出“瘀血在少腹不去”，实际乃虚寒挟瘀血之证，因温经汤中温经的药多，祛瘀的药只有牡丹皮，其余当归、川芎乃补血行气之品，吴茱萸、桂枝、生姜温中散寒，人参、阿胶益气补血，所以用治瘀血须加活血之药方效。

2. 桂枝茯苓丸

《金匮要略·妇女妊娠病脉证并治》云：“妇人宿有癥病，经断未及三月，而得漏下不止，胎动在脐上者，为癥痼……所以血不止者，其癥不去故也，当下其癥，桂枝茯苓丸主之”。本方原治妇人素有癥块，致妊娠胎动不安，漏下不止之证。治疗当活血化瘀、缓消癥块，癥去则血自归经，而血止胎安。桂枝茯苓丸为祛瘀化癥之良方，治癥为何用桂枝？易使人费解，殊不知桂枝辛甘而性温，具有温通血脉而行瘀滞之功，与桃仁、丹皮、芍药为伍，可奏温寒化瘀之效。水为血之侣，加入茯苓消痰利水，渗湿健脾，以助消癥之力。张琪临床常用本方治疗妇女月经不调、痛经、闭经、附件炎、子宫内膜炎、子宫肌瘤、卵巢囊肿等属瘀血阻滞者。

3. 生化汤

生化汤为妇科名方，出自《傅青主女科》，具有化瘀生新、温经止痛之功。方中炮姜与桃仁、当归、川芎相配伍，治产后寒凝血瘀之恶露不下，颇为有效。傅青主治产后血块，告诫“此症勿拘古方，妄用苏木、蓬棱以轻人命，其一应散血破血药俱禁用……唯生化汤治血块圣药也”。张琪认为，此方妙在温中与补血活血合用，故能散寒除瘀，对于内寒血瘀奏效甚捷。

（四）活血化瘀治疗风湿系统疾病

1. 当归四逆汤

《伤寒论》当归四逆汤治“手足厥寒，脉细欲绝”。成无己谓：“手足厥寒者，阳气外虚不温四末，脉细欲绝者，阴血内弱，血行不利，与当归四逆汤助阳生阴也。”此为肝虚寒，血瘀不能荣于脉中，四肢失于温养，所以手足厥寒。但虽脉细而不见其他阳微阴盛表现，可知是寒在经脉，血脉不利所致。张琪将本方应用于外周血管性疾患及关节疾患等，如血栓闭塞性脉管炎、静脉炎、雷诺病、神经根炎、风湿性关节炎等，补血散寒，温通经脉，具有一定疗效。

2. 乳香黑虎丹

本方出自《医学入门》。张琪认为，除用祛风寒湿之药外，亦用活血之剂，如乳香黑虎丹用于治疗风湿入于经络，手足麻木、腰腿疼痛、诸风不能行，具有祛风湿活血、通络止痛之功。方中草乌、苍术、生姜与五灵脂、乳香、没药、穿山甲、自然铜相配伍，驱风湿活血通络药合用。

3. 身痛逐瘀汤

王清任“痹证有瘀血说”论之颇详，谓“风寒湿热……入于血管，痛不移处。如论虚弱，是因病而致虚弱，非因虚而致病。总滋阴，外受之邪归于何处？总逐风寒、去湿热，已凝之血更不能活。如水遇风寒，凝结成冰，冰成风寒已散。明此义，治痹证何难！”故立身痛逐瘀汤，全方以逐瘀通经为主，祛风除湿为辅，风、寒、湿、瘀同治。叶天士对于痹久不愈者，有“久痛入络”之说，倡用活血化瘀及虫类药搜剔宣通经脉。张琪认为，以上这些理论和经验仍对现代临床有指导作用。痹证日久大多挟有血瘀，因痹证以疼痛为其主要表现，其病机为气血阻闭不通，不通则痛，经脉气血长期不得通畅,往往形成血瘀,瘀血与病邪相合,阻于经络,深入肌肉关节,而致根深难以祛除,尤其多见于病程较长,反复发作,经久不愈之痹证,因此治疗必须用活血通络药,才能见功,临床常应用本方加减治疗。在临床应用本方治疗时,除对有瘀血证可辨者外,有些病例用祛风寒湿等常法治疗无效,又无肝肾虚候者以此方加减往往亦可以收效。

4. 上中下通用痛风方

上中下通用痛风方出自金元四大家之一朱震亨《丹溪心法》一书。张琪临床常以本方治疗因湿、热、痰、瘀交织,壅滞经络关节,气血流行不畅所致之顽固性风湿热及风湿性关节炎。症见关节肌肉疼痛,关节肿胀,缠绵不愈,甚则变形;或见皮下结节红斑,颜色紫暗或肢节疼痛如锥刺。本方既能疏散风邪于上,又能泄热渗湿于下,还可以活血燥痰消滞而调中,所以上中下的痛风皆可通用,具有化痰祛瘀,除湿清热之功,使痰瘀得去,湿热得清,气血周流,经络宣通。上、中、下通用痛风方针对病机多元论用药,有的放矢,药虽多而不杂,亦可应用于痛风病的治疗。

5. 独活寄生汤

独活寄生汤源于《备急千金要方》:"夫腰背痛者,皆由肾气虚弱,卧冷湿地当风得之。不时速治,喜流入脚膝为偏枯、冷痹、缓弱疼重,或腰痛挛、脚重痹,宜急服此方。"本方具有祛风湿、止痹痛、益肝肾、补气血之功,为治血虚感受风邪挟血瘀之历节痛的有效方剂。多见于妇人行经及产后血虚,脉络空虚,风邪趁虚侵袭,风血相搏即疼痛如掣。张琪用该方治愈此类症颇多。方内四物活血养血,人参、杜仲、牛膝、寄生益气补肝肾,其余皆祛风之剂,有祛邪不伤正,扶正不碍邪之义,为治风血相搏之妙方。

6. 大秦艽汤

本方《医方集解》称之为"六经中风轻者之通剂也"。此方将养血行血祛风与清热合用,治风血相搏兼热者。张琪以此方加入活血之剂,治疗风湿、神经根炎、肩周炎等皆效。此方出自《河间六书》,具有疏风、活血、清热之功。原书谓治中风入经络,"外无六经形证内无便溺阻隔"。据张琪经验,治中风手足不遂属风邪挟热,及痹证风邪挟热者,用此方此法皆具有卓效。

(五)凉血活血法治疗出疹性疾病

化斑汤、清瘟败毒饮:化斑汤出自清代吴鞠通所著《温病条辨》,是在《伤寒论》白虎汤的基础上加清营凉血之品而成;清瘟败毒饮出自《疫疹一得》。叶天士谓:"入血就恐耗血动血,直须凉血散血。"凉血散血即清热解毒,活血祛瘀之法。张琪将此法用于某些感染性疾病,如出血热、败血症、猩红热、斑疹伤寒、弥散性血管内凝血、出血性紫癜、红斑狼疮等出疹者,若以上疾病伴见壮热神昏,可用化斑汤、清瘟败毒饮治疗,其中应加大生石膏剂量,即加大清热解毒泻火之力。两方均凉血与散血并用,一是离经之血残留成瘀,一是因热与血结而致瘀。

(六)化痰除湿活血法治疗肺系疾病

张琪曾治疗慢性支气管炎、肺气肿、肺心病、哮喘痰多喘促者,用止咳祛痰定喘之药不效,后改活血化瘀之药而取效。盖活血祛瘀使气机通调,血行则气逆亦伴随之而改善。痰湿阻塞,脉络不畅,血因而瘀,前人谓:"须知痰水之壅,由瘀血使然,但去瘀血则痰水自消"。常用化痰通络之温胆汤加味而取得疗效。

（七）逐水活血法治疗肝硬化腹水

大黄甘遂汤：《金匮要略·妇人杂病脉证并治》第13条曰："妇人少腹满如敦状，小便微难而不渴，生后者，此为水与血结在血室也，大黄甘遂汤主之"。原方用来治疗妇女水血俱结血室之证。宗"随其所得而攻之"、"留者攻之"、"去菀陈莝"之则，创祛瘀逐水之法。方中用大黄破血结，甘遂逐水邪，二药合用，以荡涤结于血室中的实邪，然其药力峻猛，加入阿胶滋阴养血，使本方攻邪而不伤正。本方为攻瘀逐水之代表方剂。张琪认为，此方并不局限于妇科水血结于血室，凡水蓄血瘀之证用之皆可。水蓄可以导致血行瘀阻，血瘀亦可影响水液的运行分布，前人有"血不利则为水"之说，水血相结，多见于肝硬化之腹水，中医谓为单腹胀、蛊胀、血蛊等。以大黄、甘遂为主的复方，张琪用来治疗肝硬化腹水，皆腹水消退，病情缓解，但必须体质较壮，舌苔厚腻或舌质紫干，腹部肿胀坚硬拒按，大小便不通，脉实或沉滑数有力，辨证属于实热血瘀与水饮互结者方可用，否则不宜妄用。甘遂制法很多，张琪多用醋浸，晒干后用微火炒至黄色，不可炒至黑色，黑色则无效。据现代药理实验研究发现，甘遂不溶于水，多研粉末吞服，仲景之十枣汤、大陷胸汤即是用粉末，而大黄甘遂汤则是用煎剂，其治疗以上诸病高度腹水与大黄等药同煎，用之亦效。且临床有时病人服粉末后胃脘不适，恶心呕吐，用汤剂与他药配合则此类作用较小，故临床可采用汤剂。

（八）祛风散寒除湿活血通络治疗腰痛

川芎肉桂汤：出自《东垣试效方》，方中桃仁、归尾、川芎为活血行血之品，其余则为祛风寒除湿之品，如羌独活、防风、防己、苍术、肉桂等。张琪将此方应用治疗风寒湿夹瘀血之腰痛，屡获良效。此外，张琪在治疗肾小球肾炎、肾盂肾炎等病时发现，有的经过治疗已经病愈，尿常规转为阴性，但腰痛不除，皆考虑肾病从中医角度多属外受风寒湿而得，侵犯肾脏，肾病虽愈，但风寒湿邪，留滞于经络，血络痹阻以致腰痛不除。因此，在治疗上，一方面要祛风寒湿邪，一方面要活血通络，多能取效。原方的剂量不必拘泥，多变通应用。且张琪在用此方时因某些病人不善用酒，水煎即可，遂未用酒。

（九）活血祛瘀通络治疗外伤瘀血

复元活血汤：出自《医学发明》，原为治疗外伤损络，血离经脉，停滞于胁肋所致。方中用酒制大黄荡涤留瘀败血，引瘀血下行；柴胡疏肝理气，使气行血活，两药相合，一升一降，以攻散胁下之瘀滞；当归、桃仁、红花、穿山甲活血祛瘀通络；天花粉能入血分消瘀血，又能清热散结消肿；甘草缓急止痛，调和诸药。张琪用此方加乳香、没药治疗跌打损伤，瘀血留于胁下痛不可忍者，以及其他部位外伤瘀血均效。此外，还将此方加入金银花、连翘、蒲公英，治疗肋软骨炎疼痛、肋间有灼热感。张琪还将此方变通应用治疗软组织损伤病人多例，均取得显著效果。

（十）补气活血清热解毒治疗静脉炎

活血解毒饮子：张琪临床用此方治疗静脉炎及早期血栓闭塞性脉管炎均获良好疗效。方中用金银花、公英、甘草清热解毒；黄芪益气托毒；皂刺、甲珠、王不留、红花、赤芍、地龙通络消肿、活血解毒；当归、川牛膝补血活血。全方有补气活血、清热解毒之功。

以上简单总结了张琪临床应用活血化瘀法治疗各种疾病的常用方剂，但并不局限于此，如活络效灵丹为张琪临床常用之方剂，本方出自《医学衷中参西录》，方中药仅四味，当归、丹参、乳香、没药，全方共奏活血化瘀，通络止痛之功。张琪临床将本方应用于头痛、腰痛、痹证等各种病证属于气血郁滞者。此外，张琪在治疗很多其他疾病的过程中，虽未用成方，但均少佐活血之品，往往可提高疗效，其对活血化瘀法的临床体会可见一斑。

五、活血化瘀法在肾病中的应用

（一）创活血化瘀五法疗肾衰竭

肾衰竭以血中氮质潴留，电解质和酸碱平衡紊乱为特征，临床呈现中毒、贫血、高血压等一系列症状，属中医学“癃闭”、“关格”、“水肿”、“虚劳”、“呕吐”、“眩晕”、“腰痛”等病的范畴。张琪认为，血瘀是慢性肾衰竭的病机之一。慢性肾衰竭日久，肾气亏虚，气虚无力行血，导致血行缓慢，则可形成瘀血，正如《读书随笔·承制生化论》指出：“气虚不足以推血，则血必瘀。”肾虚不能泻浊，脾失健运，导致水湿内停，阻滞气机，气机不畅，不能推动血行，导致血脉凝涩，亦产生瘀血。肾病日久，阳气不足，阴寒内生，失于温煦，血行缓慢而为瘀，如《灵枢·痈疽》说：“寒邪客于经脉之中，则血液不通。”此外，各种病因导致肾的开阖不利，秽浊不得外泄，积留体内，亦可蕴积而为瘀血。

血瘀证是慢性肾衰竭常见的证候。血瘀证在慢性肾衰竭的初期表现不明显，但随着病情的发展，久病入络，或毒邪入侵血分，血络瘀阻，许多患者表现有瘀血的征象，临床症见头痛少寐、五心烦热、搅闹不宁、恶心呕吐、舌紫少苔或舌有瘀斑、舌下静脉紫暗、面色青晦不泽、脉涩或沉弦等。肾病日久，病情进一步发展，由气及血，瘀血内停，逐渐出现皮肤瘀点或瘀斑，舌体青紫或有瘀点瘀斑，面色黧黑，肌肤甲错，脉象涩、沉迟等临床表现。张琪临床观察中发现，有些病例即使没有瘀血的体征，在治疗中加入活血化瘀之品，亦可提高疗效，这也说明血瘀证不仅多见，而且贯穿慢性肾衰竭的全过程。基于以上理论，活血化瘀法贯穿于慢性肾衰竭治疗的始终，临床常用桃仁、红花、当归、赤芍、丹皮等活血化瘀药物。张琪根据多年的临床经验，创立了补脾肾活血化瘀法、活血化瘀解毒法、活血化瘀通腑法、活血化瘀化浊法、活血化瘀养血生血法等。

（二）活血化瘀法来治疗慢性肾衰竭

1. 补脾肾活血化瘀法

肾脏疾病迁延日久，由肾及脾，脾肾俱虚。虽然有瘀血的征象，但此时正气已虚，临床可见脾肾之虚象，如腰膝酸软、畏寒肢冷、脘腹胀满、乏力倦怠、不思饮食、腹泻、舌淡苔白腻、脉象沉弱等，治宜活血化瘀与补益脾肾同用，常在活血化瘀的同时加入补益脾肾的药物，临床常用黄芪、人参、白术、茯苓补益脾气；菟丝子、枸杞子、熟地、山茱萸、淫羊藿、巴戟天等药物调理肾阴阳之偏颇以补肾气，并根据正虚邪实之轻重，酌情加减。

2. 活血化瘀解毒法

“毒”是慢性肾衰竭常见的病理产物之一，慢性肾衰竭的病人，若肾气极虚，浊阴不降，同时粪便等糟粕在体内长时间停留，浊阴、糟粕郁而为“毒”，病人在瘀血征象的同时可见身倦欲睡、恶心、呕吐、口中有氨味、腹胀便秘等表现。张琪临床常用解毒活血汤加减治之。解毒活血汤乃王清任《医林改错》之方，由连翘、葛根、柴胡、当归、生地黄、赤芍、桃仁、红花、枳壳、甘草组成。原方主治"瘟毒烧炼，气血凝结，上吐下泻"，不用芩连寒凉壅遏，不用姜附辛热灼血，"唯用解毒活血汤治之，活其血，解其毒未有不一药而愈者"。张琪治急性肾衰竭，用此方加大黄，疗效颇佳。大黄通腑泄浊、活血逐瘀，使毒邪外泄，保护肾功能，延缓肾衰竭进展。慢性肾功能不全氮质血症，临床出现恶心、呕吐、心烦头痛、皮肤瘙痒、舌干、脉滑等消化系统和神经系统症状，用解毒活血汤加醋炙大黄，通腑泄浊，使尿素毒物从肠管排出，尿素氮、肌酐下降，病情获得缓解。

3. 活血化瘀通腑法

慢性肾衰竭的病人，由于病久肾气亏虚，肾司二便的功能障碍，多见大便干结，体内浊邪不能及时随二便排出体外，症见脘腹胀满、恶心、呕吐、口中有氨味、食少纳呆等临床表现。此时活血化瘀与通腑泻浊法配合运用，于活血药中加入大黄、芒硝、枳实、厚朴等行气通腑药物，使毒邪瘀浊从大便排泄而出，即临床常用的"去菀陈莝"之法。大黄是活血化瘀、通腑法常用药物之一，大黄可通腑泄浊、清热解毒、导滞破瘀，为活血化瘀、降泄浊毒的要药。

4. 活血化瘀化浊法

慢性肾衰竭患者多为脾肾俱虚，不能正常运化、蒸腾水液，导致水湿内停。瘀血内停也可影响水液的正常代谢，使湿浊内生，弥漫于三焦。湿浊可进一步损伤脾胃，使清气不升，浊气不降。患者出现痞满、恶心、呕吐外，多伴有便秘、呕吐、口中异味、舌苔白腻或黄腻等临床表现。临证在活血化瘀的同时，必须加入化湿之品，常用药物为草果仁、苍术、砂仁、陈皮、藿香等芳香化湿之品，同时还可加入茯苓、白术、薏苡仁、猪苓等健脾除湿之药。若湿邪蕴结日久化热，须化湿浊与苦寒泄热合用，加入茵陈、黄连、黄芩等清热药物。

5. 活血化瘀养血生血法

慢性肾衰竭患者久病气虚、阴阳俱虚，瘀血阻滞脉络，引起新血化生障碍，加重血虚，此时气血亏虚与瘀血并存。唐容川《血证论》说："抑思瘀血不行，则新血断无生理……。然又非去瘀是一事，生新另是一事也。盖瘀血去则新血已生，新血生而瘀血自去，其间初无间隔。"行血的主旨，在祛病生新。临证可运用丹参、益母草、红花、丹皮等活血化瘀药物，同时给予养血生血之品，如当归、何首乌、阿胶等，共奏活血养血之效。

（三）活用活血化瘀药疗肾炎

慢性肾炎病程长，"久病入络"，以及湿热内停，血行涩滞而成瘀血。瘀血的形成是加重水肿、蛋白尿及血尿的主要因素。因此，瘀血作为慢性肾炎的一个重要因素，既是病因又是病理产物，所以治疗上必须灵活运用活血化瘀药物才能取效、增效。张琪在慢性肾炎的治疗中常用的活血化瘀药物有：丹参、桃仁、红花、赤芍、当归、益母草、刘寄奴、三七、蒲黄、泽兰等。急性肾小球肾炎、泌尿系感染及其他原因不明的肉眼血尿属热结血瘀者，用桃仁、大黄清热凉血常能收效，不用桃仁、大黄则效不显。桃仁味苦、甘，性平，归心、肝、大肠经，能活血祛瘀，润肠通便，《本经逢原》谓："桃仁，为血瘀血闭之专药。苦以泄滞血，甘以生新血。"大黄苦、寒，归脾、胃、大肠、肝、心经，《本经》谓："下瘀血，血闭寒热，破癥瘕积聚，留饮宿食，荡涤肠胃，推陈致新，通利水谷，调中化食，安和五脏。"两者相伍有泄热开瘀止血之效，尤以大黄为泄热破瘀血之要药，通过破瘀血以止血，乃通因通用之法。凡急性肾小球肾炎、过敏性紫癜性肾炎、IgA 肾病等临床症见尿色红，或尿如酱油色，或镜下血尿，排尿涩痛不畅，小腹胀满，腰痛，便秘，手足心热，或兼咽痛，扁桃体红肿，舌暗红或舌尖红少津，苔白燥，脉滑数有力，辨证多为热壅下焦，瘀热结滞，血不归经，正气未衰者，张琪常用自拟桃黄止血汤治疗。方中主药为大黄、桃仁。尤其对过敏性紫癜性肾炎屡用激素而有瘀热之象者，首选大黄、桃仁，常收到满意效果。张琪认为，部分慢性肾小球肾炎、肾病综合征长期浮肿久治不愈，必见瘀血征象，其主要病机是病久入络，瘀血阻滞，气化不利，水湿内停，症见长期浮肿久治不消，面色晦暗，腰痛如刺且有定处，舌质紫暗或见瘀斑，脉细涩。治法宜化瘀利水。方用坤芍利水汤：益母草、赤芍、茯苓、泽泻、桃仁、红花、白花蛇舌草、萹蓄、瞿麦、甘草。用此方往往收效。

第十一章　倡导顾护脾胃观

医家重视顾护脾胃的理论，起源于《黄帝内经》。《平人气象论》中言："平人之常气禀于胃，胃者平人之常气也。人无胃气曰逆，逆者死。"从理论上阐释了脾胃正常发挥生理功能于人体健康至关重要。而其在临床的应用则肇始于《伤寒杂病论》，其中关于脾胃的治疗之方、养护之法比比皆是，为后世医家临证实践给以启迪。张琪承岐黄要术，宗仲景意旨，对历代医家及中西汇通学派之学说兼收并蓄，对现代医学亦多探索，善于用辩证法思想指导临床用药，精通中医内科，独具特色，疗效卓著。其学验俱丰，绝技秘法，成竹在胸，故临证常能力挽沉疴，化险为夷。而在临证中，亦善解圣贤之意，常仿圣贤之法，无论在防病或治病方面，处处注重对脾胃的调护，这也是其能着手成春的重要原因所在。

一、省病问疾，首虑中州运纳药食之力

"脾胃者，仓廪之官，五味出焉。"《素问·五藏别论》曰："胃者，水谷之海，六府之大原也。五味入口，藏于胃，以养五藏气。"脾胃居中焦，属土，有孕育、化生万物之性，为五脏之母。脾胃于人体，恰如土地于树木，土旺木方能荣，土馁木渐趋萎。因此说脾胃为人体气血生化之源，是后天之根本。《素问·经脉别论》谓："食气入胃，散精于肝，淫气于筋；食气入胃，浊气归心，淫精于脉；饮入于胃，游溢精气，上输于脾，脾气散精，上归于肺，通调水道，下输膀胱，水精四布，五经并行。"胃贮五谷，脾运谷气，人体从外界接受食物，经过胃的受纳腐熟，成为精微物质，再经过脾的运化转输布达周身，使周身有所养。故有"五脏之气皆源于胃气"之说。脾胃之气外可助卫气御邪，内可养营气扶正。"正气存内，邪不可干"，"邪之所凑，其气必虚"。脾胃健旺，水谷得化，精微得布，方得转运生机，正气充足，病则无由而生；脾胃不衰，药石得运，药力得助，方使良药得受，助正退邪，病则无由而进。脾胃之地，犹如兵家粮饷之道，所谓"兵马未动，粮草先行"。人得生机乃资谷气而致，谷入于胃，洒陈于六腑，和调于五脏，如此气至血和，则人得以为生。即便他脏有疾，亦赖脾胃饲以水谷药石之精微，方能使脏气安和，受药以御病邪。一旦脾胃受损，饷道一绝，则万众立散，肌腠脏腑失于充养，外无御邪之力，内无滋养之能，以致百病丛生、病进命危。由此观之，精研脾胃的特性、挖掘脾胃在疾病诊疗与预后中的作用，具有很高的理论价值和临床价值。为医者无论在用药与病后调护，尤当重视脾胃功能，临证诊疾当以顾护脾胃为要。

二、遣方用药，先防脾胃虚损失调之变

张琪对《三国演义》里诸葛亮舌战群儒时所言关于顾护胃气的论述屡有共鸣。"譬如人染沉疴，当先用糜粥以饮之，和药以服之。待其脏腑调和，形体渐安，然后用肉食以补之，猛药以治之。则病根尽去，人得全生也。若不待气脉和缓，便投以猛药厚味，欲求安保，诚为难矣。"无论新病久疾，胃气盛衰关乎治疗之效。医圣张仲景早有"安谷则昌，绝谷则亡"之诫，脾胃不健，谷

气不充,脏腑不荣,病岂能愈?而大抵内服之药,必先经由胃之受纳,脾之运化及转输,方达患病之所。然"胃气一败,百药难施",若脾胃气弱,虽良药而无力纳受,或胀痛拒之,或逆而吐之,或下而泄之,药力难行,病安能治?故而大凡治脾胃之疾,自当用健脾行气之法,无可厚非。然而纵使治疗他脏杂疾,以纠正其脾胃气衰之胀满纳差、呕恶泄泻等症为先,旨在保证脾胃维持正常生理功能,使脾气健运、胃气旺盛,运畅气机,纳受如常,则食无不消,谷无不化,药石得运,正气得资,脏腑得助。且临床常有顽难杂疾,病邪甚重,非猛药无荡邪之力,然若兼胃气衰弱者治疗之始便投以虎狼之药,不仅不能治病,反而会加重病情。因此,张琪诊病时,不论主治何病,不分男女老幼,皆先问其饮食、脘腹及二便等情况,以探其脾胃之气的盛衰。在辨证精准的前提下,不论五脏六腑、寒热虚实、表里阴阳,先调脾胃,以确保药食正常纳运。

张琪治疗内科疾病时,如兼见有脾胃虚羸症状表现,若症状不重,不足以影响对主证治疗,则常于方中稍入健脾行气之品,小剂轻投,以缓解脾胃不适症状;但若症状较重,影响进食或服药,则宜先设专药专方,以纠正脾胃功能、顾护胃气为先。如肾衰竭尿毒症期的患者可能会出现多种严重并发症,如急性左心衰竭、高血钾、高血压、代谢性酸中毒等,临床多以西医处理,如血液透析等为主,疗效较为显著。但有一部分尿毒症患者由于种种原因未能进行透析或透析不充分,使得尿毒症之胃肠道症状表现较为明显,常有脘腹胀满、食纳不佳等表现。张琪认为,此病虽本于肾,然诚如清代叶天士所言:"上下交阻,当治其中。"五脏六腑皆禀赋于中焦脾胃,脾胃一虚,诸脏皆无生气,因此此时宜先用中药调理脾胃,使胃纳脾运的功能得以恢复,以后天补先天,促进脾肾功能的恢复。而且脾胃功能正常,能够更充分地发挥药效,同时又可以减轻所服用的其他诸多药物对胃肠道的毒副作用,并对尿毒症所致的消化性溃疡有预防等作用,为慢性肾衰竭治疗提供重要保证。

再如张琪治疗慢性肝炎时,在中医辨证的基础上,多以自拟"慢肝复康汤"加减配伍治疗。此方由柴胡、白芍、枳实、甘草、白术、茯苓为主要组成,乃四逆散加茯苓、白术而成,临证用治慢性迁延性肝炎及慢性活动性肝炎常有良效。肝主木,喜条达,一旦肝失调达,郁而不疏,易克乘脾土,木郁土壅,形成肝郁脾虚之证。而且凡来中医就诊者,大多用过各种西药效果不显,也容易损伤脾胃,而见脾虚之证。因此,慢性肝炎多以胁痛为其主证,病位虽在肝,然而临床常见倦怠乏力、食少纳呆、时有恶心泄泻、面色萎黄无华等脾虚之征。张琪在治疗此类疾病时,常肝脾并调,甚至治脾先于治肝、理脾之药重于调肝之剂,多于此方基础上重用白术、茯苓、山药、黄芪、太子参(或党参)等以培土抑木,增强健运脾胃之力,恢复脾胃正常生理功能,体现了"见肝之病,当先实脾"的思想。张琪临证在谨遵"有是证用是药"之原则的同时,优先顾护脾胃,待脾胃纳运功能恢复,药食可进,再治他病,即使正气得复,且有助于治疗病脏之药的吸收运化,使药石之力直达病所。

(一)去性存用,配伍助运中州

药有偏性,以药性之偏纠正脏腑之偏,是治病之理,然药性有所偏颇亦是使"脏气不平"而致病之由。张琪临证处方用药大多是在古方的基础上升华发展创新,君、臣、佐、使配伍得当,在临床上视患者的具体情况灵活化裁,选药精当,力争一药多治,又十分注重药物配伍的合理性与科学性,而兼顾对脾胃的调补。秉健运脾胃、升清降浊、调理阴阳这一原则,利用药物配伍关系,减轻药物偏性对脾胃功能的不良影响,权衡药物配伍以助于升降之能,讲求药性平和而无伤脾胃之虞,使攻而不伤正、补而不碍脾,健护脾胃,使其升降相因,防脾病于其未然之时。顾护脾胃,是指保护脾胃之气,既包括防止过用寒凉直折脾胃之阳,也包括避免过用温燥耗伤脾胃之阴,同时顾护脾胃也指善于维护脾胃气机升降,以防过用滋腻壅滞之品有碍脾胃气机运行。

1. 使药无偏,不伤脾胃之气

临证中若妄用温热香燥之药,则中伤胃阴,有碍气血化生;若过用甘寒攻伐之品,则损伤脾阳,影响脾胃纳运。张琪在遣方用药时,常注重通过药物配伍使寒莫伤脾阳,燥勿伤胃阴,保护中州脾胃之气。如他在治疗高热由外邪所致者,单用苦寒解毒清热时不多。因为他认为,这类药物味苦性燥而伤阴,性寒属阴而伤阳,过用之易伤脾胃后天之本,以致邪未祛而正先损。故为避免苦寒之弊,他在临证中慎用苦寒清热解毒之药,更倾向使用公英、双花、连翘、白花蛇舌草、板蓝根等性平解毒之品。而不得不用苦寒解毒之剂时,常配合甘草、生姜、大枣等顾护脾胃之品。张琪善用姜、枣,认为同用之有健运脾胃、温中生津、协调营卫之妙,虽视之平淡无奇,但健护中州之效甚佳。很多医生时常不解,几个大枣、几片生姜加之何用,不加何妨?然视仲景之方,用姜枣配伍者数十方不只,皆虑邪正关系密切,但以不伤脾胃为基本原则,张琪思求经旨,始终以脾胃之气为本,姜枣之品,药虽简而护脾胃之义甚深,临证应予以重视,并应根据病情变化调整药量。

再如张琪诊治一位以腰痛、背痛,小腿拘急为主诉之痹证日久患者,伴有乏力,舌质紫暗,苔白滑,处方以补肾强督之杜仲、牛膝、山萸肉,千年健扶正,辅以羌活、桑寄生、秦艽、防风、地枫以祛风除湿;久病多瘀,结合舌象,用川芎、当归、熟地、白芍之养血活血之品以加强祛风除湿之功;久病入络,佐以通络之地龙、青风藤。以上诸药,可谓面面俱到,然大医治病,大处着眼,小处入手,当知防患于未然,于方中酌加石斛、寸冬、陈皮、麦芽益胃养阴行气之品,以防久服如川芎、羌活等药性温燥的祛风散寒之品戕伐胃阴,环环相扣,使除痹之余无伤中州之弊。

又如张琪屡用大黄治疗慢性肾衰竭。《神农本草经》云:“大黄味苦寒,主下瘀血血闭,可治癥瘕积聚,留饮宿食,荡涤肠胃,推陈致新,通利水谷,调中化食,安和五脏。”张琪认为大黄攻积导滞,适用于证属湿热毒邪蕴结成痰热瘀血者,可以使毒邪瘀浊从大便排泄而出,而且通过泻下能减轻肾间质水肿。而且大黄具有清解血分热毒的特点,可以使血中氮质潴留症状得以改善,现代药理实验亦证实其具有明显改善肾功能作用,实为治疗慢性肾衰竭之要药,为张琪所常用。然而张琪深知其性苦寒,对于慢性肾衰竭虽有良效却不免有败伤脾阳之弊,久而久之则见脾阳不振,化源匮乏,反而使病情恶化。因此,在临证应用时,他务求在辨证精准基础之上,通过明确掌握大黄应用剂量、方法及利用合理配伍,以顾护脾气。张琪应用大黄常选用酒制大黄,因其泻下作用缓和,可减轻其败坏脾胃的不良作用。此外,他常以草果仁与大黄相伍为用,《本草正义》谓:“草果,辛温燥烈,善除寒湿而温燥中宫……”能够温脾化湿,既助大黄增强化浊作用,同时又防止大黄苦寒伤脾。两药配伍,攻邪而不伤正,护脾则效尤佳。

用药如用兵,大医治病,如良将克敌,排兵布阵力求以一当十,重挫敌军。张琪精研本草,对药物的特性及用法烂熟于胸,临证选药用药亦求一药多用,多靶点发挥药效而又有助于对脾胃之气的保护。如张琪常用茯苓导水汤、决水汤加减治疗肝硬化腹水、糖尿病、肾小球肾炎、肾病综合征高度腹水者疗效良好,且常重用茯苓,用量可达50g,辨证无热证者用之甚效。张琪认为茯苓特点利水而健脾,非他药可替代。高度水肿,水必须从膀胱出,土气不宣,则膀胱之气闭,用王不留行之通药以开其口,当加入肉桂引车前子、茯苓、赤小豆直入膀胱而利导之。茯苓虽利水而不耗气,是建土之药,水决而土不崩,此夺法之善也。因此,重用茯苓,以之为君,常与白术相伍,健脾行气利水,药性平和而又有良好利水之效,祛邪而正不伤,实属良方也。张琪用此方治疗肾病水肿病例甚多,利水消肿效果甚佳。

然而即便精究配伍,药性终究有所偏颇,久服难免容易败伤脾胃。而许多慢性疾病往往不能速效,需长期服药,久而久之则容易出现胃脘不适或闻药欲呕、拒药不入现象。因此,张琪在治疗诸多慢性疾病时,常存防患意识于其未然之时,多于方中酌加健护脾胃之品,如陈皮、山楂、神曲、麦芽、谷芽、内金等,可随证选择,而收病渐愈而胃未伤之理想效果。

2. 配伍考究,调运脾胃气机

脾为阴土主湿,胃为阳土主燥,脾气宜升,胃气宜降,使得清阳上升,浊阴下降,由此阴阳交泰,而精微化生。因此,调理脾胃之法,当首重调运气机,使脾阳得升,胃气得降,升降和合,以顺应其生理活动,维持其纳运机能。张琪认为脾胃为运动磨物之脏,以动为用,最忌呆滞,气滞则不能消化水谷,因此,对于内科杂病,张琪处方用药时存有调脾之念。"调脾"即指调运脾胃气机。

如张琪认为从慢性肾病发展至慢性肾衰竭,肾虚精亏是慢性肾病的病机关键,虚损之证贯穿其病程始终。"虚则补之",因此在治疗时,多以补益之法为其主旨。然虚损之疾,纯补无益,反易腻滞壅塞气机,使脾胃气机呆滞,而生脘胀便溏等运化不及之变,使虚者愈虚,故补益同时当辅以调运中州之品为要。张琪常于大队滋肾之品中酌加陈皮、木香、砂仁等辈。陈皮有"调中快膈,导滞消痰"之功,"有补有泻,可升可降";木香有"散滞气,调诸气"之能,"治腹中气不转运,和胃气";砂仁有"和胃醒脾,快气调中,通行结滞"之效,此等药物皆功善调中理脾,通壅导气。临证中张琪习以砂仁与熟地相伍,补腻滋阴之品加悦脾运中之药,醒脾调胃,使脾胃之气升腾运转,滋养之力随之布运周身,补而不致气壅,既不生他变,又引诸药归宿丹田,以助药力发挥,可谓事捷而功倍。

(二) 慎用攻伐之品,中病即止

攻伐性猛之品往往其效益佳,然而其害亦重,效害仅于毫厘之间。不识其效,望而生畏则效不显;不明其害,祸不旋踵而患甚深。张琪指出人体受药,脾胃首当其冲。所谓"峻利药必有情性,病去之后,脾胃安得不损?"如若盲目地大剂量应用药物,尤其是攻伐之品,不可避免损伤机体。脾胃受损,功能失调,反而会影响药物运化吸收,降低疗效,事倍功半。他擅用大剂大方复治法治病,然而常常收效甚佳而无伤身之忧,盖因其辨证精准而选方用药十分谨慎,避免因误用过用而损伤脾胃,而且重视强调服药方法,尤其应用攻伐之品时,往往中病即止,以免伤及胃气而后患无穷。如他应用大黄治疗慢性肾衰竭时,处方中常标注单包大黄,嘱患者密切关注排便次数,根据排便情况随时加减,使大便保持每日 1～2 次即可,不可泻之过度,亦是兼顾脾胃之法。再如治疗高热患者,他认为临证中理法方药虽正确,但服药而热不退者,常因药轻病重,或不能集重兵连续攻击以挫顽敌,所以主张采用大剂量频服法,即一日数剂,4～6 小时服药一次,以制伏鸱张之热邪。但同时他亦强调服药后必须随时密切观察病情之变化,应适可而止,不可过用。一旦邪热锐气已挫,热势得减,即需改用常法,以免攻伐太过伤及胃气。

再如张琪曾治疗患有过敏性紫癜肾炎的 13 岁女童,症见四肢皮肤散在紫癜反复出现,尿黄,时有心悸,颜面烘热,手脚心热,唇干,舌紫红,苔薄白,脉滑数。尿常规:潜血+++,红细胞 50 以上/高倍镜。中医辨证应属湿热相搏。首诊予以当归拈痛汤加白花蛇舌草 30g、侧柏叶 20g、儿茶 15g、赤石脂 20g、白头翁 20g、蒲公英 30g、金樱子 15g,以清热解毒,祛风胜湿,凉血止血。服药 28 剂后,病儿四肢皮肤紫癜消失,尿色正常,无手脚心热,据此证实病儿热势已渐退,理应效不更方,击鼓再进,然而张琪时刻系顾护脾胃之气于心中,恐前方大剂寒凉之品损伤脾胃,于是拟将前方去苦寒之白花蛇舌草、紫草、白头翁、蒲公英,换用甘寒之金银花 20g,微寒之连翘 20g,更酌加健脾之白术 15g,服药后,诸症明显好转,且未见脾胃受损之后患。

三、治脾为先，以期尽愈诸脏之疾

张琪认为脾胃与疾病有着密切关系。疾病的发生、发展及结局是正邪相争的结果，其中正气是关键。脾胃为气血化生之源、后天之本，是人体正气的重要部分，如《金匮要略》言“四季脾旺不受邪”，即指脾胃在人体四季抗御外邪中起着重要的防卫作用。脾胃的盛衰，关系到人体抗病能力的强弱。李东垣《脾胃论》曰：“脾胃内伤，百病由生”、“脾胃之气既伤，而元气亦不能充，而诸病之所由生也”；邓铁涛亦言，“内在的元气充足，则疾病无从发生。元气充足与否，关键在于脾胃是否健旺”，“脾胃的健旺，使五脏六腑四肢百骸都强健，身体没有弱点给疾病以可乘之机，则不易成病。脾胃既已成病，也会影响其他脏腑的功能，脾胃病则其余脏腑皆无生气，调理其脾胃则病易愈”。因此，脾胃与他脏皆病之后，张琪尤先顾念调养脾胃，防止他脏之疾传变或加重。

（一）实脾以调治他脏之恙

“脾者，消磨水谷.养于四旁”，“胃者，人之根本，胃气壮，则五脏六腑皆壮也”，说明脾胃纳水谷而运精微，在滋养五脏六腑中，起重要作用。张琪宗李东垣所谓“内伤用药……贵服之强人胃气，令胃气益厚”之论，在治疗诸脏杂病时皆以调护脾胃、增进胃气为基础，即便脾胃无恙，仍不忘健护脾胃，如《黄帝内经》所言：“上下交损，当取其中。”培土以生金，实土以制水，补脾以补肾，取阳明以治痿证……通过健运中州，布精微调脏腑，使既病之脏易愈。

《金匮要略》曰：“夫治未病者，见肝之病，知肝传脾，当先实脾”。通过实未病之脾，增强脾胃功能，促进气血化生，以防已发之肝疾进一步发展，并且能直接治疗肝之病。张琪临证亦宗先师之法，治脾于其未病之时。如在治疗慢性肺病时常见气短、咳痰等气虚、痰湿症状。认为脾胃属土，肺属金，脾土生肺金，是谓母生子；治疗上虚则补其母，即肺虚当补益脾土。脾为生痰之源，肺为贮痰之器，故而慢性肺病咳痰治肺同时亦当治脾，健脾以绝生痰之源。又如心病常见心悸、气短、憋闷等症，多因宗气不足，不能助心行血，故当健脾益气以化生中气。再如肾病常见乏力、纳差、面色萎黄等症，肾病及脾，导致脾虚；同时脾虚则后天不能滋养先天，导致肾病进一步恶化，因此张琪在临床辨证上常兼顾脾肾，治肾不忘调脾。

（二）辨证设立理脾调胃之法

张琪善治顽难杂疾，尤以肾病为所长。此等疾病病证复杂，常合多脏腑病变，虚实夹杂，阴阳失调。然而无论何病，无论外感内伤或寒热虚实，他在设法立方时，首先考虑的是脾胃当前功能状态如何。治胃肠疾病，须治脾胃，自当无可厚非。然而其他脏腑疾病累及脾胃者，虽病之本非源于脾胃，但其辨证立法仍需将调理脾胃纳为首选。而久病体弱之人，脾胃或多或少难免损伤，他亦从不小觑，予以高度重视。张琪临证时微观脾胃虚实，宏观病证全貌，选方用药随其辨证而有所侧重，根据病情巧妙使用调理脾胃诸法，使全方治疗脾胃疾患的同时，又能对疾病整体改善有所裨益。调理脾胃，一则指健运脾胃，二则指调节脾胃升降气机，升清降浊。

1. 调脾胃升降，以安他脏

“中土为轴，四维为轮”，脾胃居中土，脾主运化转输精微，宜升则健；胃主受纳腐熟水谷，宜降则和，一升一降，斡旋中焦气机，携精气以达四旁、行周身，为气血精微输布之枢纽，为一身之中心。四维是五行中除了土以外的木、火、金、水四行。人体气机升降以脾胃为轴心，清阳自脾而升，浊阴由胃而降，中气一转，则肝木、肺金、心火、肾水四轮随之周转，脏腑的生理活动遵循五行生克制化关系围绕脾土进行，从而共同完成人体的正常生命活动。脾胃气机升降正常，则其他脏腑气机升降亦随之而安，反之各个脏腑气机升降紊乱而诸症蜂起。朱丹溪《格致余论》道："脾具坤静之德，而有乾健之运，故能使心肺之阳降，肾肝之阴升，而成天地之交泰，是为无病之人。"说明脾胃气机以升降与其他脏腑的气机升降密切相关，是人体健康无病的前提。

仲景之半夏泻心汤，以辛开苦降之法，治疗脾湿不升清阳，胃热不降浊阴，湿热交阻，清浊混淆而出现的痞满胀诸证。然而根据张琪经验，运用该方，如能用心辨析，谨察病机，不仅可以之治疗痞证，适当化裁用于治疗急、慢性肾衰竭，亦可获得良好疗效。如慢性肾病发展至慢性肾衰竭，可能会出现小便不通，呕吐不止，脘闷纳呆，少寐烦热、舌苔垢腻或舌紫有瘀斑等症。乃因浊邪壅塞三焦，正气不得升降，所以关应下而小便闭，格应上而呕吐，恰如酸中毒症状。张琪但从调节中焦气机升降入手，治以和胃降浊，清热化湿。于半夏泻心汤中增入草果仁、藿香、苍术、紫苏、陈皮、茵陈等药。以半夏泻心汤寒热互用以和其阴阳，辛苦并进以顺其升降，而所加之草果仁、藿香、苍术等辛香开散，驱除湿邪，与苦寒之品相互调济，既不致苦寒伤胃，又无辛燥耗阴之弊。姜夏辛温以散寒。人参、甘草、大枣甘温，补脾胃之虚，以助升降之职恢复。诸药合用，共奏和阴阳、顺升降、调虚实之功，临证应用常随手奏效。虽为肾病，然通过调理脾胃，亦可收获预期效果。

再如张琪擅用升阳益胃汤方加减，治疗慢性肾小球肾炎或肾病综合征水肿消退后，蛋白尿长时间不消退，伴体重倦怠，面部及下肢轻度浮肿，食少纳呆腹胀，尿少便溏等症。因清气不升，精微不能归藏，下泄而为尿蛋白；清阳不升、水湿泛溢，故为水肿。此乃脾虚下陷，湿邪留连之候。张琪常用升阳益胃汤化裁，有益脾胃升清降浊之特点，通过调整脾胃使得胃纳脾运功能恢复，以后天补先天，促进肾功能的恢复，同时和胃降浊，使尿素氮、肌酐得以下降，并改善患者纳差腹胀便溏等症状，增进食纳，以利消化，吸收精微，从而减少蛋白质丢失，提高蛋白质在胃肠之吸收，有利于改善低蛋白血症。为进一步治疗提供时机，使疾病恢复有望。

2. 补脾益胃，以助气血化生

脾胃为气血生化之源，为后天之本，如《杂病源流犀烛·脾病源流》言："脾统四脏，脾有病必波及之，四脏有病，亦必待养于脾。故脾胃气充，四脏皆赖煦育；脾气绝，四脏不能自生，凡治四脏者，安可不养脾哉。"脾病则各脏受累而病，脾胃虚则五脏俱无气血所充而虚，因此，脾胃功能的盛衰、强弱直接影响荣卫气血的化生，甚至危及生命的安危。对于内伤诸病见有气血不足虚损之症者可通过补脾益胃之法使脾胃健运，气血得复，脏腑得安。

脾胃虚者，多见于脾胃气虚、脾胃虚寒以及脾胃阴亏之证。张琪治疗脾胃气虚，临床表现呈胃脘胀满疼痛，消化不良，大便溏，食少纳呆，四肢乏力，短气倦怠，舌润口和，或舌淡苔白润，脉象沉弱等。常以益气健脾为主，往往治疗主证同时合用四君子汤、六君子汤等方药。如张琪认为慢性肾衰竭的早期，多兼见脾气虚弱的表现，因此，常用合上方以补中益气，健脾以和胃，使正气来复，胃能纳食，从而提高疗效，促进康复。并适当佐以陈皮、木香等理气药，使补而不滞。再如治疗慢性肾衰竭以贫血表现为主者，张琪临证多用归芍六君子汤治疗此病，方用人参 15g、白术 20g、茯苓 15g、甘草 10g、法夏 15g、陈皮 10g、白芍 15g、当归 15g，随症加减。六君子汤气味较中和，但略偏于燥，且重于健脾益气，加当归、白芍一则可以调剂六君子汤之偏燥，二则辅助六君子汤益气生血之力以补血，使补血补气并重，脾胃得以调动，进食增加，营血化源得复，体现了张琪善用"欲求阴阳和者，必求之于中气"之意，临床颇见效验。

脾胃虚寒症见脘腹胀满，食少纳呆，或胃脘痛，泛酸，或口吐清涎多唾，舌滑润者。张琪常用六君子汤加公丁香、砂仁、炮姜以温脾阳。而张琪亦擅用《金匮要略》之附子粳米汤治疗"腹中寒气雷鸣切痛，胸胁逆满呕吐"等脾阳不振之证，常收效显著。如在慢性肾衰竭中、后期，常见腹痛肠鸣、呕吐清涎等脾胃虚寒表现，"肾如薪火，脾如鼎釜"，脾胃需肾阳的温煦蒸化才能化生气血精微，而肾精则须依赖脾胃运化精微方得补益充养。脾肾功能不衰，才能不致匮绝。此时除重用补气健脾类药物外，还可加附子、干姜、肉桂等温运脾肾。

张琪临证观察，脾阴虚多见纳食减少，口干，腹胀大，便秘，如《伤寒论》之脾约症，而胃阴虚则多呈现胃脘隐痛，饥不欲食，口干，纳呆，干呕，呃逆，舌红少津，脉细数或胃中嘈杂，五心烦热等，多由胃热伤阴，宜在滋养胃阴之品中稍辅以清热之品。张琪治疗脾胃阴虚证，常用如下三方：①加味甘露饮（自拟方）以滋养胃阴为主，然胃阴亏耗，多由胃热耗伤，故用黄芩、茵陈苦寒清热，芍药、甘草酸甘化阴与石斛、麦冬、生地、百合等滋养胃阴之品相互协同，其效益彰，又加麦芽、内金开胃资助运化，且防甘寒碍脾，为治胃阴不足之良方。②地芍止痛饮（自拟方）治疗胃阴亏耗之胃脘痛颇有效，方用生地黄滋养胃阴为主，辅以石斛、麦冬增强养胃益阴之功，少佐公丁香芳香醒脾胃，使其滋而不腻；芍药、甘草酸甘化阴，缓急止痛，厚朴、枳壳、陈皮理气和胃，全方具有滋阴养胃理气止痛之功，治疗胃炎，胃、十二指肠溃疡，胃脘痛，症见舌红少苔，或无苔，手足心热，脉细或细数等均可用之。③益胃汤（叶天士方）治胃阴受损，以生地、麦冬甘寒柔润之品，《临证指南医案》所谓"阳明燥土得阴自安"，柔润之品使胃气息息下行，通降和胃，亦为治胃阴亏耗之佳方。

四、将息调护，力保胃气无更伤之虞

张琪认为治病定当有赖药石，然成败在于细节，方虽中病，而服之不得其法，则非特无功，反而有害。因此，煎服之法，亦不可小视，关乎疗效，关乎胃气。张琪每每根据患者体质及所用方药特点，对服用方法有所叮嘱。如在服药期间，禁食生冷、黏滑、油腻、辛辣、酒酪等物，旨在顾护胃气，防止食伤脾胃。再如年迈久病体弱者，脾胃虚羸，纳运不及，不宜速服大剂药物，免伤胃气，此时不求速效，但求缓功，可酌量分服，使脾胃徐徐受药，唯求利于受纳、输布。又如因胃喜温润，故除特殊情况需冷服药物外，一般均应温服，以保胃气。另如解表药当热服，并啜热粥，以养胃气、益津液，不但资汗源而易为酿汗，更使已入之邪不能稍留，将来之邪不得复入。此外，病在上，饭后服药，药借食力，食助药威，升腾上达，去邪尤捷；病在下，食前服，胃空先入，既无食碍，又易吸收，直达病所，通腑排毒，消积导滞，径捷效速。滋补剂、助消化药，亦应食前服，能激发胃液分泌，有利消化吸收。然如素有脾胃疾患或服药不适者或药物中有刺激胃肠药物时，多嘱患者于饭后服药，免重伤胃气。

大医治病高瞻远瞩，不局限于处方用药治疗眼前疾苦，更放眼于将息之时的调护以增补正气，而绝复发之源。"病去如抽丝"，疾病初愈，阴精阳气一时难复，胃气也虚，余邪未尽，若调养脾胃得法，脾胃之气渐充，水谷精微得以输布周身，营养五脏六腑、四肢百骸，气血生化有源，阴平阳秘，正气渐复，尽除余邪而病得尽愈；反之，若饮食不慎，或调补不当，极易更伤脾胃，不仅使病难速瘥，甚或出现病情反复，余邪死灰复燃。张琪尤为重视病后顾护胃气之法，常耐心指导患者病后调摄方法及注意事项，以冀寻根拔树，以绝后患。

药石入体，风卷残云，荡邪祛疾，然正气亦随之戕伐，“毒药攻邪，五谷为养”，此时当以五谷为养，以食调息。日常饮食当以清淡易于消化为宜，不宜凉腻黏滑，亦不应饥饱无度，而再伤脾胃。另外张琪在治疗慢性肾衰竭时常用大黄，治疗肝硬化腹水时多用二丑、甘遂等，皆为快利猛攻之药，效佳而有伤正之虞。他除在用药配伍上有所注意外，还嘱患者“得快利后，当以糜粥自养”，以保护胃气。如若应用苦燥伤津之药后，他亦常嘱患者多饮温水或小麦汁以和中培土、养胃生津。而对于病后体虚者，虽“虚则补之”，然病后初愈，脾胃尚虚不受补，因此，多以食疗调摄，即便应用补剂，也投以轻补轻调、性能平和、健脾开胃的补虚之品，以求扶正与顾护脾胃双管齐下。

此外医者医病亦当医心，开导患者保持心胸豁达、态度积极、心情愉悦，可使肝气舒畅而脾不受郁，也能间接达到顾护脾胃之效。

第十二章　复合病证，宜用大方复法

张琪精通中医内科、妇科、儿科，尤擅内科，对中医肾病、肝病、心病、脾胃病、风湿病、温热病、消渴病等均有较深的造诣，擅长运用大方、复法治疗慢性、复杂性疾病和疑难杂症及重症，每获良效，屡起沉疴。

一、大方、复法之渊源

大方、复法属七方之一，其学术思想源于《黄帝内经》。《素问·至真要大论》有“君一臣二，制之小也；君一臣三佐五，制之中也；君一臣三佐九，制之大也。”可见在《内经》时代，临证处方遣药就有小方、中方与大方之别，并主张“所治为主，适大小为治”。医圣张仲景是将大方、复法用于临床实践的先驱，《伤寒论》中的麻黄升麻汤、小青龙加石膏汤等都是针对寒热错杂的病机特点复法立方。《金匮要略》中的鳖甲煎丸(23味)和薯蓣丸(21味)都是大方、复法的历史印证。唐代孙思邈《备急千金方》中载“人多巧诈，感病厚重，难以为医。病轻用药须小，病重用药即多。”指出与情志内伤的联系密切重病，宜用药多，即是用大方、复法的具体体现。然大方、复法的定义自古众说纷纭。先贤刘完素认为：“大方之说有二：一则病有兼证，而邪不专，不可以一二味治之，宜君一臣三佐九之类是也；二则治肝肾在下而远者，宜分两多而顿服之是也。”唐宗海对大方的论述为：“大方，病有兼证，邪有强盛，非大力不能克之，如仲景之大承气汤、大青龙汤，一汗一下，皆取其分两重，药味多，胜于小承气、小青龙也。学者可以类推。”而张志聪等以剂量重者为是，恽铁樵先生则谓大方乃“凡聚四五十味药浑和之，使之正负相消，宽猛相济，别出一总和之效方”。凡此种种，莫衷一是。

张琪主张危重疾病和病情复杂的疑难杂病要用大方、复法，病势轻缓者需用经方、小方。他提出，复法指的是针对疾病的多重复杂病机，组合运用两种以上的治法，用于多重病机的交叉或复合，有时单一证候也需通过复法，以求相互为用，增强疗效；大方是指处方药味数目超过常规味数的一种用药方法。他强调，大方有药味和剂量的双重规定。大方、复法所包含的治法在两种以上，处方药味数目在12味以上，可多达20～30味，总剂量大于250g。虽然丸剂和散剂通常采用较多药味数，但其每次或每天的服用量并不大，甚至少于常规用量，因此，大方、复法专指汤剂而言。清代喻嘉言提倡“大病需用大药”。王孟英也呼吁“急病重症非大剂无以拯其危。”张琪认为，大方、复法运用的目的是为了适应复杂证候、多种疾病并发或疑难病证的需要，满足患者或医生从速治愈或好转的强烈要求和目的，除有少数医生为了蝇头微利，毫无章法地处方用药外，大方、复发有其合理性和必然性，呈现出鲜明的时代特征。

二、大方、复法之必要性阐析

随着中医药现代化研究的进展，单味药或由四五味药组成的经方、小方越来越受到现代科研人员的广泛重视，而大方的实验研究却一直备受冷落。在临床应用中，历史上许多著名医家都曾反对滥用大方，特别鄙视那种不讲究辨证、堆砌药物，以广络原野，冀获一兔的做法，提倡以用药轻灵的经方、小方治病，致使大方、复法在临床上亦受冷落。张琪指出，受现代生存环境的变化、生活习惯的改变、饮食结构的调整、社会形态的变化等多种致病因素的影响，慢性、复杂性疾病日趋增多；疾病和患者都对中药产生了一定的耐药性；同时，从中草药的资源、种植、药物生产加工与炮制，以及临床医生的使用习惯角度而言，有很多中药资源极近濒危或已灭绝；中药材人工养殖化使得质量下降，药力减弱；中药材的加工、炮制愈发贫简，使得药物的效力衰减，特殊效用退变；临床医生中医功底及临证驭药能力的限制，使得临床诊疗水平大打折扣。以上诸多因素决定了中医药在现代临床应用时更加适宜大方、复法。近年来，临床医生对复杂病证和疑难病证的治疗研究发现，常法、小方取效艰难，而大方、复法临床应用疗效可靠，于是大方、复法又重新受到了临床医家的重视。

（一）社会形态、生存环境、生活习惯、饮食结构的变化

社会形态、生存环境、生活习惯、饮食结构的变化导致疾病谱的多元化和复杂化，催生临床大方、复法的广泛应用。

时代变迁，人类社会由原始走向文明，随着改革开放的脚步，我国的经济体制步入市场化，由农业大国逐渐步入工业化国家的行列，加快和加剧了各行各业的竞争，使得整个社会形态发生了巨大的变化。人们的生活节奏逐渐加快，来自社会、工作、家庭等各方面的压力逐渐加大，由此而导致的疑难杂病的发病率和突发率逐年上升。工业化的进程加快了人类文明的脚步，与此同时，逐步恶化的生态环境、不良的饮食和起居习惯以及网络信息时代的来临等诸多因素所引发的各种各样的现代文明疾病如肥胖症、代谢性疾病、免疫系统疾病、网络综合征、亚健康状态等，史无前例地出现在疾病谱的前列。所有的一切都决定着古今疾病谱出现重大改变是必然的。对此张琪指出，现代社会的病因多重性、病种叠加性，导致人体多脏器、多系统受损，进而出现证候复杂化、疾病多样化。对于现代疾病绝非单方、经方所能尽效，而对于诸多复杂性疾病，大方、复法更为适宜。张琪强调，病、证的复杂性、多元化，催生和促进了大方、复法的临床广泛性应用，大方、复法不是凭空产生的，而是由社会形态、生存环境、生活习惯、饮食结构等多因素决定的。因此，在治疗时，既要抓住主病、主证，同时又要充分考虑到其他病证，既要祛邪又要扶正，调理脏腑，调和气血，平衡阴阳，燮理寒热，疏通经络，又要兼顾到其他各方面。因而简单的几味药是不能任病，只有具有更多药味和更大剂量的大方、复法才能担此大任。

（二）野生药用资源的短缺，促使替代品和人工种植品的出现

这种现象会导致中药品质降低，剂量依赖性增强，使得大方、复法的产生成为必然。

张琪强调，中医药临床的有效性与中药材的质量与品系是密不可分的。中药材中有很多动物药和珍稀植物药现灭绝或已灭绝，这就导致很多有效药物在临床上无法得到正常使用，即便有很多替代品出现，但疗效无法满足，迫使医生只能依赖药物剂量的增加和药物的配伍应用。即便如此，依旧无法满足临床疗效。因此，临床上大方、复法的出现是一种必然。例如，犀牛角的临床应用，若是纯正的犀牛角 10g 左右疗效就非常显著，但由于资源的限制，只能由水牛角替代，而水牛角临床应用到 30g 也无法完全满足临床疗效。因此，药物剂量就需要更大，可见临床大方、复法成为必然。临床上麝香的应用，每次用量 0.1g 足矣，但是由于资源的短缺，药物价格

昂贵，临床有的医家用白芷和冰片组方配伍替代应用，这样无形之中，药味、药量的增加促使大方、复法成为必然。

（三）大方、复法的出现

随着市场经济的发展，部分不法商人图于利益驱使，使得中药材在药源、加工、炮制等方面偷工减料，以次充好，致使临床疗效甚微，基于临床疗效的需要，导致大方、复法的出现。

张琪指出，由于人口的增长，疾病谱系的变化，使得人类对中药资源过度索取，导致野生中药材远远无法满足人类需要。因此，人工种植成为满足中药资源需求的唯一方法。然而，随着市场经济的发展，人们过分地追求经济效益，人为地提高产量，使用化肥、生长激素甚至农药的不合理应用，已经不能满足中药材品质的保证。同时，不按时采收；加工不到位；为图药物外表美观，以利销售，乱施添加剂；由于中药炮制技术与手段的偷工减料，促使中药材的药物性味无法满足临床需要；加之贮存、运输不良，导致中药质量下降，医生在用药时不得不通过增大药味数和剂量来保证应有的疗效，于是临床上的大方、复法被迫应运而生。

（四）现代教育培养的中医医生中医功底肤浅，从另一面导致了“大方、复法”的出现

张琪指出，随着现代科技的进步和现代教育的改革，现代教育培养出来的中医医生的中医功底令人担忧。对临床疾病的中医诊疗水平较低，对中草药传统的药物性味归经、药物炮制与应用水平平庸，导致临床诊疗的“对症化”、简单病证复杂化，致使本可用单味药或者小方、经方可以解决的疾病，反而“大方、复法”化。同时，不排除部分临床医生受经济效益和功利心的驱使。因此，现代中医药教育的负担更加繁重，实现小方、经方、大方、复方、复法的合理应用，及某些社会现象的根本性解决都将依赖于现代中医药教育培养出真正的、合格的中医药人才。

（五）中药耐药性的增加导致大方、复法的出现

中医药为了中华民族的繁衍生息服务了数千年，疾病和人体自身对中药产生一定的耐药性，这个观点正被越来越多的医家所认同和接受，进而促使了大方、复法的出现。张琪指出，中医药临床有治病和治人之说，对治病而言，多数是针对外来邪气，邪气包括诸种外感性病因。例如，对于外感病原微生物而言，不仅对现代化学性药物存在耐药性，中药亦是如此，病原微生物对其都存在耐药性，即便是中药往往通过调整人体自身来抗邪外出，依旧存在耐药性的可能；对于治人而言，多数情况是针对内伤杂病而言，但是人体内接受中药有效成分的受体依旧存在“疲劳现象”。因此，无论从哪个角度而言，中药都存在耐药性，解决耐药性的问题，现代化学药物依赖药物的更新换代，而中药有配伍的优势。除此，剂量依赖是解决中药耐药性的另一种办法，这也被迫使得大方、复法的出现成为现实。

（六）北方气候、社会及地域特点等多方面决定了临床更需要大方、复法

张琪自 1938 年来到哈尔滨市，一直从事临床一线工作，早期深入基层、民间，为百姓治病驱疾，现如今已近 90 高龄依旧每周坚持出诊，服务社会、服务百姓，对龙江民众甚是了解。张琪指出，黑龙江地处祖国东北边疆，祖国的最北端，塞外寒冷之地，多脂多盐饮食成为大众餐饮，民众的体质壮实，偏于肥胖；人民群众受教育的整体水平及医学知识的普及程度落后于中东部地区，

经济条件及富裕程度均低于中东部。于是，人民对疾病与健康的认识不足，处于“攒病如攒钱”的状态。由于医学知识的贫乏和经济水平的限制，对常见疾病的早期预防与治疗及养生保健常识的匮乏，使得广大人民群众往往得了“小病”不就医，长此以往，积累到严重的、复杂的、多系统、多脏器并发的时候前来就诊，此时已不是单味药或者是简简单单的经方、小方所能解决。此时大方、复法便是最合适黑龙江人民大众的治疗药物和方法。同时，由于北方民众体质壮实、形体偏于肥胖，因此，临床常规用药剂量也远远大于中东部及南方各地区。由此可见，大方、复法符合了时代的特征，更符合龙江民情。生活、工作在黑龙江 70 多年的张琪指出，无论出自哪方面原因，当今社会、龙江地域，大方、复法越来越受到临床医生和患者的强烈需求。他强调，现如今的临床并非是随意的大方、复法，而是要根据临床实际和疾病本身的特点来决定。单一病因导致的简单性疾病，当然需要小方、经方，这样更符合病情的需要，单刀直入，快速治愈疾病，减轻患者疾苦，同时又减轻患者经济负担。但是一旦病情复杂，多系统、多脏器合病，更要坚决地选择大方、复法，人命至重，贵于千金，此时不要单纯考虑患者负担，治病救命更加重要。

三、大方、复法的临证注意事项

张琪指出，大方、复法符合时代的需求，更符合当今的临床需要，但是临床诊疗疾病切忌一味地追求大方、复法，勿要追利益、赶时髦。

1. 注重保护脾胃，以防脾胃损伤，影响治疗

张琪指出，大方、复法适合于慢性、复杂性疾病的治疗需要，而这类疾病往往非短时间内得到根本治疗，在长时间服用中药的过程中，药物的消化和吸收势必加重脾胃系统的负担，难免会造成对脾胃系统的不良影响。从中医理论而言，脾胃系统是人体的后天之本，正气的源泉，一旦脾胃受到严重损害，就会影响后续治疗，甚至终止治疗。因此，在运用大方时，应该注重顾护脾胃之气。

2. 方药组成由临床实际决定，药味、药量要适度

对于大方、复法药味的多少和药量的轻重问题，张琪指出，一切取决于临床疾病的轻重缓急、病邪的性质和正气的盛衰，并非单纯取决于医生主观决断。组方遣药过程中，切忌一味为了追求疗效，而盲目胡乱增加药味，增大药量，针对各证候群的中药组的药量一定要精当，恰到好处，适可而止。据此张琪强调，大方、复法的科学、合理应用需要临床医生有更高超的诊疗技术和丰富的临床经验，避免盲目的堆砌性用药，于此减轻机体对药物代谢的负担，同时避免了中药资源浪费，防止用药不当而致的药害。

3. 中病即止，切勿过度治疗，以防变生他病

在大方、复法治疗疾病过程中，当病邪即将被彻底清除，疾病对机体的损害得到完全控制，脏腑和气血功能得到逐渐恢复，就应适时调整方药的组成，以免大方中祛邪药长期使用会损伤人体正气，扶正药过度应用加重脾胃负担。因此，张琪倡导，在疾病将愈之时，宜逐渐把大方过渡到常规剂量的方剂，来巩固治疗疾病，调理身体，更有利于恢复健康。

4. 大方、复法临床应用要关注肝、肾功能

从现代医学的角度，大方、复法临床应用过程中要关注肝、肾功能的变化，以防医源性、药源性疾病发生。

随着科技的进步和时代的发展，中医药学要与时俱进，要吸收和容纳现代科技成果，切忌固步自封，与现代医学要尽量科学地融合。天地分南北，学术无国界，现代临床有很多医源性、药源性疾病的发生，给患者、医生乃至整个社会带来了不必要的麻烦。张琪强调，在大方、复法的临床应用过程中，要借助现代科技手段，随时观测病人肝、肾功能的变化，以防医源性或药源性疾病不必要发生，杜绝“按了葫芦起来瓢”的现象。

四、大方、复法的应用指导原则

张琪通过几十年的临床经验，总结出大方、复法具备以下几个特点：一是药味相对较多，治疗范围广泛，具备多效性、多面性，更符合复杂病情的需要；二是药味虽多，但单味药剂量相对较小，其作用缓和持久，更适宜于慢性、复杂性疾病及亚健康状态的治疗与干预；三是突破以往单味药充当君、臣、佐、使的模式，而是采用复方模块化、药物配伍军团化的组方原则，诸模块之间相互协同，军团化药组承担君、臣、佐、使，增效减毒、相使相须，整体效果更加明显。因此，大方、复法不是多种治法的简单相加和多味药物的罗列堆砌，而是针对复杂病证、复合病症及特殊疾病而采用的一种变法，其包含的具体治法和方药是根据疾病的各个方面有机地组合起来的。张琪强调，大方、复法同样要辨病与辨证相结合，在辨证论治指导下进行。对于方剂组成必须根据临床实际选择合适的药物，在配伍方面依旧沿袭《内经》君、臣、佐、使的原则，但因大方使用的对象不同，更富有自身特点，在多病同患、多证相兼的复杂病证、疑难病症的治疗中，必须更加突出整体观、辨病与辨证相结合、辨证论治和现代中药药理学的指导作用。

1. 整体观念

中医学强调整体观念，在大方、复法的具体应用过程中也要有整体观念。张琪强调，临证中首先要了解患者既往健康状态、病史、体质及遗传背景；了解患者及其亲人的心理需求和经济承受能力；综合评估患者病情和对大方汤药的可承受程度，进而估计相对合理的大方剂量，不可顾此失彼，对影响健康和疗效的各因素都不可偏废；用整体全局观来充分了解患者的复杂病情，分析各种症状、体征和相关理化检验。明确所患是哪几种疾病，把握每一种疾病对机体的影响及各病种之间关系，分清主次先后，轻重缓急；同时要通过四诊合参，并结合现代科学技术手段，把握每一个病又处在什么阶段，各个疾病对人的健康的影响程度，各病之间的关系，了解患者五脏六腑各自的生理功能和病理状态，其发展趋势和可能的转归；明白患者的体质、心理以及对疾病的认知程度、经济承受能力，较客观地预测患者对治疗方案的依从性等，因为这些因素影响治疗方案和大方、复法的制定。

2. 辨病与辨证相结合

在整体观指导下，采用病证结合的方式，首先明确患者所患哪几种疾病，然而随着时代的发展，辨病不但要单纯辨识中医病证，还要明确其现代医学的疾病诊断，结合中医辨证理论，审病辨证，辨明疾病的病因、病位、病性、病势和邪正关系，确定有几个证型以及各证型之间关系，分

清标本虚实、主次先后缓急，选择和适当分配不同功效的药味和药量。据此张琪指出，在上述思想指导下，以主病、主证为核心，对次病、次证也要统筹兼顾，做到病证结合，方证相对，理法方药相互统一。

3. 辨证论治

在整体观的指导下，辨病与辨证相结合，选用恰当的辨证方法，对疾病或疾病群的某一阶段进行综合分析，了解复杂病变中存在有哪几个主要证型，各证型之间相互联系。分清各证型在病变中所占的地位，辨明气血阴阳邪正消长。弄清病邪的性质、病变的主要病位和正气的盛衰，确立相应的治疗法则，为大方、复法的组方遣药奠定基础。

4. 现代中药药理学指导中医临床

大方、复法的临床应用，在依靠传统中医药理论的同时，要积极吸收现代科学知识，尤其是现代的诊疗手段和中药药理学相关科研成果，更有利于临床疗效的提高，张琪在临床实践中证实了这一点。治疗慢性妇科盆腔炎症，在辨证论治的同时，参考现代药理发现蒲公英、败酱草、鱼腥草配伍应用对妇科炎症有很好的治疗作用，因此在传统理论处方的基础上加用三者配伍应用，疗效甚佳且速至。

五、大方、复法的配伍规律

传统组方经典理论之君、臣、佐、使和七情和合的理论依旧完全适合指导大方、复法的临床应用。张琪在诠释大方、复法的组方过程中引入两个概念：模块化和军团化药组，两者是有机融合、相互渗透的。君、臣、佐、使的方剂配伍形式，始见于《黄帝内经》，其设计甚为周详，主次分明，配合严谨，相须相使，相互制约。对君、臣、佐、使的药味多少也有明确的规定，无论大、中、小方，君药均为一味，而臣药或二或三，佐药或五或九，辅佐君药，直攻病所，取其效专力宏之意，如四君子汤、麻黄汤等。而大方、复法在药物的君、臣、佐、使方面，打破了这种传统的模式，以方剂配伍的模块化和君、臣、佐、使法则、君、臣、佐、使的模块化和军团化药组的形式，形成了全新的大方、复法的配伍模式。

1. 方剂配伍的模块化和君、臣、佐、使法则

张琪指出，在临床上大方、复法的最简洁的体现就是两个或多个经方、小方的配伍应用，每个传统的方剂即可称为一个模块，方剂模块之间有机的配伍结合以达到综合治疗的目的。但是，方剂之间并不是随意地配伍，而遵循主次，主次的划分依旧符合君、臣、佐、使的原则。

> 张琪曾治疗过1例直肠癌术伴全身转移和大便稀薄（水样便）、失禁的病例。综合分析本病，首先是癌症（术后转移癌）和大便稀薄失禁两种疾病，但是术后转移癌治疗的期望值不大，而家属和本人对大便的问题十分关注，因此选择三个方剂：以参苓白术散、五苓散为主方，稍加配伍扶正抗癌药物组。参苓白术散和五苓散的主次划分，取决于疾病自身，四诊合参发现，其主要证型为脾虚湿盛之泄泻，因此三方以参苓白术散为君方，五苓散和扶正抗癌药物组为臣方。

2. 君、臣、佐、使的模块化和军团化药组

君、臣、佐、使的方剂配伍形式，提示药物在方剂中主次从属的不同关系。所谓主病之谓君，佐君之谓臣，应臣之谓使。方中起主要作用者为君，辅助君药者为臣，应和臣药起治疗作用者为使。由于药物在方中的作用有主次从属之分，且君、臣、佐、使的药味因配伍需要有多寡之别。这样的方剂配伍可以直攻病所，起到效专力宏的作用。基于此张琪指出，大方、复法在药物的君、臣、佐、使配伍方面，打破了这种传统的配伍模式，以药物的模块化和军团化药组形式出现，形成了一种全新的方剂配伍模式。大方中君药可由两味以上的药物组成，构成了军团化君药组，这些药物对疾病的治疗起着主攻方向的作用。而在军团化药组之中，亦有主次及君、臣、佐、使之别，符合经方单方的配伍原则。臣药和佐药也是由多个药物组成，同样也是构成了一个集成化模块，但它在治疗疾病方面是辅助军团化君药组模块以加强疗效。使药或是一味或是两味药物，作为引经药或调和药。然而，各军团化药组之间是模块化的形式体现在大方之中，每个药组即是一个模块。

3. 七情合和理论指导大方复法的配伍

《神农本草经》:“有单行者，有相须者，有相使者，有相畏者，有相恶者，有相反者，有相杀者。凡此七情，合和视之，当用相须相使者良，勿用相恶相反者，若有毒制宜，可用相畏相杀者；不尔，勿合用也。”药物配伍的七情理论，或为相须相使，以协同增效；或为相畏相杀，以制其毒性；或为相反相恶，以拮抗药性或产生不良反应。张琪指出大方、复法的临床应用离不开七情和合理论，无论是模块、军团化药组内部，还是模块、军团化药组之间都符合传统方剂组方理论，大方、复法中的君、臣、佐、使中亦有君、臣、佐、使。通过不同模块及军团化药组之间的七情合和相互配伍，进而形成最佳的整合功效。

六、大方、复法之临证举隅

杏林耆宿、中医临床家张琪根据多年治疗慢性肾病及疑难杂症、重症经验指出，慢性肾病及疑难杂症、重症具有多重复杂病机的特点，遣方用药非量大、剂重不能奏效，故处方时常多种治法合用，药味数目超过常规，剂量也应相对加重。药味多在 15 味以上，常达 20～30 味。某些主药的剂量常 30g 左右，甚达 50～70g。虽药物繁多，但却是具有针对性的组方用药，并非简单堆砌。例如，在治疗慢性肾衰竭时，其病机虚实夹杂，脾肾两虚常常挟有血瘀、湿浊、热毒，因而在处方中分层次用药，常补脾益肾、活血化瘀、祛湿泄浊、清热解毒的诸多药物合用；慢性肾衰竭失代偿期及肾衰竭期，临床以脾肾两虚、湿浊瘀阻者居多，治法以补益脾肾、活血泻浊，方中既用四君子汤益气健脾，又加菟丝子、熟地等补肾益精之品，同时又用连翘、大黄、黄连合草果仁、半夏以清热解毒化浊，桃仁、红花、丹参、赤芍活血化瘀，药味达 20 多种，但却多而不乱，有法可循，疗效甚佳。而顽疾、重症因病久邪深，药量小则病重药轻，若非重剂难起沉疴；再则当今中药野生的较少，多为人工种植，药力大不如前，故剂量较小则药力不足。例如，张琪在用黄芪作为主药治疗重症肌无力时，用量常在 50g 以上，最大量可用至 75g；而在治疗中风恢复期时，黄芪常量为 50g，可用至 100g，意在增强黄芪补气之功。在治疗慢性肾衰竭时，大黄常用 7～10g，浊毒内蕴明显，尤其见大便秘结时可用至 15g，甚达 20g，以增强泻浊祛毒之功，但要注意大黄应与其他药物共同煎煮，不可后下。由此可见，对于当今临床的慢性、复杂性疾病及疑难杂症、重症，大

方、复法恰中病机、药证相合，疗效可靠。

（一）大方、复法之疑难杂证举隅

1. 大方、复法之痹证治验

痹者，闭也，气血凝涩不行之意。痹证临床以关节、肌肉、筋骨疼痛为主证，或兼感酸麻重着，甚则肢体肿胀，屈伸不利。张琪结合多年临床经验总结出治疗痹症的五大经验：发病多由正虚邪恋，治疗勿忘扶正祛邪；痹多挟湿，治疗重视除湿通络；热痹多见，临床酌用清热通络；久病多瘀，用药必须活血通络；善用虫类药，旨在透骨通络疗变形。由此可见，痹症的病因病机不单纯在于正气不足、肝肾亏虚，同时，又有外邪来袭，并且由于病久必有瘀血或者痰饮等病理产物生成，因此临床对痹证的治疗必须着眼于全局，偏废任何一面，临证效必不验。

张琪治疗痹证尤其重视扶正祛邪之法，如独活寄生汤、黄芪桂枝五物汤为临床常用治痹之方。关于黄芪用量，他常用至75g以上，气为血之帅，气行则血行，故重用补气，气旺血行，方能取效。对于邪气壅盛之时，治疗中应用祛邪宣通法的同时，张琪亦视病者的体质情况，病程长短，邪正虚实，适量配伍益气养血，调补肝肾之品以扶正。

曾治某女，35岁，1999年3月31日初诊。人工流产后2个月，双上肢酸楚，胀痛，两手指关节疼痛，活动后加重，周身无力，腰痛，舌质淡红，苔薄白，脉沉。辨证为肝肾不足，气血亏虚，络脉痹阻，以益气血、补肝肾和营祛风通络法。拟方：

当归20g　川芎15g　白芍20g　熟地20g　大活15g　寄生20g　桂枝15g　大艽15g　防风15g　细辛5g　茯苓15g　党参20g　杜仲15g　黄芪30g　川断15g　鸡血藤30g　丹参15g　甘草15g

上方加减陆续服用月余临证治愈。该患者肝肾精亏，气血亦有不足，同时邪气痹阻脉络。因此，张琪结合临床实际立益气血、补肝肾、和营祛风通络三法于一体，拟方18味中药，且连续服用月余，足见顽疾临证应用大方、复法的必要性。

临床还有一类痹证，关节肌肉疼痛，关节肿胀，缠绵不愈，甚则变形；或见皮下结节红斑，颜色紫暗或肢节疼痛如锥刺。此乃湿、热、痰、瘀交织，壅滞经络关节，气血流行不畅所致，治疗非单一祛风散寒除湿法所能奏效，必须清化痰瘀，除湿清热，使痰瘀得去，湿热得清，气血周流，经络宣通。张琪临床常用朱丹溪之痛风方加味治疗，集清热、化痰、除湿、散瘀、通络于一方。

曾治某男，23岁，2001年12月12日初诊。病程2个月余，经西医院检查诊为“强直性脊柱炎”。就诊时主诉：颈部疼痛，难以转侧，伴背痛，腰痛，踝关节肿痛，舌质暗红，苔白腻，脉滑数。拟方：

黄柏10g　苍术10g　南星15g　防己15g　桂枝15g　灵仙10g　桃仁15g　红花15g　胆草10g　羌活10g　白芷10g　川芎15g　乌蛇15g　土虫10g　地龙15g　甲珠10g　僵虫10g　蜈蚣1条　山芋15g　杞果15g　熟地20g　甘草15g　羊藿叶15g

上方加减陆续服65剂，颈部疼痛明显缓解，能自由活动。

王清任提出痹为瘀血致病说，创立身痛逐瘀汤；叶天士对于痹久不愈者，有“久病入络”之说，倡用活血化瘀及虫类药物搜剔宣通经脉。张琪认为，痹证日久大多挟有血瘀证，因痹证以疼痛为其主要表现，其病机乃为气血阻闭不通，不通则痛。临床可见肢节疼痛如锥刺，舌质紫暗等，因此治疗必用活血通络之药，才能见功。临床常用王清任身痛逐瘀汤加减治疗，药味平均在16味，其他各型痹证兼有瘀血见证者，均可加入活血化瘀通络之品。如对寒湿痹证夹有瘀血者，常用乌头汤与活络效灵丹同用，止痛效果明显，乃血活络通，寒湿得去而收效。再如湿热、痰瘀相兼致痹证，常用的痛风方中即有桃仁、红花、川芎等活血之品。另外在痹证辨证治疗方药中加一二味通络活血之品，可增加透达宣通之功，提高其疗效。

曾治某女，30岁，2000年12月10日初诊。因工作环境潮湿而致手指关节疼痛，膝关节痛且肢体沉重不适两年，肢软无力，畏寒，舌质紫，苔白脉沉，曾服数10剂中药治疗不效。辨证为寒湿痹阻，瘀血内停。拟方：

牛膝15g　地龙15g　羌活15g　大艽15g　香附15g　当归20g　川芎15g　炙川乌10g　黄芪30g　桃仁15g　红花15g　麻黄10g　杜仲15g　大活15g　赤芍15g　甘草15g

此方加减连服45剂，病人上述症状均减轻，时值隆冬季节，病人关节痛未再发作。

痹证日久，关节变形僵直，手指足趾关节呈梭形肿大，疼痛如锥刺，不能屈伸，甚则功能丧失者。张琪善用虫类药物透骨搜风，通经络止痛。其中白花蛇透骨搜风，通经络；全蝎、蜈蚣祛风通络止痛；穿山甲散瘀通经络；苏土虫活血散瘀止痛。数种虫类药配合，有较强的透骨搜风，通络止痛作用。然此类病证多病程长，气血亏耗，肝肾亏损，为此在搜剔风寒湿邪基础上，加当归、白芍、熟地、仙灵脾补肝肾、益气血，营筋骨、利关节，体现了大方、复法的论治原则。

曾治某男，21岁，学生，2001年9月29日初诊。患腰骶部痛，不能久坐，坐2小时以上即痛难以忍受，经某医院确诊强直性脊柱炎，转来中医门诊求治，病者体质消瘦，自述腰骶部痛，僵硬不能久坐，颈部亦僵，活动受限，舌紫少苔，脉象滑，辨证为肝肾素虚，血络瘀阻，宜补肝肾，强筋骨，活络化瘀。处方：

丹参20g　当归20g　乳香10g　没药10g　全虫10g　爵床20g　桃仁15g　红花15g　乌蛇15g　山甲珠15g　苏土虫10g　蜈蚣2条　地龙15g　牛膝15g　熟地20g　狗脊20g　山芋20g　寄生20g　炙川乌10g

上方加减服用月余，腰骶部已无痛，能久坐，无不适感，颈部亦活动自如，全身有力，精神转佳，能坚持上课，从而获得近期治愈。

2. 大方、复法之慢性肝炎及肝炎后肝硬化治验

慢性肝炎包括慢性迁延性肝炎及慢性活动性肝炎，肝炎后肝硬化则是由慢性肝炎发展而来，属中医学"胁痛"、"积聚"、"癥瘕"、"臌胀"的范畴。张琪认为，慢性肝炎就其疾病演变过程分析，认为肝郁脾虚为慢性肝炎的主要病机，疏肝健脾法为慢性肝炎的主要治疗大法。尤其重视健脾益气药物的应用，善重用白术、茯苓、山药、黄芪、太子参（或党参）以培土抑木，体现了"见肝之病"、"当先实脾"的思想，但慢性肝炎临床除见肝郁脾虚症状外，常兼挟湿热中阻证，故须伍以清热利湿之品；针对乙肝表面抗原及e-抗原阳性，或肝功能转氨酶升高，又常加用清热解毒之品，正邪兼顾，其效甚佳。代表方剂为张琪自拟经验方护肝汤，药物组成：

柴胡20g　白芍30g　枳实15g　甘草15g　白术20g　茯苓20g　黄芪30g　五味子15g　败酱草30g　茵陈20g　板蓝根20g　虎杖20g　蒲公英30g　连翘20g

本方乃以四逆散加茯苓、白术、黄芪及诸清热解毒之品而成。

张琪指出，柴胡为疏肝之圣药，用之以条达肝气，芍药养血柔肝缓中止痛，柴芍合用，一疏一柔，疏而不燥，柔而不滞；枳实行气，甘草和中缓中，诸药配合，药力专而奏效捷。肝以阴为体，以阳为用，内藏相火最忌香燥戕伐，耗伤肝阴，但养肝又切忌甘寒滋腻如生熟地、玉竹等易助湿有碍脾胃之运化，故重用芍药敛阴养血以益肝之体，一般用量在30～50g。加茯苓、白术、黄芪者，以益气健脾；加板蓝根、蒲公英、败酱草等清热解毒之品，乃针对患者乙肝表面抗原、e-抗原阳性及胆红素高，或丙型肝炎者而辨病辨证用药；脾大者，可加入制鳖甲、地鳖虫、桃仁等。

曾治某男，46岁，2001年5月16日初诊。经西医院诊断丙型病毒性肝炎，早期肝硬化，经治疗无明显效果，来门诊医治。现两胁痛，连后腰酸痛，脘腹胀，痞满不舒，消化不良，大便溏，伴有不消化样便，面色尚可，肝掌，舌淡胖，脉象沉弦，平时嗜酒。肝功能：谷氨酰转肽酶64U/L(50U/L)，胆碱酯酶15 703U/L(12 000U/L)，谷丙转氨酶66U/L(40U/L)。B超：弥漫性肝病表现，脾厚4.1cm，胆囊炎。中医辨证为肝气不疏，郁而化热，邪热内伏，脾气虚而不运。处方：

柴胡20g　白芍25g　枳实15g　甘草15g　白术25g　云苓20g　山药20g　鸡内金15g　黄芪20g　太子参15g　炙鳖甲20g　郁金10g　桃仁15g　败酱草30g　茵陈10g　五味子20g　炮姜15g　虎杖20g

上方加减服用至2002年1月30日，复查谷氨酰转肽酶50U/L(54U/L)，无明显症状，嘱其继服上方加西洋参15g，以巩固疗效。

病毒型肝炎及肝炎后肝硬化，中医辨证虽有比较规律的分型，但证型不是固定不变的，常因正邪相互拮抗，而有胜衰之变，且多经中西药物治疗而演变，固守一方一药的治疗，往往不能切合病情。张琪认为，本病病程多呈现虚实寒热夹杂，必须多法联用，才能收到事半功倍之效。多法联用即在一方之内，补益肝肾、疏肝理气、益气健脾、清热解毒、活血化瘀熔为一炉，当然更要注意辨证权衡正与邪孰轻孰重，用药各有侧重，随机应变，证变药要随之变，才能如矢中的，取得良好效果。此多法联用即是大方、复法的重要体现。张琪根据多年临证经验，将本病治疗总结为以下四种治疗方案：

(1) 湿热中阻，中满分消丸加减：肝炎后肝硬化系急慢性肝炎演变的结果，湿热之邪蕴蓄不除，伤及脏腑气血，而脾为湿热困扰，日久则水湿运化失健，水气不能下行，导致水液内停而形成腹水。常用东垣中满分消丸加减，药物组成：黄芩、黄连、砂仁、枳实、厚朴、半夏、陈皮、知母、泽泻、干姜、姜黄、党参、白术、茯苓、猪苓、甘草。对大量腹水者，在此方基础上，酌加逐水之峻剂，如二丑、醋炙甘遂，其消肿利水效果甚佳。张琪用甘遂须醋炙，以小量开始，初用5g，及效后逐渐加量，常用至10g，大便泻下如水样，小便亦随之增多。

(2) 脾虚气滞水蓄，加味茯苓导水汤：肝硬化肝功能失代偿期，小量或中等量腹水时，若病人表现面色萎黄，腹部胀满，大便次数多，量少或便溏，尿少，手不温，舌苔白腻或舌质淡，脉弦细等，多按脾虚气滞水蓄辨证，治疗用加味茯苓导水汤，健脾行气利水。药物组成：白术、茯苓、猪苓、泽泻、广木香、木瓜、槟榔、砂仁、紫苏、陈皮、枳壳、党参、甘草。

(3) 峻下逐水，用加味舟车丸：肝硬化肝功能失代偿期，大量腹水，肿势较重，一般健脾行气利水毫无效果。只要辨证病人尚未出现形脱、便血、昏迷，尚在可攻之时，可果敢用峻下攻水以消除其腹水，缓解其胀满。张琪临床常用舟车丸改为汤剂，甘遂、大戟、芫花用醋炙为佳，量各5g，大黄10～15g、牵牛子20～30g，用量可根据病人体质强弱及蓄水轻重而定。临证中用峻下逐水剂后，待二便通利增多后，继用茯苓导水汤之类，健脾行气利水，尿量继续增多，腹水遂而消除。

(4) 行气逐水消肿，健脾益气养阴，用自拟藻朴合剂：张琪自拟“藻朴合剂”乃治肝硬化腹水攻补兼施之方，药物组成：

海藻 40g　厚朴 30g　黑、白丑各 30g　木香 15g　槟榔 20g　生姜 25g　人参 15g　白术 20g　茯苓 30g　知母 20g　花粉 20g

众所周知，肝硬化腹水为临床常见的难治之症，从张琪以上治疗四法可以看出，无论何种证型，方药组成的药味都在 13 味以上。并且四种证型除针对水气内蕴之病机外，亦合用了健脾和中、清热利湿、行气化滞、益气养阴等治法。即便如此，本病的临床治疗亦难速效，亦须以疗程为保证。虽第三种证型只用了五味之加味舟车丸，但其药力峻猛，一旦邪实得制，继用茯苓导水汤加味以除后患。可见，对于本病的治疗非大方(药味多或药力猛)不能撼动痼疾之根，则病不愈。

对于肝炎后肝硬化，表现脾大，腹胀满，胁肋胀痛，食少纳差，面色黧黑或晦暗，张琪常用消补兼施与清热解毒相配伍，获效良好，自拟“软肝化癥煎”。药物组成：

柴胡、白芍、青皮、郁金、人参、白术、茯苓、黄芪、山萸、枸杞、炙鳖甲、茵陈、虎杖、黄连、蒲公英。此方药味虽多，但配伍严谨。张琪多年来治疗本病，总结其病理机制乃正虚邪实，正虚即肝虚、脾虚、肾虚，邪实即气滞、瘀血、痰浊、蓄水，湿热毒邪内蕴，正与邪相互交织，错综复杂，非一方一药所能奏效，尤其来请中医治疗者多是经用各种药物治疗不效，其难度之大可想而知，所以张琪治疗本病多用大方、复法，对恢复肝功能，消除脾肿大，软肝护肝，以及改善体征，消除腹水等皆有良好效果。

3. 大方、复法之前列腺增生证治验

前列腺增生症又称前列腺肥大，以排尿困难为主要临床特征，为男性老年常见疾病之一，张琪对此病治疗颇多，在改善排尿困难等症方面疗效颇佳。他认为，本病多因肾阳衰微，肾气虚衰，湿浊痰瘀滞结不化，阻塞水道，小便不利，同时由于肾阳不足，气化功能失调，不能下达洲都，而致小便不利。轻则涓滴不利为癃，重则点滴全无为闭。可知肾阳及肾元虚为致病之本，痰浊血瘀为致病之标，属本虚标实证。据此，张琪自拟补肾温通饮方如下：

熟地 20g　山萸 15g　茯苓 15g　泽泻 15g　附子 10g　肉桂 10g　知母 10g　黄柏 10g　川椒 10g　茴香 15g　橘核 15g　大黄 7g　桃仁 15g　瞿麦 15g　萹蓄 15g

水煎，日 2 次服。

本方用八味肾气汤原方补肾温阳助气化；茴香、川椒、橘核温通阳气，辛开行气开窍；知母、黄柏滋肾阴，合肉桂为通关丸，以防无阴则阳无以化，有通关利水之效；萹蓄、瞿麦清热利水通淋，因癃闭膀胱尿潴留，尿液兼挟湿热，故须清热利水；辅佐桃仁、大黄化瘀血痰浊，消坚化积。全方消补寒温并用，扶正祛邪，标本兼顾，用于此病多效。此方集助阳化气、通阳利窍、清热通淋、活血化瘀解毒、消坚化积于一方，药味组成为 15 味，为大方、复法的典型代表。

曾治某男，72 岁，退休工人，1999 年 3 月 16 日初诊。素有前列腺增生症，小便涓滴不下，一昼夜小便 100ml 左右，尿道涩痛，小腹胀满难忍，在某院住院，张琪应邀会诊，脉象沉滑，舌质红薄苔。尿常规检查白细胞 30～40 个/高倍镜，诊断前列腺增生并尿路感染。根据病证分析，属于高龄肾气虚气化失司，湿热蕴蓄，本虚标实之证，当以补肾气滋肾助阳清利湿热法治疗。处方：

熟地 20g 山萸 20g 山药 15g 茯苓 15g 丹皮 15g 泽泻 20g 肉桂 10g 知母 15g 黄柏 10g 附子 10g 瞿麦 20g 萹蓄 20g 大黄 7g 桃仁 15g 凤尾草 20g 三棱 10g 甘草 10g 车前 20g

上方共服 14 剂，尿量明显增多，24 小时达 1000～1500ml，继续调治月余而愈。

4. 大方、复法之痛风证治验

痛风，现代医学亦称尿酸肾病，近代医家多认为该病属于祖国传统医学痹证范畴。张琪考证，以朱丹溪所论之痛风较为确切，所用代表方如二妙散、上中下痛风方治疗亦较符合病情。张琪根据多年来治疗本病经验，以淡渗利湿、苦寒清热、活血通络三法合用组方，相互协同，切合病机，具有良好疗效。淡渗利湿之药，首推土茯苓，该药淡渗利湿解毒为治疗湿痹要药，湿邪着于筋骨，筋脉拘急不柔，疼痛拘挛不能舒展，该药淡渗利湿，湿邪除则筋骨舒。张琪体会其非直接能强筋骨，而以湿邪除则筋骨不复拘挛而随之强健。但需重用，常用 30～50g 以收效。萆薢除分清化浊外，又有除湿利关节治疗湿痹之作用，张琪用其治痛风湿邪着于筋骨拘急沉重、疼痛者有良效；泽泻、猪苓均为利水湿之有效药物，通过利水以利尿酸之排出。苦寒清热之药，首选为黄柏，清热燥湿善除下焦湿热，与苍术合用为二妙散，一温一寒，清热燥湿，消肿止痛；其次为苦参、防己，苦参燥湿清热利尿消肿，张仲景之当归贝母苦参丸、李东垣之当归拈痛汤皆用其清除湿热，张琪用之治痛风取其清热除湿消肿止痛之功，其效甚佳；防己，苦寒利水，清热止痛，张琪经验凡肾病风水及湿热水肿，此药具祛风清热利湿三种功能，故为治疗本病有效药物。活血舒筋通络之品，首选桃仁、红花、川芎，以活血行血，若顽痹麻木僵硬又必须用虫类药搜邪通络如全蝎、地鳖虫、蜈蚣、甲珠等皆可选用，张琪经验，加用小量炙川乌反佐之，止痛效果尤佳，此外舒筋通络之品如青风藤、秦艽、伸筋草亦可酌情选用。可见对于此类疾病，张琪集淡渗利湿、苦寒清热、活血通络三法于一方，择土茯苓、萆薢、泽泻、猪苓、黄柏、苍术、苦参、防己、桃仁、红花、川芎、全蝎、地鳖虫、蜈蚣、甲珠、炙川乌、青风藤、秦艽、伸筋草等 20 余味药物组方，充分体现了大方、复法的疑难杂病之临床应用。

曾治某男，47 岁，某企业领导人，现住新加坡，平素嗜酒及肥甘食物，于 1998 年 12 月突然右脚踝关节红肿，灼热，痛不可忍，经哈尔滨市某医院检查，血尿酸 750mmol/L（正常值 440mmol/L），诊断为痛风，给予秋水仙碱等药，痛稍缓解，但仍僵木痛，活动受限，血尿酸经 2 次检查均在 700mmol/L 左右，经介绍来门诊求治。观其局部，仍红赤灼热疼痛，活动受限，步行稍多即痛，舌苔腻脉象弦滑，小有数象，辨证为湿热下注，热盛于湿，宜清热利湿，消肿止痛法治疗。处方：

生地 20g 黄柏 15g 金银花 30g 连翘 20g 防己 15g 苍术 15g 苡仁 30g 萆薢 20g 川牛膝 15g 地龙 15g 川芎 15g 赤芍 20g 全蝎 10g 土茯苓 30g 苦参 15g 甘草 15g 红花 15g 炒甲珠 10g 土虫 5g 蜈蚣 2 条

经用上方不变，共服药 60 剂，僵木麻疼痛均消除，2 次检查血尿酸均在 300mmol/L 左右，完全缓解。该患者曾回新加坡 2 次，返哈尔滨后 3 次检查，血尿酸皆正常，迄今未发，远期疗效巩固。

（二）大方、复法之慢性肾病举隅

张琪认为慢性肾脏病病程日久大多病机错综复杂，复因治不得法，病情多变，疾病发展过程中常出现寒热错杂、虚实夹杂、兼挟证多等特点，虚实寒热夹杂、证候多变是慢性肾脏病缠绵难愈的主要原因。因此，要辨明虚实的轻重，寒热之甚微、湿瘀之有无等。针对其病机特点张琪常用大方、复法治疗药味多达20几味，寒热虚实，正邪兼顾，谨守病机，上下表里寒热兼顾，阴阳调济。由于病机复杂，涉及多个病理环节，药味少难以兼顾；选用大方多味药，药味多分治，对其多个环节各个击破，故疗效佳。中医治疗疾病的基本原则是辨证论治，体现的是整体观念，只有对疾病施以整体调控的治疗方法，针对患者的整体进行调整，使之阴阳平衡，药到病除。

张琪总结大量临床经验，认为肾病之水肿、蛋白尿与脾肾相关，其病机关键为脾、肾功能失调，三焦气化失司，尤其是慢性肾病，脾肾阴阳失调贯穿疾病的始终。脾居中州，主运化水谷精微及水湿，升清阳。《素问·逆调论》云："肾者水藏，主津液"、"肾主藏精"。肾藏人身元阴、元阳，为水火之脏。"五脏之阴，非此不能滋；五脏之阳，非此不能生。""肾如薪火，脾如鼎釜"。肾阴、肾阳与脾之阴阳相互连接，肾中元阴元阳为脾阴阳之根。先天与后天相互资生，相互促进。张景岳云："善补阳者，必于阴中求阳，则阳得阴助，而生化无穷；善补阴者，必于阳中求阴，则阴得阳升，而泉源不竭。"

1. 肾病性水肿之大方、复法论

肾病性水肿离不开肺、脾、肾三脏，脾主运化水液，肾者水藏，主津液。《素问·经脉别论》谓："饮入于胃，游溢精气，上输于脾，脾气散精，上归于肺，通调水道，下输膀胱，水精四布，五精并行。"津液的生成与输布，主要由于脾的运化输布，肺的通调水道，肾的气化蒸腾和三焦的疏泄决渎，其中尤以脾的运化功能为人体气机升降的枢纽。如脾虚运化失调则精微不能输布，水湿不得运行而停蓄；肾司开阖，其开阖之功能端赖肾中阴阳之互济保持相对之平衡，若肾阳虚开阖失司则小便不利。水液代谢障碍，势必耗伤肾气，精微遗泄日久，更耗肾之阴阳。肾虚温煦滋养失职，脾气匮乏，脾虚化生不足，无力充养先天，两者相互为患，导致水肿发生。张琪总结70余年的临床经验归纳出治疗肾病水肿六法。

（1）宣肺清热、温肾利水法，治疗风水初起型，方用麻辛附子桂甘姜枣汤加味：麻黄、附子、生石膏、苍术、细辛、桂枝、鲜姜、红枣。

（2）温肾健脾、利水活血法，治疗阳虚阴水型，方用真武汤与参麦饮加味：附子（先煎）、茯苓、白术、白芍、干晒参、麦冬、五味子、益母草、红花、桃仁、生姜、甘草。

（3）扶脾行气、利水消肿法，治疗水气交阻型，方用《局方》木香流气饮衍化：干晒参、白术、茯苓、甘草、陈皮、半夏、公丁香、广木香、枳实、川朴、槟榔、香附、草果仁、青皮、大黄、肉桂。

（4）表里内外上下分消法，治疗三焦水热型，方用疏凿饮子加味：羌活、秦艽、槟榔、商陆、椒目、大腹皮、海藻、茯苓皮、泽泻、赤小豆、生姜皮、二丑砸碎。

（5）健脾和中、清热利湿、利水消肿法，治疗湿热中阻型，方用东垣中满分消丸加味：黄芩、黄连、草果仁、川朴、槟榔、半夏、干姜、陈皮、姜黄、茯苓、干晒参、白术、猪苓、泽泻、知母。

（6）温肾利水、生津润燥法，治疗上热下寒型，方用栝楼瞿麦丸加味：天花粉、瞿麦、附子、山药、泽泻、茯苓、麦冬、知母、桂枝、黄芪、甘草。

纵观以上六种疗法，风水初起，证候单一，病机简单，张琪仅用了8味药，单刀直入，切中病机。而后五种证型，由于病程日久，病情严重，证候复杂，多脾、肾同病，气血共病。因此用药都在十几味，多则16味。在治法上，除了利水消肿法外，至少结合一种其他治法同时应用。正如张琪所言，临床上肾病水肿多病程日久，病机错综复杂，且兼夹证繁多，治疗上单一治法，或者单方、小方难以万全，立足于患者的健康、着眼于临床的疗效，就必须得采用大方、复法，才能应对复杂病情。临证中张琪发现此类患者除了水气羁留外，还伴有口唇发绀，面色晦暗，舌质紫有瘀斑，脉沉涩等症，此为血瘀之证，正应血不利则为水，水停则血瘀之理。故治法上除了利水消肿外，张琪擅用活血利水法，药物上选择益母草、桃仁、红花等药物，切合病机，以求全效。再观其他证型，除了水邪内停外，亦合并气机郁滞、水热互结、湿浊内阻、寒热错杂等复杂病机，用药亦应用了川朴、木香等行气之品，猪苓、泽泻等清热利水之药，草果、槟榔等化湿泄浊之物。因此，在治疗方法和组方遣药上都体现了大方、复法的用药特点，亦是本病的取效根基。

2. 肾病蛋白尿之大方、复法论

对于肾病蛋白尿张琪亦有独特的见解，他认为蛋白是人体的精微物质，由脾运化之水谷精微与肾藏之精气化生。蛋白尿的生成，与脾肾两藏虚损密切相关。脾虚不能升清，谷气下流；脾失固涩，精微下注，所谓“中气不足，溲便为之变”；肾主封藏，受五脏六腑之精而藏之，若肾气亏虚，肾失封藏，肾气不固，精微下泄；另外湿毒内蕴，郁而生热，亦可使肾气不固而精气外泄，热为阳邪，性主开泄，肾受湿热熏灼而统摄功能失职，致精关开多合少，蛋白等精微物质随尿而下。据此，张琪临床治疗蛋白尿有以下四法：

(1) 气阴两虚，兼挟湿热之肾病蛋白尿，方用清心莲子饮加味：黄芪、党参、地骨皮、麦冬、茯苓、柴胡、黄芩、车前子、石莲子、甘草、白花蛇舌草、益母草。张琪认为本方虽然治疗气阴两虚，然方中药量侧重于气虚，因黄芪、党参，用量较重(30～50g)，在辨证时以气虚为主者适宜用之。除本方外尚有升阳益胃汤、保元汤，方中均重用黄芪对肾炎的蛋白尿皆有一定效果。但黄芪用量须大方能有效，常用量为40～100g。

(2) 脾胃虚弱，清阳不升，湿邪留恋之肾病蛋白尿，方用升阳益胃汤加减：黄芪、党参、白术、黄连、半夏、陈皮、茯苓、泽泻、防风、羌活、独活、白芍、生姜、红枣、甘草。

(3) 肾气不足，固摄失司，精微外泄之蛋白尿，方用参芪地黄汤加味：熟地、山芋、山药、茯苓、泽泻、丹皮、肉桂、附子、黄芪、党参、菟丝子、金樱子。

(4) 湿热毒邪蕴结下焦，精微外泄所致蛋白尿，方用自拟利湿解毒饮加减：土茯苓、萆薢、白花蛇舌草、萹蓄、竹叶、山药、苡仁、滑石、通草、茅根、益母草、金樱子。

肾病性蛋白尿并非肾病之初即有，而是肾病日久，病变累及脾肾两脏，其生理功能衰退，邪气内生，而缓慢发病的一种临床难治性疾病。脾肾病久，气化功能失常，致虚、致郁，虚则湿浊内生，郁则邪热内扰，湿热相合，毒邪内蕴，日久则发展为肾衰竭。因此，无论该病处于哪个阶段，其病因病机并非单一，本虚标实之证。张琪根据几十年临床经验总结出上述四种综合性治疗方案，用药都在12味药以上，然若临床加之其他兼夹证候基本用药都在15味以上。可见对于此类复杂性、复合型疾病，非单刀直入之经方、小方之所能，结合临床治验发现，大方、复法符合此类复杂性病机的疑难杂症之证治，其疗效可靠、卓著。

3. 慢性肾衰竭之大方、复法论

慢性肾衰竭属祖国传统医学“癃闭”、“关格”、“水肿”、“虚劳”、“呕吐”、“眩晕”、“腰痛”等病范畴。慢性肾衰竭早、中期向晚期尿毒症发展阶段是该病治疗的关键时期，研究如何延缓慢性肾衰竭进展，改善生存质量，具有十分重要的普遍意义。张琪在慢性肾衰竭早中期，运用中医辨证论治方法治疗，可使患者病情长期稳定，在延缓慢性肾衰竭方面取得较好的疗效。

张琪认为，从慢性肾病发展至慢性肾衰竭，脾肾两虚贯穿其始终。尤其强调，慢性肾病发展至慢性肾衰竭阶段，大多已有湿浊郁久化毒，湿毒入血，血络瘀阻的病理改变。这些病理改变虽然源于正虚，但其留滞停蓄，又会进一步加重正气的耗损，使慢性肾衰竭恶化。因此，脾肾两虚、湿毒内蕴、血络瘀阻、正虚邪实、虚实夹杂为慢性肾衰竭病机演变的基本特征。这种特征决定了慢性肾衰竭病势缠绵，证候多变，难以速愈。临床要明辨虚实轻重缓急，抓主要矛盾以恰当施治。据此张琪结合几十年临床经验，并结合现代医学对慢性肾衰竭的分期标准，以中医理论为指导，病证结合，总结出一整套治疗各期肾衰竭的有效方案。

（1）在肾功能不全代偿期，以扶正治本为其原则，以补脾益肾为主，结合他证兼以利湿消肿、活血化瘀等。此期重在恢复正气，扶正祛邪，使肾功能得以恢复，常用脾肾双补方治疗。药物组成：黄芪、党参、白术、当归、远志、首乌、五味子、熟地、菟丝子、女贞子、山萸、羊藿叶、仙茅、枸杞子、丹参、山楂、益母草、山药。

（2）在慢性肾功能不全失代偿期及肾衰竭期，体内毒素物质潴留增多，临床以脾肾两虚、阴阳俱伤、湿毒贮留、虚实夹杂出现者居多。治应补泻兼施，正邪兼顾，必以补脾肾、泻湿浊、解毒活血法，补与泻熔于一炉，扶正不留邪，祛邪不伤正。方用扶正化浊活血汤，临床收到较好疗效。药物组成：人参、白术、茯苓、菟丝子、熟地、羊藿叶、黄连、大黄、草果仁、半夏、桃仁、红花、丹参、赤芍、甘草。

（3）进入尿毒症期：湿邪蕴结日久则化热，或体内脾胃素热与湿相互蕴结则脾胃运化受阻，形成湿热痰浊中阻，此时须化湿浊与苦寒泄热合用，方用化浊饮。药物组成：醋炙大黄、黄芩、黄连、草果仁、藿香、苍术、紫苏、陈皮、半夏、生姜、茵陈、甘草。

湿热毒邪入侵血分，血络瘀阻为主，宜清热解毒活血化瘀治疗，用加味活血解毒汤。药物组成：连翘、桃仁、红花、当归、枳壳、葛根、赤芍、生地、丹皮、丹参、柴胡、甘草、大黄。

张琪强调，慢性肾功能不全病机以脾肾两虚为本，湿浊氮质潴留为标，两者互相影响。治疗攻邪则伤正，扶正又留邪，且病程漫长，正虚邪实，寒热夹杂，为治疗非一方、一药所能愈，治疗当分标本缓急，急则治标，缓则治本，更应扶正与祛邪合用，使扶正不留邪，祛邪不伤正。因此，治疗慢性肾衰竭的基础方剂组成都在12味以上，病情复杂者，药物常常达20多味。治疗上综合运用补脾益肾、利湿泻浊、活血通络、清热解毒等治法。张琪指出，在肾功能不全代偿期，以脾肾虚弱为主，正虚则生内邪，故此期常常合并湿浊内蕴、瘀血内生。因此，在治疗过程中，除了选择补益脾肾类药物以外，要合用丹参、山楂、益母草等活血消瘀化毒之品，标本兼顾，扶正祛邪，选药18味之基础用方。随着疾病的进展肾功能逐渐衰弱，体内邪气渐盛，化毒伤正。张琪结合临床实际，自拟扶正化浊活血汤，集补益脾肾、化湿泄浊、活血解毒于一体，选药15味。邪气盛则实，正气夺则虚，本病一旦进入尿毒症期，虽临床表现为邪气壅盛，但其病因病机复杂，湿、浊、痰、瘀、热互生。因此，张琪自拟12味之化浊饮和13味之加味活血解毒汤，达利湿泻浊、活血通络、清热解毒之功。针对上述三期辨病、病证结合之综合疗法证明了临床治疗此类疑难杂病应用大方、复法之必要性。

4. 复杂性尿路感染之大方、复法论

复杂性尿感是指：①尿路有器质或功能上异常的尿感，引起尿路梗阻、尿流不畅；②尿路有异物，如结石，留置导尿管等；③肾内有梗阻，如在慢性肾脏实质疾病基础上发生的尿路感染。临床表现常具有常规使用抗生素疗效不好，耐药现象常见，感染迁延不愈或反复发作、病程相对较长的特点。辨证多属本虚标实，虚实夹杂，故一般将其归为“劳淋”、“腰痛”等证。汉·华佗所

著《中藏经》根据临床表现特点不同将淋证分为八种，明确提出“劳淋”病名，认为其属全身疾患，“五脏不通，六腑不和，三焦痞涩，营卫耗失”皆可致病。

张琪通过临床观察，认为劳淋的特点是本虚标实、虚实夹杂，病邪常易起伏而致病情反复发作、缠绵难愈。其病机虽复杂，结合脏腑辨证，则可揭示本病病机变化之规律并指导临证。从病因来讲，劳淋属于内外相感的全身性疾病。淋之初多由湿热毒邪蕴结下焦，致膀胱气化不利，若治不得法，或病重药轻，显症虽除，余邪未尽，停蓄下焦，日久则暗耗气阴，转为劳淋。此时脏腑阴阳气血功能失调和机体防御机能减弱，更易因感冒、遇劳、情志不遂等因素而发作。因此，本病是正虚于内，虚实夹杂的疾病，正胜则邪退，邪退则安，邪胜则病复加，正不胜邪，则病情反复。张琪根据劳淋的病机特点，临证分为三期论治，即急发期、转化期和恢复期。

（1）急发期：膀胱湿热在此期表现最为突出，治疗应以祛邪为主。张琪指出，本期病情尚且轻浅，因此在治疗上，以利水通淋为主法，辅以疏解外邪、疏肝理气、清化肝胆、泄热通腑等治法，用药上，由于病情轻浅，方药组成药味不多，用量亦轻。此期治疗莫要盲目追求大方、复法，否则过用攻邪类药物则伤正；滥用扶正药物易助邪，必将导致坏病的发生。

（2）转化期：此期虚实夹杂，是劳淋的主要阶段。此期正气耗伤、湿热羁留是劳淋缠绵难愈的主要原因。临床上正气耗伤有气阴两虚、肾阴虚、肾阳虚、肾阴阳两虚及气滞血瘀等不同情况，均以其性质、程度决定攻补方法，总的原则是扶正祛邪。

1）气阴两虚，膀胱湿热之证，治以益气养阴，清热利湿解毒法，方药组成：黄芪、党参、石莲子、茯苓、麦冬、车前子、柴胡、地骨皮、蒲公英、白花蛇舌草、茅根、甘草。

2）肾阳虚衰，膀胱湿热之证，治以温补肾阳，清热利湿解毒之法，方药组成：附子、肉桂、茴香、故纸、贯众、萹蓄、瞿麦、蒲公英、地丁、马齿苋、白花蛇舌草、黄芩、甘草。

3）肾阴不足，膀胱湿热之证，治以滋补肾阴，清热利湿之法，方药组成：知母、黄柏、生地、龟板、玄参、萹蓄、瞿麦、石韦、枸杞子、山萸、丹皮、土茯苓、肉桂。

4）肾阴阳两虚，膀胱湿热之证，治以补肾滋阴助阳，清利湿热之法，方药组成：熟地、山萸、枸杞子、山药、菟丝子、附子、肉桂、白花蛇舌草、马齿苋、蒲公英、双花、车前子、石韦、甘草。

5）气滞血瘀，膀胱湿热之证，治以活血疏郁，清利湿热之法，方药组成：桃仁、红花、丹参、当归、石韦、乌药、牛膝、金钱草、川楝子、琥珀末（冲）。

本期治疗是治疗本病的关键。在初期及恢复期，病机尚且单一，或为邪盛，或为正虚，治疗上予以驱邪或扶正足矣，而在转化期，治疗在清利膀胱湿热的同时，附加益气养阴、利湿解毒、温补肾阳、滋补肾阴、活血疏郁等治疗方法，药味平均在12味以上。

曾治某女，50岁，市政府幼儿园，2001年4月3日初诊。小便频数1年余，夜间尤甚，腰痛，下肢轻度浮肿，畏寒甚重，小腹冷，不敢在室内穿拖鞋，尿中红细胞20～30个/高倍镜，白细胞30～40个/高倍镜，诊断尿路感染，1年来不断用中西药治疗，尿化验时重时轻，反复不愈，而且用药后经常出现药疹。病人面容虚浮，苦于小便频，乏力倦怠，遇劳加重，腰痛，咽干，口干，手心发热，小腹发凉坠胀，舌体胖，白苔，脉沉。中医辨证为气阴两虚，宜益气养阴，温肾以固摄扶正，清热解毒以除邪。拟方：

黄芪30g　党参20g　石莲子15g　地骨皮15g　柴胡15g　茯苓15g　麦冬15g　车前子15g　茅根30g　小蓟30g　山芋20g　山药20g　益智15g　故纸15g　桑螵蛸15g　双花30g　蒲公英30g　茴香15g　肉桂10g　甘草15g

此后，该患者陆续坚持治疗2个月余获愈。

恢复期为邪去正复之调理阶段，病人出现一派虚象，故治以扶正固本，增强机体抗御病邪及复原的能力。此期的扶正治疗，对减少复发是十分必要的。本期治疗重在扶正复原。因此，张琪在治疗上将该期分为肾阳不足，膀胱气化失司和脾虚气陷，膀胱失约两型，治以温补肾阳和补中益气升阳之法。由于本期病情缓和，且为疾病恢复期，张琪主张该期选方用药亦经方、小方为宜，切莫一味大方、复法，以防药害。

张琪精通中医内、妇、儿各科，尤擅内科肾病及疑难杂病，但若问起奇方秘方，其每每语重心长：中医之灵魂在于临床疗效，疗效之根基在于病证结合、辨证论治，但临证中所遇之复杂病证或疑难杂症非大方、复法不能奏效。他从医 70 余载，然非他人所言，于经方唯命是从。从医 70 余年间，张琪所遇之病证，有单方治验者，亦有经方获效者，更有大方、复法愈顽疾、重证者。正如张琪所教诲，大方、复法具有时代和地域的特征，虽大方、复法由来已久，但随着时代的发展，其适用范围愈发广泛，应用概率愈发频繁。张琪总结自己多年的理论及临床经验总结出，大方、复法者，集两种以上治法，选药 12 味以上，多则几十味，主要针对复合病证及疑难杂病，所拟制的综合性汤方。其符合时代的特征，随时代疾病谱的变化应运而生。大方、复法的配伍规律及组方原则，符合传统君、臣、佐、使和七情和合理论。但大方、复法亦有其局限性，其虽能治愈复杂病证及疑难杂病，但并非临床所有疾病均宜应用大方、复法。若病因病机简单、病情轻浅的常见病、多发病，亦离不开单方、经方、小方。倘若动辄大方、复法，一者非能驱疾，反而误病，重则引发药源性、医源性之坏病或药害。再者无形之中增加了患者的经济负担，于此造成了中药资源的浪费。张琪强调，大方、复法虽能治愈顽疾，但亦非万能，临证应繁、简结合，尊重临床实际，合理应用单方、经方、大方复法，才能尽善尽美，逐愈百疾。

第十三章 方类类方，择善而审机裁变

方即医方、药方、处方，又有规矩之意，张琪常言“不以规矩，无以成方圆”，强调方是中医临证之规矩，治病之利器，而方必在辨证精准的基础上，与理、法一以贯之，正如《内经》之语，做到“寒者热之，热者寒之，微者逆之，甚者从之，见者削之，坚者削之，客者除之，劳者温之，结者散之，留者攻之，燥者濡之，急者缓之，散者收之，损者益之，逸者行之，惊者平之”，总当勤求古训，博采经方、时方、经验方并自拟方，而审机裁变，择善而从之，以实现法随证立，方从法出，才能获得桴鼓之效。

一、方类多变，治分缓急上下内外之不同

中医处方方类有“七方”之说。“七方”之说，始于成无己《伤寒明理论》。成氏指出：“制方之用，大、小、缓、急、奇、偶、复是也。”张琪强调，临证用方当根据疾病缓、急、上、下、内、外之不同，灵活择取相应方剂。病邪方盛，当施药味多、分量重之大方，甚者顿服以力挽狂澜，如大承气汤之类；病邪轻浅，当用药少量轻之小方，以中病即止，不伤正气，如桑菊饮之类；病势危急，当果敢投以峻猛之剂，以求速效，是谓急方，如四逆汤、参附汤之类；素虚之体，疾病缠绵，用药宜缓，长服频服，缓缓建功，是谓缓方，如六味地黄丸、四君子汤之类；病机单纯，用药亦当简明，以单刀直入，药无牵制，是谓奇方，如独参汤之类；单行力孤，多品力大，谓之偶方，此相对奇方而言，即药物当相须为用，如麻黄汤之麻、桂并用，肾气丸之桂、附同伍之类；多证并见，病情繁杂，当数方合用，多法并举，是谓复方，如薯蓣丸之类。七方虽分，实又不能细分，临证宜活泼圆通，或分或合，随证而施，方为良工。而用方之时，于其中治法亦当留意：“其在皮者，因而汗之”，发汗以透邪于外，使气血和畅；“其在上者，因而越之”，用吐法及时除去停滞胸膈、胃脘之顽痰、宿食，以救危急；“其下者，引而竭之”，正气不衰，肠胃有宿食、燥屎、冷积、痰瘀、水饮，下之以荡涤肠胃，速去实邪；脏腑不和，气血失调，寒热虚实错杂，当和解以使人体阴阳归于平复，注意寒热并用是和，补泻同施是和，表里双解也是和，总指调和而言。外寒直入，元阳不足，当温阳祛寒，使寒去阳复；而热邪炽盛，又当或气或血，投以清解，阴虚火旺，慎勿苦寒直折，而当壮水之主，以制阳光；饮食积滞，癥瘕积聚，消导散结，自不待言；气血阴阳不足，五脏虚损，宜滋阴扶阳，益气养血，同时注意五脏相关，而得相生相克之妙义。张琪常言，能与人规矩，难以言至巧，上述诸法并非孤立存在，运用之妙，全在学者神而明之，或一法单用，举重若轻，或诸法共治，各个击破，必须不拘不泥，唯以与病症相契合为度。

（一）邪盛病重，峻猛以顿挫病势

张琪认为病症急重，邪气亢盛，非大力不能克之，故凡遇此者，处方亦往往药猛量重，顿挫病势，每挽救病人于危急之中，如此则七方之大方、急方尽在其中矣。纵览张琪多年临证实录，所

用之峻剂以大承气汤、礞石滚痰丸、舟车丸、牡蛎泽泻散等为多，今析其运用如下：

1. 大承气汤

张琪临证用大承气汤之方时多，常言此方在《伤寒论》用以治阳明腑实证，有通腑泄热，荡涤胃肠之功效，为寒下之重要方剂。所治证候凡十九条，治疗范围广泛，但以伤寒邪传阳明之腑，入里化热，与肠中燥屎相结而成之里热实证为主治重点。由于实热与积滞互结，浊气填塞，腑气不通，故大便秘结，频转矢气，脘腹痞满疼痛；里热与糟粕结聚，故腹痛硬满而拒按。阳明里热炽盛，上扰心神，则见谵语，蒸迫津液外泄，则手足濈然汗出，以上皆为大承气汤之常见病状。张琪叮嘱，应用此方不可仅知大便不通、腹痛拒按，需注意尚有特殊见症。若里热炽盛，燥屎结于肠中不得出，但自利清水，色青而臭秽不可闻，则为热结旁流；若实热积滞闭阻于内，阳气受遏，不得达于四肢，则可见热厥之证；热盛于里，阴液大伤，筋脉失养，又可出现抽搐，甚至胸满口噤，卧不着席，脚挛急之痉病；如邪热内扰，则可见神昏，甚至发狂。上述病症症状虽异，然病机亦是由实热积滞内结肠胃，热盛而津液大伤所致。此时应以大承气汤急下实热燥结，以存阴救阴，即"釜底抽薪，急下存阴"之法，不可为病状所惑，逡巡不知所措。根据大承气汤有通腑泄热之用，凡证属实热内结不论何病均可用之，唯临证注意把握病症之痞、满、燥、实、坚五点，结合舌苔黄燥，甚或焦黑起刺，脉沉实即可。张琪常用大承气汤治疗急性肠梗阻、胆囊炎、阑尾炎、胰腺炎以及多种脑病等。上述诸病症患者常伴神志不清，谵语，多日不大便，若诊见少腹硬、拒按，手足心热，时去衣被，舌苔黄燥，脉沉滑有力等实热内结之脉证，张琪常投以大承气汤，同时鉴于此类患者神识不清、服药困难的现实，将汤剂改为采用鼻饲给药，如此而收便下神清之速效。

2. 礞石滚痰丸

礞石滚痰丸亦为张琪所常用。此方出自《丹溪心法附余》引王隐君方。张琪认为，体内因脏腑功能失调，一旦有痰生成，久积不去，可导致周身各种病变，变幻多端，即所谓"怪病多痰"、"痰生百病"是也。痰质滑而黏，善停于肠胃曲折之处，攀肠而升，难于排泄，故称老痰、顽痰。而礞石滚痰丸方用大黄以荡涤肠胃中有形之质，黄芩能清理肠胃中无形之气；配合青礞石燥悍重坠，可以除其痰湿之本，扫其胃肠曲折之处，使秽浊不得腻滞而少留；治痰先顺气，故以沉香纳气归肾，又能疏通肠胃之滞，肾气流通，则水垢不留，而痰不再作，且使青礞石不黏着于肠，二黄不伤及胃，一举而三得，为攻逐陈积伏腻之老痰之妙方，故名滚痰丸。张琪常以本方泄热化痰开郁，治疗心火亢盛、痰火内扰神明之狂证，由于痰热闭塞心窍，呈现精神亢奋，躁狂不宁，骂詈不避亲疏，甚至登高而歌，弃衣而走，其力倍于平时，脉象多见滑实有力，舌苔燥或薄黄，故宜本方泄热化痰，开郁通窍。病人服后往往便下稠黏，或粪便奇臭，意识转清，语言复常。此外，张琪还将本方用于痰热胶结所致的高血压病、头痛、失眠、多寐、癫痫、眩晕、瘰疬、痰核等多种疾病，此方方小力专，适当用之，临床多获佳效。张琪认为礞石滚痰丸临床应用贵在抓住实热老痰、久积不去、变幻多端、舌苔黄厚、大便秘结、脉滑数有力之临床特点。因本方药力较猛，非实热老痰以及虚弱人、孕妇等均慎用，以免损伤正气。若气虚体弱之人，绝不可轻用。

3. 舟车丸

舟车丸又名舟车神佑丸，出自《丹溪心法》，为水肿、臌胀而设。张琪认为本方以峻猛逐水之甘遂、大戟、芫花可攻逐胸腹经隧之水；轻粉走而不守，无窍不入而去积痰，使邪无盘踞藏匿之地；又以苦寒之大黄、牵牛子泻下除积，消水逐饮，使甘遂、大戟、芫花所逐之邪从二便分消；佐以破气散结之青皮、理气和胃之陈皮、行气导滞之木香以调畅气机，使气畅水行。全方药力峻猛，行气破泻，峻下逐水，通利二便，犹如顺水之舟、下坡之车，故名舟车丸，主要用于治疗水肿、臌胀属于实证者。张琪常以本方治疗重度肝硬化腹水、结核性腹膜炎重度腹水、肾脏病腹水等属形气俱实之证者。此类患者临床常表现为大腹水肿、胀满坚硬、口渴、气促、便秘、脉沉数有力等，以上诸症为放胆应用舟车丸之重要指征。如张琪治疗肝硬化失代偿期患者，若症见大量腹水，肿势较重，一般健脾行气利水毫无效果，此时只要病人尚未出现形脱、便血、昏迷，则尚属可攻之例，可果敢用本方峻下逐水以消除其腹水，缓解其胀满。张琪临床常用舟车丸改为汤剂，去轻粉，并强调甘遂、大戟、芫花用醋炙者为佳，上述诸药用量常各为 5g，另用大黄 10～15g、牵牛子 20～30g，当然具体用量可根据病人体质强弱及蓄水轻重而定。张琪临证中用峻下逐水剂，待二便通利增多后，继用茯苓导水汤之类以健脾行气利水，如此则尿量继续增多，腹水随之消除，可见张琪用攻不忘补益，时时注意顾护正气，正气得补，正胜邪自却，此即所谓“大积大聚，其可犯也，衰其大半而止”之典型处理思路。

（二）妙用小剂，药简法严

病情轻浅，当予小方，药少量轻，中病即止，不伤正气，如桂枝汤、小柴胡汤之类是也；疾病大愈，仍有余恙，或缓之以丸，或处以小剂，缓图建功。此固为众所知。其实有的患者病情缠绵，重剂、大剂往往难以着力，此时详辨病机，以小剂治之，单刀直入，法度谨严，亦往往有四两拨千斤之妙，张琪于此历验有得。

如张琪善用薏苡附子败酱散治疗慢性泌尿系感染尿中脓细胞、白细胞、细菌长期不除，辨证属于下元阳虚者。此类患者男性多见阴囊湿冷、腰痛、女性多见白带清稀、畏寒、脉象尺沉弱等，上方用之得当，莫不奏效。薏苡附子败酱散方中药仅三味，本为《金匮要略》治疗肠痈之方。“肠痈之为病，其身甲错，腹皮急，按之濡，如肿状，腹无积聚，身无热，脉数，此为肠内有痈脓，薏苡附子败酱散主之。”其病机为阳气不足，湿浊停聚气血壅塞而成痈脓，不可用苦寒下药。本方温阳解毒排脓，用附子扶助阳气，败酱草苦寒清热解毒，活血排脓，薏苡仁清热利湿，三药合用以治阳虚而痈脓不除之证。张琪据此方意加减治妇女慢性尿路感染，尿中大量脓细胞，各类抗生素及消炎药用之无效，终年累月尿路刺激症状不除，痛苦异常，症见腰酸畏寒，脉象沉缓，舌润口和，分析属阳气虚挟膀胱热毒成脓所致者甚效。张琪认为凡下元寒冷，腰酸痛，恶寒，全身倦怠，尿化验大量白细胞或伴脓细胞、细菌阳性，脉沉，舌润，辨证属阳虚兼热邪者，多长期应用抗生素、八正散之类，初用之有效，继用则无效，缠绵不愈，所见比比皆是。此类病患非独有下焦热毒，往往尚有阳气不足，故单纯清热解毒，不扶助阳气，正不胜邪，是以疾病缠绵难愈。张琪师薏苡附子败酱散之方意，用附子配清热解毒药，其常用方为薏苡仁 30g、附子 15g、败酱草 30g、白花蛇舌草 30g、甘草 15g，药虽仅寥寥数味，而化湿、解毒、排脓、温阳数法皆备，正是针对慢性泌尿系感染之常见病机，为治疗本病之有效良方。张琪以此小方化裁治愈此类病人甚多，如兼气虚者可加黄芪 30g；热邪甚者，加木通、瞿麦、萹蓄等。总之应权衡正邪之轻重，变通化裁，以适合病机，如此则可药到病除。另如有前列腺炎，前列腺液中大量白细胞，卵磷脂小体减少患者，若见腰酸，睾丸湿冷，恶寒等，应用此方亦多可治愈。可见张琪辨证、辨病用方之灵活。

又如张琪临证亦常用芍药甘草汤。此方出自《伤寒论》第 29 条：“……脚挛急……更作芍药甘草汤与之，其脚即伸……。”张琪广览中国先贤及日本汉方医家之说，对此方研究十分深入。成无已谓：“脚挛急者阴气不足也……。”赵嗣真谓：“脚挛急，乃血为汗夺，筋无以润养也。”陈修园曰："热盛伤津，故脚挛急。"从诸家注释可以理解本症乃热耗阴液，由于血虚不能濡养筋脉而致挛急。《朱氏集验方》别名此方为去杖汤，"治脚弱无力，步行艰难。"《勿误方函口诀》言："此方主治腿挛急，诸家亦用于腹痛及两足脚气，或膝痛屈伸不利者，其他诸急痛。"故本方除治脚挛急外，亦能治腹痛。日本汉方医家矢数道明氏谓本方应用"以紧迫性强烈肌肉挛急与疼痛为主要目标，一般多为腹直肌挛急，本方不仅作用于表里，同时对四肢、腹部、腰背之挛急有效。"由此可知，无论腓肠肌或腹直肌挛急，其病变皆责之于肝，肝体阴用阳，阳亢阴亏故易发生此症。芍药甘草汤益阴养血而柔肝，肝血充盈则筋舒，挛急自除。《医学心悟》言："芍药甘草汤，止腹痛如神。"观《伤寒论》全书，凡腹痛皆用芍药，因肝主筋藏血，肝血充盈则筋得养，肝血虚则失营而挛急。其机理乃肝木凌脾，芍药柔肝敛阴以平肝气之横逆，肝气平则脾土健而腹痛除。李时珍谓芍药"于土中泻木"正是此义。肝为将军之官，前人谓为刚脏，须阴液以涵之。倘阴液亏耗，则亢逆一发而不可制，脾土首当其冲，先蒙其害。凡心胃痛、腹满痛、胸胁痛支撑胀闷，无一非刚木凌脾之病，既忌行气直折及燥烈之品以耗伤肝阴，又不宜甘寒滋润以碍脾之健运。唯芍药甘草汤，一则养肝阴而平肝气之横逆，再则益脾阴而摄纳耗散之气，此仲景治腹痛之妙用也。《医学衷中参西录》"治肝脾不和，饮食不消，满闷胀痛，或呃逆嗳气呕吐……"之制肝脾双理丸方中即以芍药、甘草为主。张锡纯力主凡阴亏肝旺，木郁乘土者忌用伐肝开破之剂，言："肝木于时应春，为气化发生之始，若植物之有萌芽，而竟若斯平之伐之，其萌芽有不挫折毁伤者乎。"观张琪治疗肝胃疾病，多用柔肝敛阴，略加疏导，其用心良苦可知。尤有可提者，芍药甘草汤，药性缓和，须用大量方效。张琪常用芍药 30～50g，有肝气犯胃之胃脘痛常应手取效。然芍药毕竟属酸寒之品，如虚寒腹痛则非所宜。《伤寒论》第 280 条："太阴为病，脉弱，其人续自便利，设当行大黄、芍药者，宜减之，以其人胃气弱，易动故也。"学者当留意。由此可见，对于一方一药，均宜潜心揣摩，熟稔其利弊，临床应用方能得心应手，而不致偾事。

另张琪以瓜蒌瞿麦丸变化治疗慢性肾炎、肾病综合征久治不愈，或屡用肾上腺皮质激素而见寒热错杂、上热下寒之水肿证等，亦是药仅数味，而获佳效。如有些出现小便不通的慢性肾病患者，中西药利尿剂均无效，无奈只好用导尿管导尿维持，张琪常师法瓜蒌瞿麦丸之义给予瞿麦 30g、车前子 30g、附子 15g，往往连服 3 剂，小便得通，可去导尿管，再经调治而尿如涌泉。

（三）专方专治，衷中参西

张琪临证用方多宗仲景，兼采古今各家之长，但并不为中医传统理法所限，而是主动吸收现代医学知识，衷中参西，疗效卓著。张琪认为中医辨证必须吸收西医诊断手段为我所用，使辨证水平从宏观层次发展到微观层次，可使医者对疾病本质把握更为深刻准确。中医之多维、恒动观，合以西医之分析、还原思维，临证每有两者合一大于二之妙用。此为当代攻克疑难重症应走的捷径。在这种认识指导下，张琪开拓创新，形成许多专病专治的有效方药。

1. 决明子饮

张琪在临床用验方决明子饮治疗高脂血症，收到较好疗效。此方方药组成如下：

决明子 30g　钩藤 15g　菊花 20g　生地 20g　玄参 15g　赤芍 20g　桃仁 15g　当归 15g　川芎 15g　枳壳 10g　黄芩 15g　甘草 10g

方中决明子为主药，决明子味甘，苦，性寒，入肝肾经。肝开窍于目，又清肝火散风邪，补中兼具清散之功，故为明目要药。现代药理证明，此药能抑制血清胆固醇升高和主动脉粥样斑块的形成，又有润肠通便作用，对心脑血管病的防治有重要意义。生地黄、玄参凉血滋阴，桃仁、赤芍、当归、川芎养血凉血活血，黄芩苦寒清热，钩藤清头目息风。全方具有清肝明目，活血凉血之效。凡属肝阳亢盛，肝风内动，血瘀内阻，气血失于上荣者，即可应用此方，疗效极佳。辨证的关键在于肝阳上亢与瘀血同病。症见头昏目眩，视物不清，口苦咽干，舌紫或舌下有瘀斑，脉见弦滑或弦数。经临床观察，许多高脂血症患者服用决明子饮 30～60 剂，三酰甘油、胆固醇水平往往可恢复正常。

2. 芪麦化瘀汤

张琪创用芪麦化瘀汤治疗冠心病心绞痛等，疗效满意。此方方药组成如下：

黄芪 30g　太子参 20g　麦冬 20g　五味子 15g　生地 20g　当归 15g　川芎 15g　丹参 20g　红花 15g　柴胡 15g　赤芍 15g　桃仁 15g　枳壳 15g　女贞子 20g　玉竹 15g　龟板 20g　枸杞 20g　甘草 15g

本方由生脉饮和血府逐瘀汤化裁而成，功可益气活血，滋补肾阴。其中黄芪、太子参、麦冬、五味子益心气滋阴；心主血脉，赖大气之斡旋，大气虚而无力统帅血之运行，因而形成气虚血瘀，血府逐瘀汤行气活血化瘀；两者合用达气旺血通，气行血活之效。气之根在肾，阴虚阳无所依附，女贞子、玉竹、龟板、枸杞滋补肾阴摄纳而止悸动。若阴虚甚者加阿胶、玄参；心悸重者加珍珠母、龙骨、牡蛎等；伴有胸闷者加瓜蒌宽胸。此方适用于冠心病心绞痛、各种原因引起的心律失常等属气阴两虚兼有血瘀者，症见胸痛气短乏力，腰痛，头晕耳鸣，五心烦热，心悸怔忡，舌红，少津，脉虚数。张琪曾用此方治疗心肌炎、冠心病患者多例，疗效满意。

3. 柴苓护肝汤

张琪认为肝郁及脾虚之病机贯穿于慢性肝病始终。根据多年临床研究，肝阴不足，肝气郁结，肝气不畅，横逆乘脾，脾气虚弱是其主要的病理机制。故张琪以疏肝理脾，清热解毒为大法，吸收现代研究成果，自拟柴苓护肝汤治疗慢性病毒性肝炎症见胁肋胀满疼痛，五心烦热，肝掌，舌赤，脉弦或弦数等者效佳。柴苓护肝汤由四逆散加茯苓、白术、黄芪及清热解毒之品组成。其中柴胡为疏肝之圣药，用之以条达肝气，芍药养血柔肝，缓中止痛，柴芍合用，一疏一柔，疏而不燥，柔而不滞。枳实行气，甘草和中缓中。诸药配合，药力专而奏效捷。肝以阴为体，以阳为用，内藏相火，最忌香燥戕伐，耗伤肝阴，但养肝又切忌大量应用诸如生熟地、玉竹等甘寒滋腻之品，以防助湿，有碍脾胃之运化，故重用芍药敛阴养血以益肝之体，一般用量在 30～50g。张琪治肝炎尤其重视健脾益气，以遏病邪之发展，故加茯苓、白术、黄芪，意在培土抑木。从中医角度讲，肝炎病毒属于毒邪，故张琪在疏肝健脾法为主要大法治疗慢性病毒性肝炎的基础上，伍以清热利湿解毒之品。张琪应用清热利湿解毒之板蓝根、蒲公英、败酱草等，乃针对患者乙肝表面抗原、e-抗原阳性及胆红素高或丙型肝炎者而辨病辨证用药。现代药理研究表明，黄芪、五味子对肝损伤有明显的保护作用；茵陈功能清利湿热退黄疸，亦有护肝利胆作用，可以使肝细胞的变性坏死减轻；败酱草可明显促进肝细胞再生，防止肝细胞变性和坏死，降低麝香草酚絮状脑磷脂、胆固醇絮状值和谷丙转氨酶；蒲公英和连翘可显著降低血清中谷丙转氨酶和减轻肝细胞脂肪变性；板蓝根和虎杖也有极强的抗病毒和调节免疫力的作用。腹泻者加山药，茯苓、白术加量；脾大者，可加入制鳖甲、地鳖虫、桃仁等。鼻出血者加焦栀子。

4. 胆草菊明清肝饮

张琪自拟胆草菊明清肝饮治疗高血压患者效佳。此方组成如下：

龙胆草 10g　菊花 15g　草决明 20g　钩藤 15g　黄芩 15g　生地 15g　川芎 15g　薄荷 10g　白芷 15g　甘草 15g

方中龙胆草苦涩大寒，为清泻肝火之主药。《本草正义》曰："龙胆草，乃足厥阴、少阳之正药，大能泻火，但引以佐使，则诸火皆治。凡肝肾有余之火，皆其所宜。"菊花、草决明、钩藤清热平肝，《本草纲目》曰："菊花性甘微寒，散风热，平肝明目"、"钩藤手、足厥阴药也。足厥阴主风，手厥阴主火，惊痫眩晕，皆肝风相火之病。钩藤通心包于肝木，风静火息"；黄芩清热；生地、川芎补血养肝。肝为藏血之脏，补血即养肝，泻肝之剂反做补肝之用，寓有战胜抚绥之义。薄荷清利头目。诸药合用，有清肝泄热之功。若眩晕明显可加代赭石、磁石、珍珠母、龙骨、牡蛎重镇潜阳。此方适用于高血压病辨证为肝火上升或肝郁化热，症见头痛头眩、耳鸣、面红目赤、急躁易怒、舌质红，舌苔黄燥，脉弦数等。

5. 清肺饮

张琪自拟方清肺饮功可清肺养阴，止咳化痰，适用于慢性支气管炎、支气管扩张症、肺感染等以咳逆上气痰黏稠不爽或痰黄黏，胸闷或痛，舌红少津，脉滑或数等为主要见症者。方中麦冬、沙参、知母、生地清肺养阴；黄芩、桑白皮泻肺热；枳壳、桔梗利肺气；瓜蒌开胸利膈；半夏化痰；鱼腥草清热解毒，专清肺经热邪，为治风热犯肺之要药。近代药理证实鱼腥草有效成分鱼腥草素在体外实验对流感杆菌、肺炎球菌、金黄色葡萄球菌有明显抑制作用，故本方以此药为主药，既能清泄肺热又能利尿消肿，临床用之屡屡有效，一般用量在 30g 左右。若喘不得卧加葶苈子、杏仁；身热不退加金银花、连翘；有表证外邪不解加麻黄。常见重症肺感染患者经用大量抗生素、激素，发热已退，但肺部炎症久久不消，症见气喘无力，干咳无痰，心悸口干，食纳不佳，小便黄，大便尚可，舌质红光少津，脉象细数。张琪辨证此类人群属邪热耗伤肺阴，肺主气，气阴亏耗，使用大量抗生素，邪热难除，肺阴不复，肺气耗损，以致炎症不能吸收，必须益气滋阴润肺，从扶正入手，正气复则炎症自吸收。清肺饮以生脉散和沙参麦冬汤合方化裁而成，恰是对证方剂，临床屡用效佳。

6. 地香醒脾益胃汤

地香醒脾益胃汤为张琪在益胃汤基础上化裁而成。此方有芳香醒脾、滋阴养胃之功，适用于萎缩性胃炎、肥厚性胃炎、胃及十二指肠溃疡、浅表性胃炎及顽固性胃痛等胃阴亏耗，症见胃脘痛，口干不思食，腹胀，手足心热，舌红少津，无苔或少苔，脉细数者。益胃汤出自《温病条辨》卷二："阳明温病，下后汗出，当复其阴，益胃汤主之。"原方组成：沙参三钱，麦冬五钱，冰糖一钱，细生地五钱，玉竹（炒香）一钱五分。张琪用此法化裁治疗萎缩性胃炎等慢性胃病辨证为胃阴不足者，每有桴鼓之效。地香醒脾益胃汤组成如下：

生地 20g　麦冬 20g　沙参 20g　公丁香 10g　麦芽 25g　佛手 15g　枳壳 15g　甘草 10g　百合 15g

唯方中生地、沙参、麦冬、百合皆阴柔养胃阴之品，恐碍脾之运化，故用公丁香芳香醒脾，佛手、枳壳、麦芽行气和胃，用之无不效。

7. 益气补肾固摄合剂

张琪所拟益气补肾固摄合剂适用于慢性肾小球肾炎、IgA 肾病肾阴虚，气虚血失统摄滑脱不止以血尿为主，及不明原因的血尿顽固不止者。此类患者多症见血尿病程日久不消、顽固不止；腰酸腿软，全身乏力，体倦神疲气弱；有轻度贫血；舌淡润，脉象沉弱或沉细无力。方中重用黄芪、太子参益气为主；溲血日久耗伤肾阴，故用熟地、山萸肉、龟板滋补肾阴；地骨皮、石莲子滋阴清热；龙骨、牡蛎具收敛之功，为治溲血日久滑脱不止之圣药。五倍子、金樱子、乌梅炭、孩儿茶、赤石脂皆具收敛固涩止血之功效。诸药合用，共奏补肾益气阴，固脱收敛止血之效。五倍子多用于消化道出血有良效，张琪迁移用之于肾病出血效佳，对蛋白尿亦有一定疗效；孩儿茶异名乌爹泥，含多量鞣质。《本草纲目》谓：儿茶味甘苦，微寒无毒，外用生肌定痛，一般多外用。张琪临床用于内服亦颇效，取其收敛止血之功。赤石脂别名红土、石脂，味甘涩温，功用涩肠止泻、止血、敛疮、生肌解毒，具收敛止泻止血作用，治虚寒性久泻、久痢、脱肛、便血、崩漏、带下，研磨外用治疗疮疡不敛、湿疹脓水浸淫，对胃肠出血有止血作用。张琪将赤石脂用于血尿日久不止属滑脱者亦有良效。

8. 苏黄泻浊饮

苏黄泻浊饮为张琪所创用于治疗慢性肾衰竭之有效方剂。慢性肾衰竭因湿邪蕴结日久则化热，或体内脾胃素热与湿相互蕴结则脾胃运化受阻，形成湿热痰浊中阻，形成以恶心呕吐、脘腹胀满、口气秽臭、大便秘结或不爽、或兼肢体虚肿、舌苔垢腻、稍黄少津、脉弦滑或沉滑、尿素氮及肌酐明显增高表现为主者，此时须化湿浊与苦寒泄热合用。本方用醋炙大黄、黄连、黄芩苦寒泄热，砂仁、草果仁、藿香、苍术等芳香辛开，化浊除湿，两类药熔于一炉，相互调济，既不致苦寒伤胃，又无辛燥伤阴之弊，其目的在于使湿浊毒热之邪得以蠲除。辨证应注意湿热之邪孰轻孰重，如便秘、口臭、舌苔厚腻应重用茵陈、黄连、黄芩、大黄。芩连合用除心下痞满，有利于脾胃之运化。但如湿邪偏重，则重用化湿浊之草果仁、半夏、苍术、藿香等，不可拘泥。

唯方中要药应用必须结合辨证。大黄对慢性肾功能不全属湿热毒邪蕴结成痰热瘀血者，方为适宜，用之使大便保持每日 1～2 次，不可使之过度，以期既能排出肠内毒素，清洁肠道，又可清解血分热毒，使邪有出路，而且通过泻下能减轻肾间质水肿，并常与活血祛瘀、芳化湿浊三品共用，收效较好。但脾胃寒湿者，大便溏，虽有湿浊内阻，亦不可用大黄，用之加重脾阳虚衰，化源匮乏，促使病情恶化，所见甚多，极应注意。草果仁亦为本方要药。该药辛温燥烈，在辛开湿浊药中当属首选药物，善除脾胃之寒湿。慢性肾衰竭氮质潴留，湿毒内蕴，非此辛温燥烈之草果不能除。然湿蕴化热，又必须伍以大黄、黄连以泄热开痞。

9. 消坚排石汤

消坚排石汤清热利湿，排石通淋，行气活血软坚，适用于湿热久蕴所成之尿路结石，症见排尿艰涩而中断，腰腹绞痛，血尿等。方中金钱草为治疗尿路结石之首选药。《本草纲目拾遗》谓："(金钱草)性微寒祛风治湿热"、"治脑漏、白浊、热淋、玉茎肿痛……"。近代始发现其有清热解毒利尿排石，活血散瘀之作用，故为本方主药。三棱、莪术、内金破积软坚行气；赤芍、牡丹皮、丹参、桃仁、红花活血祛瘀，散痛消肿；瞿麦、萹蓄、滑石、车前子、石韦清热利湿。上药共奏溶石排石之功效。如结石体积大难以排出，可加入穿山甲、皂刺以助其散结消坚之作用。如病程久肾气虚者，可辅以补肾之品，如熟地、枸杞、山芋、菟丝子等。肾阳不足者可加肉桂、附子、茴香等。兼气虚者配以黄芪、党参以益气。肾结石日久不去易引起肾积水，致泌尿系统感染反复不愈。此多由肾阳衰微，气化功能不足，温热毒邪蕴蓄不除所致，故治疗时宜选加附子、桂枝、肉桂温阳以助气化，选加薏苡仁、败酱草、金银花、连翘等加强原方清热解毒利湿之力，相辅相成，扶正除邪而收效。

10. 清热止痒汤

张琪自拟清热止痒汤，用于治疗顽固性荨麻疹、玫瑰糠疹等以皮疹色赤灼热瘙痒难忍为主，脉多见滑数有力，舌赤苔白少津，昼轻夜重者疗效颇佳。方中生地、丹皮、当归、赤芍清热凉血；肺主皮毛，黄芩清肺热，升麻微寒，味辛、微甘发表透疹，清热解毒；蝉蜕发表透疹、清热止痒；羌活、防风、白鲜皮祛风止痒；乌梢蛇祛风搜剔，疏泄郁于肌肤之风邪；双花、连翘清热解毒，并透热于外，使入营之邪透出气分而解；苦参、茵陈、苍术燥湿；红花活血消瘀以散热。本方药味多但配伍严谨，疗效显著。

11. 凉血祛风汤

急性荨麻疹、玫瑰糠疹、过敏性紫癜等辨证为风热血热，症见急性起病，皮肤鲜红起风团、面赤发热，皮疹瘙痒、灼热，全身拘挛疼痛，口干便秘，小便赤涩，脉滑舌赤者，张琪常用此方以清热凉血祛风，疗效满意。方中生地、丹皮、水牛角、赤芍为犀角地黄汤清热凉血；当归、桃仁活血化瘀；生石膏清泻肺胃积热；大黄泻热通便，使里热积滞从大便而解；紫草凉血；秦艽、防风祛风；石斛、麦冬养阴防其伤阴；陈皮、内金健脾胃；甘草调和诸药。诸药合用共奏清热凉血祛风之功。

12. 芎桂通络止痛汤

对于慢性肾小球肾炎、肾盂肾炎经治疗尿常规阴性仍腰痛不除者，张琪考虑肾病从中医角度多属于外受风寒湿而得，侵犯肾脏，肾病虽愈但风寒湿邪留于经络，血络痹阻以致腰痛不除，故自拟芎桂通络止痛汤一方面祛风寒湿邪，一方面活血通络，多能取效。此方由川芎肉桂汤化裁而成，川芎肉桂汤原方出自《东垣试效方》，原书谓："腰痛皆为足太阳足少阴血络中有瘀血作痛，去血络中之凝血乃愈，宜服药通其络，破其血络败血，宜川芎肉桂汤主之"。方中羌活、独活、防己、苍术、防风、肉桂驱风寒除湿，桃仁、当归、川芎行血活血，加入丹参、秦艽增舒筋活血、祛风湿之效。更加狗脊强筋骨助肾。除此之外，属风寒湿之痹症腰痛亦皆有效，原方量不必拘泥，可变通应用。兼闪挫可加乳香、没药、醋制大黄其效甚佳。如寒甚加附子、芦巴子，湿甚腰重痛加薏苡仁、茯苓，风盛游走痛加威灵仙，肾虚加杜仲、熟地等。

13. 瘰瘿内消饮

张琪用瘰瘿内消饮治疗甲状腺结节、颈部淋巴结肿大等效佳。方中重用海藻以为主药，具有消痰软坚，疏郁活血之功，凡癥瘕瘿瘤属于痰核壅结者用之皆效。《千金方》治瘿有效方皆用海藻，《本经》曰："主瘿瘤气，颈下核，破散结气"。《本草纲目》曰："海藻，咸能润下，寒能泄热引水，故能消瘿瘤、结核……治瘰疬马刀散肿"。夏枯草清肝火行气散结，穿山甲、皂角刺、连翘、玄参、香附、青皮、柴胡消癥化积疏肝气、活血清热解毒。散结气开瘀之品有伤肝耗血之弊，当归、川芎、丹皮益肝血养肝阴，正邪兼顾。

除此之外，张琪在学术界亦以善用大方复法、疗效卓著而著称。根据多年治疗疑难重症经验，张琪认为许多疑难重症具有多重复杂病机的特点，非方大量重、多法复治不能奏效。张景岳即云："病重者宜大，病轻者宜小，无毒者宜多，有毒者宜少，皆常制之药也。"故张琪处方时考虑周详，中医历代医家经验在方中信手拈来，多种治法同用，药味数目超过常规，剂量也酌情相应加重。张琪之方药味多在 15 味以上，常达 20～30 味，虽药物繁多，但却是建立在精细辨证基础上的具有针对性的组方用药，并非简单堆砌。例如张琪在治疗慢性肾衰竭时，认为该病病机虚实夹杂，脾肾两虚的同时夹有血瘀、湿浊、热毒，因而在处方中分层次用药，常在一方中多法并施，补脾益肾、活血化瘀、祛湿泻浊、清热解毒之诸多药物合用。又如对于慢性肾衰竭失代偿期及肾衰竭期患者，临床以脾肾两虚、湿浊瘀阻者居多，张琪治法以补益脾肾、活血泄浊为主，方中既用党参、白术、茯苓、甘草取四君子汤益气健脾，又加菟丝子、熟地等补肾益精之品，同时又用连翘、大黄、黄连合草果仁、半夏以清热解毒化浊，桃仁、红花、丹参、赤芍活血化瘀，药味达 20 多种，但却多而不乱，有法可循，疗效甚佳。此节因有专门篇章论述，不再多言。

二、类方化裁，详辨主、次、兼、变症

一方在主药、主证不变之下，随次要病状之不同，则所用方或须增减药味，或须增减药量，以适应新的病情变化，如此所形成的一系列方剂即称类方。类方，是在药物组成上具有一定相似性的方剂的集合。张琪认为，古方包括经方在内不能尽合今病，故中医治病最忌执一方而应万病，如用经方须从实践中体察，但凡病症相合，用之往往即有效验，此时则无须加减；若方证但有部分不符，足以影响“理法方药，一以贯之”之时，即须酌情加减方可。故欲用好古方，尤其是经方，必须详辨病患之主、次、兼、变症，用仲景之系列类方，以满足临床加减需要。更重要的是，用古方治今病，贵在师其法而非拘泥其方药，不论但守原方，还是随证加减，甚至以法组方，都要做到方由证定，药随法出，方能有理想疗效。总览张琪临床验案，所涉方剂多既有所本，又不拘于古，总是在详辨主、次、兼、变症的基础上，灵活处方，疗效卓著，颇堪师法。今以张琪临证常用经方、大法、主药类方归纳析之。

（一）以经方类方

“方之治病有定，而病之变迁无定”，仲景有鉴于此，所创诸方既有代表主方，又有随症加减之系列方，环环相扣，前后主方、加减方既有相互沟通之处，又有难以忽略之别，形成系列类方，如桂枝汤、麻黄汤、柴胡汤、栀子汤、承气汤、泻心汤、白虎汤、附子汤、陷胸汤等类方。张琪临床喜用经方，而且工于化裁，观其验案所处之方，既有经方之骨，又有自出机杼之肉，临床疗效颇佳，常用柴胡汤、泻心汤、附子汤、陷胸汤、承气汤类方如下：

1. 柴胡类方

柴胡类方包括小柴胡汤、大柴胡汤、四逆散、柴胡桂枝干姜汤、柴胡加龙骨牡蛎汤、柴胡加芒硝汤等方，此类方剂长于和解表里，沟通上下，条畅气血，疏肝理脾，故张琪治疗内科疑难杂症常用之，其中以柴胡加龙骨牡蛎汤、四逆散、小柴胡汤应用最多。

（1）柴胡加龙骨牡蛎汤：治伤寒误下，病入少阳，邪气弥漫，烦惊谵语，表里俱病、虚实互见之少阳之变证。“足少阳经……下胸中贯膈”，故胸满而烦，与柴胡汤证胸满烦相同；足少阳之腑为胆，误下伤及胆，胆气虚则惊。此方用柴胡、黄芩、大黄以疏解肝胆郁热，又用人参、大枣、龙骨、牡蛎、铅丹以益气敛神、镇惊，复用桂枝、半夏、生姜以温阳化痰利湿。张琪认为，此方散与敛、通与补、温与清共用于一方，用药虽杂而法度谨严，配合巧妙，恰是对证施治之剂，常以此方去铅丹（因其有毒，且内服对胃有刺激而产生胃部不适、呕吐等，故去之），随证加减治疗虚实夹杂之内科神志病诸如癫狂、不寐、郁证、脏躁、夜游、百合病、惊悸、痴呆、多寐、健忘等，常取得显效。神志病纯虚、纯实者较少，而常见者多是虚实夹杂之证，故治疗时应视其孰轻孰重，补泻兼施。张琪在长期临证中观察到，神志病虚实夹杂证病机属肝胆郁热、心气不足者居多。肝胆郁

热则痰气内扰，心气不足则心神浮越，故见心神不安诸症。以柴胡龙骨牡蛎汤加减，疏解肝胆郁热、益气养心敛神，或酌加生地、白芍、酸枣仁、柏子仁等以养血柔肝之品，或参入代赭石、钩藤、全蝎、僵蚕以镇肝息风，以疏肝、清肝、镇肝为主，兼以益心气、助心阳、化痰活血，治疗多种神志病均取得较满意疗效。脑动脉硬化症、病毒性心肌炎、心脏神经官能症等辨证属肝胆郁火兼心气不足者应用本方亦可获效。值得说明的是，张琪认为大黄为清疏肝经郁火之要药，不可等闲视之，不论临床便秘与否，概以用之，一般用量为 7～10g，且与他药同煎，如此则不致泻下。桂枝为通补心气、心阳之妙药，非他药可比，对此症尤为重要。此二药皆不可或缺。

（2）四逆散：张琪临证常将四逆散用于脾气虚弱、肝木乘之、土受木凌之证，临证常表现胁痛，腹痛胀满，腹痛即泻、泻后痛减，每由情志不舒加重，倦怠乏力，苔薄白，脉弦等者，取其疏肝理脾、透邪解郁之功。四逆散所治之“四逆”乃指手足不温，其证缘于外邪传经入里，气机为之郁遏，不得疏泄，导致阳气内郁，不能达于四末，而见手足不温。此种“四逆”与阳衰阴盛的四肢厥逆有本质区别。方中取柴胡入肝胆经，升发阳气，疏肝解郁，透邪外出，为君药。白芍敛阴养血柔肝为臣，与柴胡合用，以补养肝血，条达肝气，可使柴胡升散而无耗伤阴血之弊。佐以枳实理气解郁，泄热破结，与柴胡为伍，一升一降，加强舒畅气机之功，并奏升清降浊之效；与白芍相配，又能理气和血，使气血调和。使以甘草，调和诸药，益脾和中。综合四药，共奏透邪解郁，疏肝理脾之效，使邪去郁解，气血调畅，清阳得伸，四逆自愈。张琪常用四逆散与六君子汤合用，且重用白芍，治疗慢性肝炎或活动性肝炎，亦用于治疗结肠炎、木旺乘土之泄泻等效佳。

（3）小柴胡汤：张琪应用小柴胡汤加生石膏治疗各种外感高热不退，屡用屡验。柴胡可疏解肝胆，畅利三焦，为利枢机之药。三焦气机不畅，升降出入之机受阻，伏邪不得宣透外达，才使发热不退，热势缠绵。柴胡和解退热，对外感发热有泄热透表之功，为退六经邪热之要药，量大则泻，量少则升。治疗发热时清热祛邪固不可少，“而伐树寻根，终究其致病之因，以拔其本，则谓非柴胡之力不可也。”柴胡虽疏解肝气，能开气分之结，但不能清气分之热，故配伍黄芩协之以清热。世人多有“柴胡性燥劫阴”之说，但张琪用柴胡量较大，一般皆在 20g 以上，不仅未见劫阴助热之弊，反而屡用屡效，实为退热良药。而且柴胡剂量必须大于党参，如果与党参、甘草等量，则不能退热。柴胡经现代药理证实，具有明显的解热、抗感染、抗菌、抗病毒作用，能够保肝利胆降血脂，同时还具有镇静、镇痛和镇咳作用。生石膏用量一般为 50～75g，病情严重者 4～6 小时服药 1 次。用党参可补益正气，加强其驱邪外出之力。现代药理也证明，益气扶正药能够激活人体网状内皮系统的吞噬活性，改变机体应激的防御能力。当然，视顽固性发热之具体情况不同，张琪常辨证采用柴胡类之不同方剂。若病在太阳、少阳两经则治以柴胡桂枝汤加减和解之；若正气不虚，而里热燥结气滞较重，则治以大柴胡汤加减，兼泄里实；若表里俱病，虚实共见，则用柴胡加龙骨牡蛎汤加减，兼泄热安神。

2. 泻心汤类方

张琪认为，脾主运化，主升清，胃主受纳，主降浊，两者相互为用，为气机升降之枢纽，居中宫，灌四旁，脾胃气机升降正常，则其他脏腑气机升降亦随之而安；脾寒则清阳不升，胃热则浊阴不降，于是清浊混淆，诸症蜂起。仲景之半夏、甘草、生姜三泻心汤，芩连与干姜配伍为辛开苦降合用治疗脾寒与胃热互结之病症，疗效甚佳。张琪用此三方治心下痞满诸症及胃脘痛，属脾胃不和，升降失司，见痛、呕、胀满等疗效甚佳，如对胃炎、胃及十二指肠溃疡、胃肠功能紊乱见舌红苔白、口干苦、胃脘胀痛泛酸、呕逆者用半夏泻心汤有桴鼓之效。根据张琪经验，运用该方，如能用心辨析，谨察病机，则不仅可以治疗痞证，凡属湿与热交阻，脾胃不和，见胃脘痛，痞满胀，吞酸，反胃呕吐等用之皆具卓效。但辨证应注意脾寒胃热轻重之比重，若脾寒甚者，如脘腹遇寒则痛胀加重，或有便溏，可加重干姜用量，亦可酌加公丁香、砂仁温脾祛寒；若胃热偏重，如舌干，口苦臭，胃脘灼热，可加重芩、连用量，亦可酌加胆草；大便秘，尤须用大黄以泻热通便。辨证当注意舌象，多见舌质红苔白腻或稍黄，即属湿热，结合症状自然无误。

张琪以泻心汤三方化裁治疗急、慢性肾衰竭，均获好的疗效。急性肾衰竭大多辨证属胃气不和，痰热内扰，浊毒内蕴。治当清热和胃、降逆化痰、降浊。方用半夏泻心汤合温胆汤化裁。方中去人参，恐其滋补太过，有“关门留寇”之弊。增入竹茹以清热化痰，止呕除烦；枳实以行气消痰，使痰随气下；陈皮以理气燥湿；茯苓以健脾渗湿，使湿去痰消；砂仁以和胃化湿。若肿甚酌加泽泻、白术、猪苓、大腹皮、木瓜等利水之品，若大便闭、呕不止，可酌加活血解毒降浊之剂，如桃仁、赤芍、丹参、葛根、大黄、草果仁、连翘、紫苏等，完谷不化者可加神曲、山楂、麦芽。若伴有外感发热者，可用小柴胡汤加石膏加减治疗。张琪屡用此方，常常随手奏效。慢性肾衰竭辨证属湿热内蕴，阻于中焦，气机不畅，脾胃升降失常之证者常见，故治以和胃降浊，清热化湿，张琪每于半夏泻心汤增入大黄、草果仁、藿香、苍术、紫苏、陈皮、茵陈等药，则方中用大黄、黄芩、黄连苦寒泄热，草果仁、藿香、苍术等辛香开散，祛除湿邪，两类药熔于一炉，相互调济，既不致苦寒伤胃，又无辛燥耗阴之弊。如此则寒热互用以和其阴阳，辛苦并进以顺其升降，补泻兼施以调其虚实。诸药合用，共奏和阴阳、顺升降、调虚实之功。

3. 附子汤类方

附子汤类方包括附子汤、真武汤、附子粳米汤、赤丸、大乌头煎、乌头桂枝汤、乌头汤等方，此类方重在温阳补虚散寒，可治疗因外寒、内寒所致之水肿、痛症、寒疝等多种病症。张琪多用附子汤类方之真武汤、附子粳米汤，每获良效，今析之如下：

(1) 真武汤：为治疗脾肾阳虚、水气内停之名方，此方证的病因病机为久病伤阳或太阳病误汗伤阳，少阴寒化阳虚，甚至寒水反而侮脾，土不制水，致脾肾阳虚，不能化气行水，水湿内停，从而或为痰饮，或为水肿，水气凌心射肺，或悸或咳等。张琪用此方温阳利水治疗肾脏病、心力衰竭、眩晕、甲状腺功能减退等多脏器疾病甚效，常以本方加味：

附子 25～30g(先煎)　茯苓 30g　白术 25g　白芍 25g　干晒参 15g　麦冬 15g　五味子 15g　益母草 30g　红花 15g　桃仁 15g　生姜 15g　甘草 15g

形成温肾健脾利水活血之剂，主治慢性肾小球肾炎、肾病综合征属于脾肾阳虚夹有血瘀之水肿者，症见全身浮肿，腰以下肿甚，按之凹陷不易恢复，或水肿反复发作，小便少，大便溏或溏而不爽，脘腹胀满，腰痛，畏寒肢冷，精神委靡，面色晦暗或面色㿠白，舌质淡胖滑润，或边缘、舌下有瘀斑，脉沉细迟或沉涩。方中附子温肾阳；参、术、苓、草益气健脾；白芍、五味子、麦门冬敛阴滋阴，以防燥热耗阴。高度水肿者血液循环受阻，现代医学谓之高凝，故用益母草、桃仁、红花活血利水改善血凝，水除气血通畅则全身功能得以恢复，加用附子改善心肾功能，亦可促进血液循环，从而消除水肿。

(2) 附子粳米汤：《金匮要略》之附子粳米汤治“腹中寒气雷鸣切痛，胸胁逆满呕吐”，方用附子、半夏、甘草、大枣、粳米。此方为治疗脾胃虚寒之有效方剂，临床特征腹痛喜按，喜温，肠鸣上逆，胸胁满，呕吐清涎，脉弦缓，舌苔白滑，此方张琪屡用之以收功，但附子与半夏合用，药局投药每每提出疑问，以乌头与半夏相反，实际不仅用之无任何副作用，且用之其效更佳，因附子散寒温中，寒气散则阴霾自消，半夏降气相辅相成，具有他药不可替代疗效。临床观察凡慢性胃炎、溃疡病、胃肠痉挛属于虚寒者，应用此方效如桴鼓。

4. 陷胸汤类方

陷胸汤类方包括大陷胸汤丸、十枣汤、甘遂半夏汤、大黄甘遂汤、小陷胸汤等方，此类方剂针对水血互结、饮热互结或水饮盘踞不去之病症而设，多力峻有毒之品，且有相反之药，张琪常用此类方之十枣汤、大陷胸汤、大黄甘遂汤，屡起大证，今析之如下：

（1）十枣汤：《金匮要略·痰饮咳嗽病》篇："……饮后水流在胁下，咳唾引痛，谓之悬饮……"，"脉沉而弦者，悬饮内痛。病悬饮者，十枣汤主之。"结合《金匮要略》条文均说明水饮沉积于胸胁，必须用十枣汤攻逐水饮，水饮除则痛止。张琪临床观察《金匮要略》之悬饮相当于现代医学之渗出性胸膜炎，积水轻者可用柴陷汤加白芥子治疗，积水较重者则必须用十枣汤攻逐水饮确有良效。方中甘遂、大戟、芫花俱为逐水之峻剂，尤以甘遂之力较大，《汤液本草》谓："甘遂可以通水，而其气戽透达所结处。"张寿颐谓："甘遂苦寒。攻水破血，力量颇与大戟相类，故《本经》、《别录》主治腹满浮肿，下水留饮，破癥坚积聚亦与大戟主治大同小异，但兼能消食，通利谷道，稍与大戟不同，则攻坚之力殆尤为过之。"可见，甘遂攻逐水饮相对较优，仲景大黄甘遂汤、大陷胸汤、甘遂半夏汤皆用甘遂，可见一斑。

（2）大陷胸汤：大陷胸汤证《伤寒论》有数条，唯 137 条"太阳病，重发汗而复下之，不大便五六日，舌上燥而渴，日晡所小有潮热，从心下至少腹硬满而痛不可近者，大陷胸汤主之。"张琪认为本条是大陷胸汤的主要证候，其中小有潮热是其外证，唯心下至少腹硬满不可近是其主证，结合舌上燥而渴为水液与热邪壅结于胸胁及肠胃，方名陷胸并不局限于胸胁，乃水液与热邪积结于三焦，气化壅阻不得下行，既有大便不通而小便亦必不通，此方功能泻热逐水。大黄苦寒，泻热通腑；芒硝咸寒，软坚散结；甘遂苦寒，逐水邪，三药合用为泻热逐水之峻剂。张琪以此方化裁治疗急性肠梗阻、肾病综合征高度腹水、肝硬化腹水、结核性腹膜炎腹水，辨证属于邪热与水液壅阻积结，加用枳实、厚朴、槟榔、海藻等行气软坚之品多能获效。

（3）大黄甘遂汤。《金匮要略》："妇人少腹满如敦状，小便微难而不渴，生后者，此为水与血俱结在血室也，大黄甘遂汤主之。"敦为盛食之器皿，言少腹有形高起之状，生后谓产后乃水与血并结，故以大黄下血，甘遂逐水，用阿胶育阴养血。张琪经验此方并不局限于妇科水血结于血室，凡水蓄血瘀之证用之皆可。张琪常用此方治疗结核性腹膜炎高度腹水、肝硬化高度腹水、肾病综合征高度腹水，辨证属实热阳水用利水药无效者皆获良效。用此方治疗此类肝硬化腹水必须择体质较壮，舌苔厚腻或舌质紫干，腹部肿胀坚硬拒按，大小便不通，脉实或沉滑数有力，辨证属于实热血瘀与水饮互结者方可，不宜轻用。

5. 承气汤类方

张琪临证常用三承气汤治疗中风入脏腑，昏厥，昏迷不省人事，仍有腑实证，临床常见大便秘结，数月不通，其特点为腹部硬、满、痛，泻下后均为燥屎，大便如石头块。燥屎一下，病人即意识清楚，亦用之于治疗脑膜炎、乙型脑炎、肠梗阻等证，疗效满意。急性热病的病程中，出现潮热，手足汗出，腹满硬痛拒按，喘促心中烦热，目不闭合，甚则谵语直视，循衣摸床，大便秘结或热结旁流，舌红苔黄燥或老黄，甚则苔焦起刺，其脉多见沉实或滑数有力，皆因燥屎内结，热炽伤津，宜釜底抽薪，用三承气汤化裁，以下其结热燥屎，则诸症可愈。张琪曾治森林脑炎、病毒性脑炎数例，皆出现昏不识人、潮热、大便秘结、腹满拒按、舌质红、苔黄燥，甚至抽搐，用大承气汤以大黄为主，配合芒硝，进药后大便下燥屎及污秽黏稠粪便，病人随之而苏醒。在此情况下，用安宫牛黄丸、紫雪丹等清心开窍之药皆无效，因阳明腑实，燥屎内结，不除其燥屎内结热则神志不能苏，病必不能痊愈。其他大承气汤、桃核承气汤等皆于他处言之，不再详述。

（二）以法类方

张琪主张用古方既要不失古人原意，又不可为其所拘，当依其法而不泥其方，法外有法，方外有方，非常重要。正如《张琪临证经验荟要》所言："方药内容丰富多彩，……还应在理论指导下变通应用，使之恰中病情"。"师其法而不泥其方"是张琪应用古方的特色。今将其常用之益气养阴法、活血化瘀法、清热利湿解毒法、益气升阳法类方析之如下：

1. 益气养阴类方

（1）清心莲子饮。出自《太平惠民和剂局方》卷五，书载主治淋浊崩带，为清补兼施之剂。原方以石莲子为君，取其有清心火、涩精之效。石莲子入脾胃，脾胃有运化水谷精微之功能，蛋白质属于水谷之精微，又其清心火、养脾阴、秘精微，对蛋白尿外泄有收涩作用。黄芪、党参补气升阳，地骨皮、麦冬滋阴，黄芩清上焦心肺之热，肺热清则清肃下行，车前子、茯苓淡渗利湿，柴胡以疏散肝胆之郁热。补气与养阴，清热利湿，秘精合用相辅相成。张琪用此方随证加减化裁以益气养阴，清利湿热，用于治疗糖尿病、慢性尿路感染、肾小球肾炎蛋白尿等。对于糖尿病证属气阴两虚，但以气虚证为主，燥热症状不甚明显，症见短气乏力，倦怠懒言，口干渴不甚，舌尖红苔薄，脉弦者，张琪主张益气养阴法以益气为主，滋养阴液为辅，多用加味清心莲子饮，效果颇佳。方药组成：

黄芪 30g　人参 15g 或党参 30g　石莲子 15g　地骨皮 20g　柴胡 15g　茯苓 15g　麦冬 15g　玉竹 20g　花粉 15g

此方在改善体力、消除疲劳等方面效果明显，有不少病例服降糖药尿糖下降，体力仍不见恢复，用本方后精神和体力明显好转。

补气养阴之方较多，张琪积数十年临床经验，认为以《太平惠民和剂局方》清心莲子饮加味治疗肾小球肾炎蛋白尿为佳，并且在原方基础上重用益气固摄之黄芪、党参，临床观察方能有良好疗效。重用黄芪、党参以补气固摄，适用于慢性肾炎蛋白尿日久不消者。在原方秘精补虚效用上加重补气的功能，《素问》谓：中气不足，溲便为之变。由于气虚无力下达洲都酿成湿热之邪不得蠲除，故以黄芪为主药，用量较重一般 30～50g。张琪强调：黄芪属甘温之品，量大久服多易生热，曾用过黄芪一味煎膏（黄芪膏）治疗此病久服后产生咽干口燥唇焦，皮肤生疖现象，因此上方适用以气虚为主者较佳。若以阴虚症相对较重者如五心烦热，咽赤口干，小便黄赤，舌质红少苔，脉象细数或滑数，则宜加入生地黄、玄参、金银花、蒲公英；如伴有血尿者可加大蓟、小蓟、茅根、蒲黄、侧柏叶等清热凉血止血之剂。辨证时注意观察如阴虚内热相对较重者须增加养阴清热用药方能洽中病机，如果坚持原方不变，不仅导致阴虚内热加重，尿蛋白亦常随之增重，所见甚多极应注意。

慢性尿路感染常规使用抗生素疗效不佳，耐药现象常见，感染易于迁延不愈或反复发作，张琪将其归为"劳淋"范畴，辨证多属本虚标实，虚实夹杂，但属于气阴两虚膀胱湿热证者最为常见。故张琪在益气养阴的基础上，配合清热解毒利湿，方药具体为：

黄芪 30g　党参 20g　石莲子 15g　茯苓 15g　麦冬 15g　车前子 15g　柴胡 15g　地骨皮 15g　蒲公英 50g　白花蛇舌草 50g　白茅根 30g　甘草 10g

临床疗效理想。

（2）益气养阴摄血合剂。张琪通过大量的临床病例观察到，血尿日久迁延不愈者临床常见气阴两虚的证候表现。因此在血尿的发病中气阴两虚是发病过程乃至伴随血尿全程的病变基础和必然结果。慢性肾小球肾炎以血尿为主者，无论是 IgA 肾病血尿，还是过敏性紫癜肾炎以血尿为主者，辨证重点在于血尿迁延不愈，周身乏力，气短心悸，腰酸膝软，咽干口燥，手足心热，舌淡，脉沉数或细数无力，属于气阴两虚之证，自拟益气养阴摄血合剂。药物组成：

侧柏炭 20g　大黄炭 10g　阿胶 15g　蒲黄炭 15g　生地 25g　熟地 25g　黄芪 30g　党参 20g　血余炭 15g　地榆炭 20g　小蓟 30g

方中用黄芪补气，二地、阿胶滋阴益气以固摄，诸炭止血标本兼顾，此时见血止血则难使血止，必以补气滋阴从本论治，方能达到固摄止血之效。当然诸炭类止血相辅相成亦不可忽视，中药方剂之配伍，有主有辅，君、臣、佐、使，配伍精当，非单味药可以解决，张琪以此方治疗血尿日久不愈多获良效。

(3) 益气养阴汤、益气滋阴饮：多数糖尿病患者经过治疗，典型之三多症状多不具备，但多见短气乏力，倦怠，口干，舌干红少苔，五心烦热，头昏，小便短黄，脉虚数等证。是病程日久由阴虚而发展至气虚，属于气阴两虚证。若燥热明显伤肺者，当以益气养阴、清热润肺治疗，张琪自拟益气养阴汤方治之，方药组成：

生地 20g　天花粉 20g　知母 15g　麦冬 15g　元参 20g　西洋参 15g 或太子参 30g　生黄芪 20g　黄连 10g

方中用参、芪益气养阴，生地、麦冬、元参合成增液之药味，以滋阴养液，知母、花粉清热止渴，在扶正基础之上，稍加黄连清火，疗效颇佳。

临床观察部分病人，有的已经经过中西药治疗，已不具备“三多”症状，仍有血糖高，尿糖(+++)，症见倦怠乏力，口干，腰脊下肢酸软，舌红苔燥，脉弦滑等属于气阴两伤，或肺肾阴虚。张琪拟用益气滋阴饮颇效。药物组成：

黄芪 50g　人参 15g 或党参 30g　玉竹 20g　生地 25g　山药 25g　枸杞子 20g　天冬 20g　菟丝子 15g　女贞子 15g　玄参 20g

全方共奏益气滋阴补肾润肺。通过大量病例的观察，用此方后病人体力增强，疲劳逐渐消除，血糖逐渐下降，尿糖亦逐渐减少，确为治疗本病之良方。

(4) 炙甘草汤：冠心病、病毒性心肌炎证属气阴两亏者，症见心悸、怔忡、周身乏力、胸闷不适、夜寐多梦、舌质淡红、苔薄白，脉细或结代。张琪多予炙甘草汤加减，药物组成为：

炙甘草 15g　大枣 3 枚　阿胶 15g　生地 20g　寸冬 15g　桂枝 15g　人参 15g　麻仁 15g　五味子 15g　玉竹 20g　黄芪 30g

诸药合用，补心气，养心阴，气血充足，则诸症自除。心系疾病病本为心脉虚损，即心之气阴两虚多见，而气滞、血瘀、痰浊为病标之邪。行气、活血、祛痰等仅是治标权宜之法，补益心气滋阴为治本之策。张琪曾用此方治愈心肌炎、冠心病患者多例。若是冠心病、病毒性心肌炎气阴不足，瘀血阻滞者，又当以宜益气养阴，兼活血祛瘀为主，张琪多合以血府逐瘀汤加减。

(5) 参芪地黄汤。张琪用益气养阴法，脾肾双补，常以参芪地黄汤加味，治疗慢性肾脏病，辨证属脾肾两虚，临床表现尿血淡红，腰酸痛，倦怠乏力，四肢不温，面色萎黄或㿠白，气短懒言，头晕耳鸣，夜尿频多，尿清长，或遗精滑泄，舌体胖，舌质淡苔白，脉弱或沉者甚多，疗效颇佳。此方方药组成为：

黄芪 30g　党参 20g　白术 20g　当归 20g　远志 15g　首乌 20g　五味子 15g　熟地 20g　菟丝子 20g　女贞子 20g　山萸肉 20g　羊藿叶 15g　仙茅 15g　枸杞子 20g　丹参 15g　山楂 15g　益母草 30g　山药 20g

方中参、芪、术、山药健脾益气，首乌、羊藿叶、仙茅、菟丝子温补肾阳而不燥，枸杞子、山萸肉、熟地、五味子滋助肾阴与参术合用既不妨碍脾之运化功能,且与温补肾阳相伍,使阴阳调济以助肾气,而恢复肾之功能,助化源益气养阴血。此方为补脾养肾之药,妙在又加入丹参、当归、益母草、山楂活血之品,使其改善肾之血流量,补与消合用。此类型切忌大黄苦寒泻下伤脾,所以一见肾衰竭,即认为大黄为降肌酐、尿素氮之要药,不知苦寒伤脾,愈用愈促使病情恶化,偾事者甚多,宜引起重视。

糖尿病病程日久,必损及肾脏,肾阴亏耗,“穷必及肾”,尤其糖尿病肾病早期,致使肾阴亏耗,气阴两伤更为多见。症见头晕,心悸,腰酸膝软,性欲减退,气短乏力,口渴,舌干,脉象虚数,张琪亦用参芪地黄汤加味益气补肾阴。方药组成:

人参 15g　黄芪 30g　熟地黄 30g　山茱肉 15g　山药 20g　茯苓 15g　丹皮 15g　泽泻 15g　玉竹 20g　首乌 20g　枸杞子 20g　五味子 15g　菟丝子 15g

“肾为气之根”、“肾藏真精为脏腑阴液之根”,为元气之所系。肾为水火之脏,肾阴亏耗日久多损及阳,如张景岳所谓“善补阴者必于阳中求阴”,故于滋补肾阴之品中常辅以助阳之品而获效。

2. 活血化瘀类方

(1) 桃核承气汤。《伤寒论》言:“太阳病不解,热结膀胱,其人如狂,血自下,下者愈……外已解,但少腹急结者,乃可攻之,宜桃核承气汤。”桃核承气汤由桃仁、桂枝、大黄、芒硝、炙甘草组成,是仲景治疗下焦热瘀血结的专方,用以治疗邪在太阳不解,随经入腑化热,瘀热互结而致发热、少腹急结、小便自利甚则如狂等症。方中桃仁破血祛瘀,大黄逐瘀泄热,二药合用,瘀热并泄,共为君药;桂枝通利血脉,助桃仁破血祛瘀,且以阳热之动,制约他药阴寒之凝;芒硝泄热软坚,助大黄逐瘀泄热,共为臣药;炙甘草益气和中,并缓诸药峻烈之性,使祛瘀而不伤正,为佐使药。

本方是破血下瘀的代表方剂,张琪临证体会,凡病机为下焦热瘀血结者,用本方施治,确可收到理想效果。据张琪经验,若妇女经闭或经少不畅,出现头痛、眩晕、耳鸣、不眠、惊悸、腹痛、手足灼热,重则烦躁不宁,哭笑怒骂奔走,少腹硬满拒按,苔黄,舌质紫或有瘀斑,面色潮红或紫暗不泽,脉见沉弦或结,此多得之于暴怒或情志不遂,气滞血凝,冲任失调,属于血瘀化热,扰于神明所致,治疗必须泄热活血逐瘀,桃核承气汤为治疗此证之有效方剂。此类患者往往服药数剂后,热清瘀血下而诸症除,轻者数剂,重者则须多服,始能收功。所下之血皆紫污成块,为血因热结之兆,用后如见腹泻可去芒硝,大黄则酌减其量。此方除对狂躁诸症有效外,亦治瘀血挟热上冲之头痛、眩晕、目赤升火诸症;同时亦可用于月经先期作痛、经闭不行、产后恶露不下、少腹坚痛诸证,本方不仅破瘀血,亦能止血,崩漏下血,属瘀血内停者并非罕见,审其血瘀挟热者,应用本方莫不应手而效。

张琪以本方去芒硝,加入凉血止血之品,化裁而成桃黄止血汤:

大黄 7.5g　桃仁 20g　小蓟 30g　茅根 30g　生地 20g　侧柏叶 20g　山栀子 10g　蒲黄 15g　桂枝 10g　甘草 15g

本方主治热结下焦(包括肾与膀胱)、邪热迫血妄行外溢出现尿血。主药为桃仁、大黄以泻热结,桃仁活血润燥,大黄泻热结,二药配伍泻热开结,热除瘀开则血止,此方乃根据桃核承气汤意,除大黄、桃仁泻热逐瘀;桂枝温通以防寒凝;小蓟、侧柏叶、茅根、生地、山栀诸药凉血清热止血,合而为清热止血之有效方剂。凡急性肾炎或慢性肾炎急性发作血尿属瘀热者(急、慢性肾小球肾炎肉眼血尿或镜下血尿,小便黄赤灼热,舌尖赤苔白燥,或兼咽痛,扁桃体红肿者;急性泌尿系感染发热，小便涩痛灼热，尿急，尿频，少腹胀满，大便秘者；肉眼血尿，色鲜红或兼夹有血块或镜下血尿者；舌尖或边红干少津，苔白燥，脉象滑数有力者）皆有卓效。

（2）解毒活血汤：乃王清任《医林改错》方，原方主治“瘟毒烧炼，气血凝结，上吐下泻”，治疗瘟毒，气血凝结，壅塞津门，水不得出，上吐下泻转筋之证，而活其血、解其毒，未有不一药而愈者。张琪据瘀血、浊毒之机随证加减，治疗慢性肾衰竭，湿浊毒邪日久入血，造成气血凝滞，血络瘀阻，症见头痛少寐，五心烦热，搅闹不宁、恶心呕吐，舌紫少苔或无苔，或舌有瘀斑，舌下静脉紫暗，面色青晦不泽，脉弦或弦数等。符合慢性肾衰竭，症见高凝高黏状态，表现为血瘀见证。因与此证虽病因相异，但病机相同，异病同治，故以此方加味：

连翘 20g　桃仁 15g　红花 15g　赤芍 20g　生地 20g　葛根 15g　当归 15g　牡丹皮 15g　丹参 20g　柴胡 20g　枳壳 15g　甘草 10g　大黄 7g　当归 15g

水煎，日 2 次服。

清热解毒、活血化瘀，治疗大多有效。本方病机重点在于毒邪壅滞、气血凝结。辨证要点在于舌紫无苔或舌有瘀斑，舌质紫暗等。若见汗多、肢冷、眼塌，不可用。本方用连翘、葛根、柴胡、甘草清热解毒；桃仁、红花、赤芍、生地活血散瘀、凉血清热；气为血帅，气行血行，故复佐少量枳壳理气，以助活血之力。全方共奏清热解毒，凉血活血之效。慢性肾衰竭的高凝还必须用大黄、丹参、葛根。葛根黄酮不仅活血扩张血管，同时有解毒作用，瘀血既是肾衰竭病理产物，同时又是一个致病因素，长期作用于机体，使病机复杂化，迁延难愈。大量病理实验证明，毛细血管内皮细胞增生，血小板聚集，纤维蛋白渗出，新月体形成均与瘀血有关，使用活血药确能改善肾实质内的瘀滞，延缓病情发展，改善血液供应，抑制肾间质纤维化，延缓肾衰竭进展，甚至可以中止肾脏病变。

（3）癫狂梦醒汤：由桃仁、香附、青皮、柴胡、半夏、木通、陈皮、大腹皮、赤芍、桑白皮、炒紫苏子、炙甘草组成，具有理气活血之功。清代名医王清任首提“气血凝滞说”，创拟癫狂梦醒汤，用以治疗癫证、狂证。其在《医林改错》中论述道：“癫狂一症，哭笑不休，詈骂歌唱，不避亲疏，许多恶态，乃气血凝滞脑气，与脏腑气不接，如同作梦一样。”张琪分析此方，以为方中桃仁、赤芍活血化瘀；柴胡、香附、青皮疏肝理气，气行则血行；陈皮、半夏燥湿化痰；紫苏子、桑白皮、大腹皮降气化痰宽中；木通降心火，清肺热，通利九窍血脉关节；甘草调和诸药。诸药相合共奏化瘀豁痰利窍之功。张琪临床遇到情志不舒，病久痰瘀交阻而不得解，应用他方无效时，常常考虑使用本方治疗，每获良效。常有语无伦次，打人骂人，不避亲疏，狂闹昼夜不休者请张琪诊视，但见其舌紫唇紫，脉象弦而有力，即以此方加减治之有效。张琪临床以癫狂梦醒汤化裁，不但治疗神经官能症、围绝经期综合征、癔症、老年痴呆等精神系统疾病，而且也治疗心脑血管系统及呼吸系统疾患，从气滞血凝病机而立法遣药，均取得较好的疗效。

（4）少腹逐瘀汤、温经汤、桂枝茯苓丸、生化汤。妇科常见血寒凝滞之痛经，经色暗量少，经来不畅，少腹攻痛，脉沉紧，舌苔白，必须用温中散寒、活血化瘀治疗，才能寒化瘀开。张琪常用少腹逐瘀汤合温经汤化裁，其认为温经汤虽是妇科常用名方，然细析方中温经之药多，祛瘀之药只有牡丹皮、当归、川芎，《金匮要略》原文虽然提出此方治“瘀血在少腹不去”，实乃针对虚寒挟瘀血之证，余如吴茱萸、桂枝、生姜温中散寒，人参、阿胶益气补血，活血之力并不足。用治瘀血须加活血之药方效，故合温经汤、少腹逐瘀汤，同用桃仁、红花、丹参、元胡、蒲黄于一方。张琪亦常用桂枝茯苓丸治疗治疗妇女月经不调、闭经、痛经、子宫内膜炎、附件炎、子宫肌瘤、卵巢囊肿等属瘀血阻滞者。此方为祛瘀化癥之良方，治瘀为何用桂枝？实因桂枝具有温通血脉之功，与桃仁、丹皮、芍药为伍，可奏温寒化瘀之效故也。生化汤方中炮姜与桃仁、当归、川芎相配伍，治产后寒凝血瘀之恶露不下，颇为有效。傅青主治产后血块，告诫“此症勿拘古方，妄用苏木、蓬棱以轻人命，其一应散血破血药俱禁用……唯生化汤治血块圣药也”。此方妙在温中与补血活血合用，故能散寒除瘀，奏效甚捷。

（5）补阳还五汤：出自清代王清任之《医林改错》，方中以生黄芪四两为君药，大补元气，使气旺以促血行；当归尾活血通络而不伤血，为臣药；赤芍、川芎、桃仁、红花活血祛瘀；地龙通经活络，周行全身以行药力。全方益气祛瘀，标本同治，补气而不壅滞，活血又不伤正。原文用治以“半身不遂，口眼㖞斜，语言謇涩，口角流涎，大便干燥，小便频数，遗尿不禁”。张琪临床用此方治缺血性中风及中风后遗症，脉见弦迟微弱者，甚效。张琪在临床应用此方，有时并不局限于上述病。凡肢体不遂，辨证属气虚血滞者，用此方皆效。

（6）上中下通用痛风方。张琪认为类风湿关节炎患者多见关节肌肉疼痛肿胀，缠绵不愈，反复发作，甚则变形，或见皮下结节红斑，颜色紫暗或肢节疼痛如锥刺，常以肝肾亏损、气血不足为内因，加之风寒湿邪侵袭，湿、痰、瘀、热交织壅滞经络关节为外因，故治疗此病当以祛风寒、燥湿、化痰、活血、通络以祛除外邪，补肝肾、壮筋骨、益气血以扶正，正邪兼顾，使痰瘀得去，湿热得清，气血周流，经络则宣通，方能获效。张琪常用上中下通用痛风方治疗，方以黄柏、苍术、胆草清热除湿，桃仁、红花活血化瘀，天南星、灵仙逐痰通痹，防己、羌活、白芷疏风胜湿，酌加青风藤、地龙、公藤通络止痛，川芎、神曲行气祛瘀，诸药配伍，疏散风湿，化痰通络，清利湿热，活血祛瘀。更用乌蛇、全蝎、土虫、地龙等虫类药，增强其透骨搜风通络之作用。然此病日久，肝肾亏损、督脉失养，又加入补肝肾、强筋骨、充督脉以扶正，如杜仲、狗脊、千年健、地风等，正邪兼顾，上中下通用，疗效颇佳。张琪用此方除重活血化瘀，又参化痰除湿、搜风通络之义，则又是活血化瘀类方之活用者矣。

3. 清热利湿解毒类方

（1）清热利湿解毒饮：慢性肾炎日久多夹湿热，湿热不除则蛋白尿不易消除，用健脾补肾法难以取效，而由于反复感染，临证中常见一派湿热证候，经用张琪自拟清热利湿解毒饮后蛋白尿往往可消失。此方功可清热利湿解毒，用于湿热毒邪蕴结下焦，精微外泄所致蛋白尿。在应用清利湿热药时，要注意防止苦寒伤脾。方中皆淡渗利湿之品，务使清热不碍脾，利湿不伤阴，以轻灵淡渗取效。金樱子为固涩之品，在清热利湿药中加入一味固涩之品有通中寓塞之义。如病久气虚者亦可于方中加入黄芪 30g、党参 20g，扶正与祛邪同时并举；咽痛者可加山豆根 20g、重楼 30g、玄参 15g、麦冬 15g。张琪言辨别蛋白尿之湿热证，应注重热与湿之比例分析。此方对湿重于热者效佳，如热重于湿，可用加味八正散治疗。

（2）柴苓护肝汤、中满分消丸、软肝化癥煎。张琪认为从中医角度讲，乙肝病毒属于毒邪，故在疏肝健脾法为主要治法的基础上，常伍以清热利湿解毒之品。张琪常用的清热利湿解毒之品有茵陈、虎杖、大青叶、板蓝根、蒲公英、连翘、败酱草、白花蛇舌草等。柴苓护肝汤在用四逆散并加白术、茯苓、黄芪疏肝理脾的同时，加清热解毒之品（败酱草 30g、茵陈 20g、蓝根 20g、虎杖 20g、蒲公英 30g、连翘 20g），正邪兼顾，其效甚佳。若是肝炎后肝硬化，多是慢性肝炎之湿热蕴蓄不除，化而成毒，伤及脏腑气血，而脾为湿热毒邪困扰，日久则水湿运化失健，水气不能下行，导致水液内停而形成腹水，故张琪在坚持疏肝理脾的同时，亦注重清热利湿解毒，常用东垣中满分消丸加减，药物组成：

黄芩 15g　黄连 15g　砂仁 10g　枳实 15g　厚朴 15g　半夏 15g　陈皮 15g　知母 15g　泽泻 15g　干姜 10g　姜黄 15g　党参 15g　白术 15g　茯苓 15g　猪苓 15g　甘草 15g

方从上中下三焦分消湿热，配合清热解毒利湿之黄芩、黄连、泽泻、知母、茯苓、猪苓，消肿利水效果甚佳。对于肝炎后肝硬化脾大者，表现为腹胀满，胁肋胀痛，食少纳差，面色黧黑或晦暗，辨证时又多见其有邪热内蕴证候，如口苦咽干，五心烦热，尿黄赤，巩膜黄染等，故张琪拟方软肝化癥煎，在重用炙鳖甲软坚散结，辅以青皮、郁金、丹皮、柴胡疏气活血化瘀的同时，加用清热解毒之品如茵陈、虎杖、黄连、栀子、公英、大青叶、丹皮等，获效良好。

(3) 甘露消毒丹：出自《医效秘传》，原用以治疗湿温时疫，邪在气分者。张琪认为此方清热利湿解毒，芳香化浊，迁移用于治疗急性重症肝炎，效果颇佳。据脉证分析本病病机多为湿热困脾，肝气郁滞，肝脾不和，结合辨病为肝损伤后血络瘀阻，宜清热利湿解毒，芳化湿浊，益气活血，以利脾之转输健运、恢复肝之损伤。方中滑石清热利湿并解暑；茵陈蒿、木通清热利湿，引湿热从小便而出；黄芩清热燥湿；连翘清热解毒；贝母、射干清咽散结；石菖蒲、白蔻仁、藿香、薄荷行气悦脾。诸药配合，使湿祛热清，气机调和。据现代药理证明，柴胡、黄芪与活血药合用具有抗肝损伤，抑制肝纤维化增生作用。故又酌加黄芪、丹参、红花、赤芍、桃仁以活血通络解毒，正邪兼顾，辨证与辨病结合，诸症自解。

(4) 犀角大清汤、犀角地黄汤。朱肱《活人书》载犀角大清汤：犀角 3g、大青叶 15g、山栀 6g、豆豉 6g。大青叶味苦，性寒，入肝、心、胃、肺经，功可清热解毒，凉血消斑，在方中为主药。犀角如今可用水牛角代之，大青叶与凉血止血的水牛角配伍相辅相成，凉血解毒消斑之力更强。加之山栀之凉血，豆豉之解郁热，共成清热解毒，凉血消斑之功。在 20 世纪 50 年代，哈尔滨市初解放，麻疹流行，小儿患麻疹甚多，张琪用此方治疗，未止者与升麻葛根汤合用，已出者出现咽喉肿痛，用此方加山豆根、连翘、玄参用之有佳效，2～3 剂即见效，而且麻疹消退甚速。张琪临床亦常用此方治疗过敏性紫癜属于热盛者，有清热凉血消斑之功。犀角地黄汤为清热凉血之剂，其中犀角大寒，解胃热而泻心火，芍药酸寒，和阴血而泻肝火，牡丹皮苦寒，泻血中伏火，生地黄甘寒，凉血而滋水，全方既能清热解毒，又能凉血散瘀，兼以养阴，为治疗热入血分证之主方。张琪常以本方化裁治疗重症肝炎、肝性脑病、弥散性血管内凝血、尿毒症、过敏性紫癜、血小板减少性紫癜、蛛网膜下隙出血、急性白血病、败血症、流行性脑脊髓膜炎、流行性出血热等属血分热盛者。若见蓄血、喜忘如狂者，系热燔血分，邪热与瘀血互结，可加大黄、黄芩，以清热逐瘀与凉血散瘀同用；郁怒而夹肝火者，加柴胡、黄芩、栀子以清泻肝火；用治热迫血溢之出血证，可酌加白茅根、侧柏炭、小蓟等，以增强凉血止血之功。

4. 益气升阳类方

(1) 加味六君子汤：张琪治脾胃之虚症，常用六君子汤加味，此方甘温益气，健脾强胃，除湿化痰，适用于各种胃肠功能减弱，消化不良等症。方中人参甘温，益气健脾：白术苦温健脾助运化：茯苓淡渗，健脾除湿，甘草和中；半夏、陈皮理气化痰：木香、丁香、砂仁芳香，温中和胃，合而为剂，用治脾胃虚弱具有良效，尤以偏于脾胃阳虚者为适宜。慢性胃炎，胃、十二指肠溃疡及非溃疡性消化不良等症，症见脘腹胀满，食少纳呆，胃脘痛，泛酸，或口吐清涎多唾，舌滑润者，属脾胃阳虚，用六君子汤加公丁香、砂仁、炮姜以温脾阳，较原方效果尤佳。张琪昔年治疗儿科慢脾风甚多，所用自拟理脾镇惊汤方亦由六君子汤化裁而成，方用六君子汤益气健脾胃除痰，砂仁温中，扁豆止泻，葛根升清阳，胡椒辛开散结化痰，全蝎息风。此方对小儿慢脾风多效。

凡慢性病如肝病、肾病等，不思饮食，倦怠，四肢乏力，短气，面色萎白，舌淡，脉弱等属脾胃气虚，皆可用此方以补气健脾胃而收功。张琪常以六君子汤加当归、白芍，命名归芍六君子汤，治疗肾功能不全贫血及其他类贫血病有一定疗效，取六君子汤补脾胃气虚，当归、白芍养血柔肝以利脾胃之生化，属气血双补，气味中和不燥不柔，相互调济治疗肾衰竭属脾胃虚弱贫血有一定疗效。

(2) 补中益气汤、升阳益胃汤、升阳除湿汤、补脾胃泻阴火升阳汤。张琪灵活运用上述补中益气汤等四方治疗东垣所谓之内伤脾胃，中气不足证、脾胃气虚，阴火发热证、脾胃气虚泄泻证、脾胃气虚清阳不升之眩晕头痛等症，均有良效。东垣谓劳役饮食失节伤脾，清阳不升，四肢禀气于脾，故可见四肢倦怠，懒言恶食，短气乏力等证候，当用补中益脾胃升清阳法治疗。东垣之补中益气汤、升阳益胃汤、升阳除湿汤、补脾胃泻阴火升阳汤等四方皆在参、芪、术、草、大枣甘温补中之品中辅以柴胡、防风、独活、羌活、葛根、蔓荆子等风药，以升腾阳气，补中有升则脾胃气健而邪气除，即所谓脾气升则阴火降是也。

(3) 益气聪明汤：出自《东垣试效方》，张琪认为此方以人参、黄芪为主，同益脾胃补中气，升麻、葛根、蔓荆子升清阳，中气足，清阳升，则头昏目障耳鸣诸症蠲除：黄柏苦寒清相火，芍药敛肝和营，方以益气升阳为主，辅以敛阴和营清相火之品，为本方与其他补气升阳方不同之处。东垣治脾胃虚弱，清阳不升诸症，皆以脾虚累及其他脏腑，精气不能走注于头目手足，呈现头眩目障耳鸣诸症论治。益气聪明汤为其代表方，其方即用人参、黄芪以补益中气，其气上行头目，用升麻、葛根、蔓荆子升清阳，同时又防止益气升阳引动肾中伏火，故用黄柏泻相火，芍药敛阴和营，有升有降，升为主，降为辅，但据张琪经验，再辅以补肾之品，疗效尤佳。张琪亦曾用此方治疗重症肌无力眼型数例，皆获良效。

第十四章　药法与病证相合，活用平奇毒猛、对药群药

中医用药治病，皆有一定法度，其中贯穿着整个辨证论治的精神。辨证虽明，如果用药不得法，往往不足以愈病；同样如用药虽有法，而辨证不明，则为无的放矢，两者缺一不可。用药治病，必须指导思想明确，才能丝丝入扣，切中病情，否则差之毫厘，谬之千里。故临证之际，正确地掌握用药法则，是治疗疾病的关键。张琪临证70余年，深谙用药之法，提倡药法与病证相合，活用平奇毒猛、对药群药，收到满意疗效。

一、药法与病证相合，专病（证）专药相应

药法，即中医基础理论指导下运用中药愈病的法则，可以概括为辨证用药、辨病用药、对症用药三类。其中，辨证用药是中医最主要的用药法则。张琪精于辨证用药，认为"证"概括了疾病现象和本质两个部分，是两者的组合，是认识疾病、治疗疾病的主要依据，选方用药基本上是以"证"为基础的，如治疗气虚证多选用善于补气之黄芪为主药的复方灵活配伍。张琪在重视辨证用药的同时也不忽视辨病用药，在辨证的基础上重视辨病（此病既包括中医的病，也包括西医的病），辨证主要重视全身变化，着眼于机体对疾病的反应，辨病则主要针对疾病的特殊性。两者结合能够更加准确地认识疾病的特殊规律、判断病情的发展转归。尤其是在无证可辨时，结合西医的检查手段发现阳性体征而为中医辨证提供依据，并且在现代药理学的辅助下，使用一些对疾病具有针对性的中药，能够大大提高中医药诊治疾病的疗效。如张琪治疗尿路结石则必用金钱草；在治疗病毒性肝炎经验方中，有三首方剂应用茵陈蒿，皆为针对黄疸型肝炎所设。另外，对症用药亦是张琪临证常用之法。症状虽然不同于证候能反应病机所在，但消除或缓解疾病的某些症状能够显著改善患者的精神状态、饮食睡眠情况，从而增强整个机体的抗病能力，促使病情向好的方面转化，因此，对症用药的作用亦不可低估。临床用药中，张琪精于辨证、善于辨病、灵于对症，兹举例一二以飨同道。

（一）黄疸不离茵陈蒿

急性黄疸型肝炎，病因为湿热郁结，邪无出路，瘀而发黄，治疗原则不离清热、利湿两大法则。茵陈蒿味苦，性微寒，归脾、胃、肝、胆经。《别录》谓："通身发黄，小便不利，除头热，去伏瘕。"茵陈蒿苦泄下降，寒能清热，善清利脾胃肝胆湿热，使之从小便出，故为治黄疸之要药。张琪临证治疗急性黄疸型肝炎，必用茵陈蒿，详审病机，灵活配伍。如急性黄疸型肝炎症见黄染明显，色泽鲜明如橘子有光泽，身热口苦，呕吐恶心，不欲食，腹满便秘，小便色深黄，舌苔干或黄，脉缓大有力或沉滑，肝区痛，肝大有触痛，肝功能检查见酶、絮及黄疸指数增高，血中胆红素阳性者，辨证为"阳黄"，则用茵陈蒿配伍清热解毒之品，如以茵陈蒿50g、栀子20g、大黄50g、金银花50g、板蓝根30g为基础方进行加减治疗。

对于黄色不鲜明，尿少、色黄，大便溏，腹满，头昏，恶心，脉沉缓、舌苔白厚腻，肝功能有明显改变，肝大等，辨证属“湿重热轻”，则用苦温化湿法治疗，如以茵陈蒿 30g、白术 15g、泽泻 15g、猪苓 15g、茯苓 20g、桂枝 15g 为基础方加减。

如爆发性肝炎，急性、亚急性黄色肝萎缩症见黄疸进行性加深，身热，意识障碍，在昏睡前期或已入昏睡，先昏睡继而烦躁不宁，谵妄和狂躁，最后转入昏迷或半昏迷，舌质红绛，苔黄燥，腹胀满或有腹水，小便少色黄赤，脉滑数或弦数，肝功能明显减退，黄疸指数随黄疸加重而增加，血氨有时升高，肝缩小伴明显肝臭者，辨证属“急黄”，治疗则宜清热解毒为主，健脾利湿为辅，活血化瘀次之。用茵陈蒿 50～100g、川连 15g、金银花 50g、龙胆草 15g、败酱草 50g、大黄 15g、茯苓 20g、白术 20g、当归 25g、郁金 15g、丹参 25g、甘草 15g 为基础方进行加减。

（二）结石必用金钱草

尿路结石属于中医学中的砂淋、石淋病。其病多因湿热久蕴煎熬尿液，结为砂石，阻塞尿路所致，故排尿艰涩而中断。尿路阻塞，气血瘀滞故腰腹绞痛；砂石损伤脉络，故尿血。治疗此病用清热利湿，涤石通淋法有一定的效果，其机理是通过药物的利尿作用，增加尿流量，促进输尿管蠕动，有利于结石的排出。凡结石停留必使气血阻遏，而结石排出又必赖气血之宣通以推动，所以，张琪治疗尿路结石，除用清热利湿之剂外，常伍以行气活血软坚化积之品，一方面使气血畅通，另一方面使结石融化，效果较好。金钱草味甘、淡，性微寒，归肝、胆、肾、膀胱经。此药始见于《本草纲目拾遗》，“性微寒祛风治湿热……治脑漏白浊热淋玉茎肿痛……”，并未记载治疗砂石淋，近代始发现其有清热解毒，利尿排石，活血散瘀的作用，故为治疗尿路结石的必选药。张琪经验方消坚排石汤，即以金钱草为主药。方用：

金钱草 50g　三棱 15g　莪术 15g　内金 15g　丹参 20g　赤芍 15g　红花 15g　牡丹皮 15g　瞿麦 20g　萹蓄 20g　滑石 20g　车前子 15g　桃仁 15g

全方共奏清热利湿，排石通淋，行气活血软坚之效。适用于湿热久蕴煎熬尿液，结为砂石，阻塞尿路所致尿路结石，症见排尿艰涩而中断，腰腹绞痛，血尿者。若结石体积大难以排出，则加入穿山甲、皂刺以助其散结消坚之作用；若病程久肾气虚者，可辅以补肾之品，如熟地、枸杞、山芋、菟丝子等；若肾阳不足者可加肉桂、附子、茴香等；若兼气虚者配以黄芪、党参以益气；若肾结石日久不去而引起肾积水，致泌尿系统感染反复不愈，此多由肾阳衰微，气化功能不足，温热毒邪蕴蓄不除所致，故治疗时宜选加附子、桂枝、肉桂温阳以助气化，选加薏苡仁、败酱草、金银花、连翘等加强原方清热解毒利湿之力，相辅相成，扶正除邪而收效。

（三）黄芪专疗诸气虚

气的病变有虚实两个方面，一般可概括为气虚、气陷、气滞、气逆四类。而气虚、气陷皆属于虚证范畴，都可用补气法进行治疗。张琪临证尤喜用黄芪，灵活配伍，随证加减，治疗多种病证。黄芪味甘，性微温，归脾、肺经，能补气升阳，益卫固表，利水消肿，托疮生肌。张元素谓其用有五：“补诸虚不足，一也；益元气，二也；壮脾胃，三也；去肌热，四也；排脓止痛，活血生血，内托阴疽，为疮家圣药，五也。”张琪临床运用其复方治疗各种以气虚为主的疑难重证常随手奏效。黄芪能补气升阳，如治疗发热症见低热缠绵，经久不退，过劳后加重，一经休息则热减者，辨证属气虚发热，则用甘温除热法治疗，用黄芪配伍白术、党参补气益脾胃升阳，配伍茯苓、泽泻利湿，佐黄连清热。补中有散，发中有收，为治疗气虚发热之妙方。黄芪常用 20g。如治疗大气下陷导致的呼吸困难、胸闷、惊悸怔忡、短气，脉沉迟或微弱，舌润口和诸症，则配伍升麻、柴胡，黄芪既补气又升气，升麻、柴胡升大气之陷。黄芪可用至30～40g。

黄芪能益卫气，若症见常自汗出，疲倦乏力，舌润色正，脉虚弦，辨证为卫气不固者，常用黄芪配伍白术、防风、龙骨、牡蛎益气固表，敛液止汗。黄芪亦可和营通络，对于气虚营卫通达欠畅导致的肢体麻木不仁，常配伍白芍、桂枝、甘草和营卫，红花、地龙活血通络。黄芪可用至40g。张琪重用黄芪治疗脑血栓及脑栓塞后遗症之半身不遂辨证属气虚脉络不通，并审其脉证无热者，常配伍赤芍、红花、川芎、当归、地龙、桃仁等活血通络之品，用之多效，可用至150g。

黄芪能助气化达州都，以治顽固不愈之劳淋。劳淋为诸淋中难治之证，其特征为过劳或感冒发作，即现代医学之慢性肾盂肾炎，其病机为正虚邪恋，必须扶正祛邪，方能根治。张琪多用益气滋阴，清热解毒之法，标本兼顾，临证用黄芪配伍党参、柴胡、茯苓、地骨皮、麦冬、石莲子、甘草、白茅根、小蓟、枸杞子、菟丝子、蒲公英等疗效颇佳。黄芪用量为30～50g。

黄芪能益气血，补心脾，张琪治疗贫血病审其无热，辨证属心脾两虚，气血不足者，常以黄芪配伍党参、白术、当归等益气血补心脾而收功。对于心脾气血不足所致的崩漏不止，则再加龙骨、牡蛎收敛固涩。对于心气虚，心阳不足导致的心血痹阻，出现心律不齐，早搏，则采用益心气、振心阳、活血通络法取效，临床常用黄芪配伍人参、丹参、当归、川芎、桃仁、赤芍、桂枝、薤白、葛根、甘草诸药。黄芪常用量为30～40g。

二、精熟药性，活用平奇毒猛、对药群药

药性指药物的性味和功能，包括四气五味、升降沉浮、归经、有毒无毒等诸多内容。清·徐灵胎在《神农本草经百种录》中总结到："凡药之用，或取其气，或取其味，或取其色，或取其形，或取其质，或取其性情，或取其所生之时，或取其所成之地，各以其所偏胜而即资之疗疾，故能补偏救弊，调和脏腑。深求其理，可自得之。"中医理论认为，疾病是致病因素作用于人体导致的机体阴阳气血偏盛偏衰或脏腑经络功能活动失常的结果。因此，利用药物的偏性纠正阴阳气血的偏盛偏衰，恢复脏腑经络气血的正常生理功能，使机体最大程度上恢复到"阴平阳秘"的理想健康状态，是中医用药的最终目的。只有掌握药物本身的作用性质和特征，才能在临证中发挥中药应有的效应。张琪活用药性，其临证经验，时时体现着对药性理论的精熟运用。

（一）平药奇药举隅

平药是指药性平和，无明显寒热之偏、作用较为中正平和的一类中药，可起到调和药性，调和气血阴阳的作用。其性虽无明显寒热之偏，但仍有五味、升降、归经之"偏"，更可在适当的炮制、配伍及入腹等条件下显示其寒热偏性，实现"以偏纠偏"的治疗目的。平性药与寒性、热性药物配伍，使处方处于偏寒或偏热的性质，适用于有寒热取向的病证，既可以直接治疗主证，又可治疗或减轻疾病中的某些兼症；对于一时难以辨别寒、热性质的病证，则与平性药配伍，使整个处方性质平和，达到平补平泄的目的。奇药是指在治疗过程中通过巧妙配伍发挥超乎常规作用的一类药物。张琪临证除常规辨证用药外，亦能抓住疾病病机之变化，灵活用药，出奇制胜。

1. 茯苓

茯苓甘、淡、平，入心、肺、脾经，具有渗湿利水，健脾和胃，宁心安神之效。《神农本草经》谓："主胸胁逆气，忧恚惊邪恐悸，心下结痛，寒热，烦满，咳逆，口焦舌干，利小便。久服安魂、养神、

不饥、延年。"《本草衍义》云:"此物行水之功多,益心脾不可阙也。"

张琪临床常用茯苓与党参、白术、山药等配伍,治疗脾虚运化失常所致泄泻、带下,有标本兼顾之效,茯苓亦可用为补肺脾,治气虚之辅佐药。对于湿浊内停、偏渗大肠所引起的泻下如水、量多、但尿量减少者,常用茯苓配伍车前子,两药均有利水作用,但茯苓健脾渗湿,车前子利尿通淋,两者伍用则加强利水通淋作用。对于心脾两虚、气血不足、心神失养之心悸、失眠健忘、食少纳呆等症,常用茯苓配伍酸枣仁,茯苓补益心脾而安心神,酸枣仁养肝血而安心神,两者合用有补益心脾、养血安神之功效。对于水湿内停所致之身体浮肿、小便短少、便溏泄泻等症,常用茯苓配伍猪苓,两者性味相同均有淡渗利湿之功,但茯苓尚有益脾作用,猪苓虽无补益之效,其利水渗湿之功强于茯苓,二药伍用其利水渗湿之功效更著,且利水而不伤正。

张琪常以《医宗金鉴》治妊娠水肿的茯苓导水汤,重用茯苓 50g 治疗肾病综合征,肝硬化之腹水,辨证无热证者用之甚效,茯苓长于利水而健脾,非他药可能替代。本方以之为君,与白术相伍,健脾行气利水,药性平和而又能治疗高度水肿,良方也。张琪亦善用《辨证录》决水汤重用茯苓以治疗肝硬化、糖尿病、肾小球肾炎、肾病综合征高度腹水者,疗效颇佳。决水汤重用茯苓、车前子,取其利水而不伤脾,张琪用此方治疗肾病水肿病例甚多,利水消肿效果甚佳,曾治一糖尿病肾病水肿患者,用此方加海藻软坚利水,下水 30 斤(1 斤＝500g),全身水肿尽消出院。在辨证中注意既无热证又无寒症,从舌脉观察,大便不实,小便不利用此方,重用茯苓 50～100g、车前子 50g、王不留行 30g、红小豆 20g、肉桂 3～5g,加海藻 30g,其效尤佳。

2. 代赭石

代赭石味苦,甘,平,性寒,入肝、胃、心包经。具有平肝镇逆,凉血止血之效。《本草纲目》云"主鬼疰,贼风蛊毒。杀精物恶鬼,腹中毒邪气,女子赤沃漏下,带下百病,产难,胞衣不出,堕胎。养血,除五脏血脉中热,血痹,血瘀,大人、小儿惊气入腹,及阴痿不起。"《圣济经》云"怯则气浮,重则所以镇之。怯者亦惊也。"

代赭石长于降逆,是治疗气逆失降的呃逆、噫气唯一的有效药物,如《伤寒论》之旋覆代赭汤与人参、半夏、甘草、生姜、大枣配伍,治脾胃虚弱,痰浊上逆,噫气不除,兼心下痞硬等症。原方代赭石一两(15～20g),赭石质重量小,张琪用此方代赭石常用到 30～40g 疗效较好。此方治喘气上逆,具有镇逆益气和胃之效,往往有一剂和,二剂定之效,但必须重用代赭石,更以生者为佳,去净杂质砸碎,过大眼筛子即可。肝藏血,喜条达疏通,有因怒气伤肝,肝气上逆之吐血、衄血者必代赭石,以平肝气,伍以凉血止血之剂,如三七、藕节、生地黄、焦栀子、牡丹皮、侧柏叶等,此病多兼胁痛,可用郁金、降香、香附、瓜蒌等气血相互倚依,气顺则血自止。

张琪用代赭石镇肝潜阳,治疗眩晕头痛,肾阴虚肝阳上亢者疗效屡屡。肝阳上亢多属阴虚阳亢,代赭石能使上浮之阳下纳于阴,然必须大补肾阴方能使阳气潜入于阴,故常与生熟地、枸杞、女贞子、玄参等滋肝阴药配伍,使阴平阳秘。

张琪常用此药与龙骨、牡蛎、胆南星、皂角、全蝎、僵蚕、大黄配伍治疗癫痫症。癫痫属于肝风内动,多夹痰热瘀而扰于神明,心主神明,肝火扰于心神,痫病之发作在于心肝二经,肝风内动,痰热随之扰于心神,其病因多由于情志不遂或暴怒惊恐所致,发作即昏不识人,牙关紧闭,口吐涎沫抽搐,移时过后即苏醒,以肝风内动,肝气上冲为主,故必以代赭石为主,镇肝息风,配伍胆南星、皂角以祛痰,大黄以泄热,龙骨、牡蛎镇潜宁心,全蝎、僵蚕息风镇静,张琪多年以来,以此方治疗癫痫疗效颇佳。

张锡纯氏拟有参赭镇气汤,治阴阳两虚,喘逆迫促,有将脱之势,亦治肾虚不摄,冲气上干,致肾气不降作喘闷。药用：

台党参 20g　生赭石 30g　生龙骨 30g　生牡蛎 30g　山芋肉 30g　生山药 25g　生白芍 20g　苏子 10g

水煎服。张琪用此方加减有良效，此类喘息即有肾虚不纳气，又兼胃气不降，纯用补或纯用降皆非所宜，用代赭石以降肾气冲气上逆，开胸膈，又用龙牡、山芋肉、山药补肾摄纳则愈矣。张琪用此方治疗喘息多人，常感张锡纯运用赭石镇冲降逆气，与补肾摄纳配伍之妙。

3. 龙骨

龙骨甘、涩、平，入心、肝、肾经，具有平肝潜阳、镇惊安神、收敛固涩之效。《注解伤寒论》谓："龙骨、牡蛎、铅丹，收敛神气而镇惊。"《本草纲目》云："益肾镇惊，止阴疟，收湿气，脱肛，生肌敛疮。涩可去脱，故成氏云龙骨能收敛浮越之正气，固大肠而镇惊。又主带脉为病。"《医学衷中参西录》谓："凡心中怔忡，多汗淋漓，吐血、衄血，二便下血，遗精白浊，大便滑泻，小便不禁，女子崩带，皆能治之。其性又善利痰，治肺中痰饮咳嗽，咳逆上气；其性微辛，收敛之中仍有开通之力。"

龙骨能平肝潜阳，张琪常配伍牡蛎、白芍、白薇、附子、生姜、大枣等药，用于治疗阴虚肝旺，虚阳浮越所引起头晕目眩、烦躁失眠、潮热汗出等证。其中龙骨、牡蛎平肝潜阳，白芍、白薇敛肝平肝，附子与姜枣引浮越之阳归元。附子治发热汗出令人不解，实际此乃浮阳外越之发热，附子与龙骨、牡蛎合用引热归元。

龙骨有镇惊安神之效，张琪善用张仲景桂枝加龙骨牡蛎汤、柴胡加龙骨牡蛎汤治疗惊悸，发狂、癫痫、怔忡、心神不安、健忘等症，对神经发狂症、强迫症、不寐亦甚灵，有良好疗效，可见龙骨镇惊安神之效。

对于肾虚滑脱，精关不固，症见梦遗滑精、腰膝酸软、头眩耳鸣、自汗等症者，可重用龙骨收敛固摄，张琪常用金锁固精丸，龙骨与芡实、莲子须、牡蛎、山药合用有佳效。龙骨一般用 30～50g，量小效果较差。

妇科崩中带下属于脾虚不统者，症见气短乏力，下血不止，张琪常用归脾汤加龙骨、茜草而即止。张锡纯之清带汤，龙骨、牡蛎、海螵蛸、茜草、山药、白芍、黄芪、生地治赤红带下，月经过多，或过期，持续日久不止亦有佳效。

张琪曾治一位 43 岁妇女，崩中出血不止，某院用止血药无效，建议切除子宫，病人未同意，来中医治疗，投以此方，龙骨 30g、黄芪 30g，连服 5 剂血止而愈。

此外，龙骨又有止尿血功效，多因肾气虚不固，封藏失职而致尿血，症见腰脊酸软，全身乏力，头晕耳鸣，精神困惫，脉弱，舌淡红，可用龙骨收敛固涩止血。张琪常以张锡纯之理血汤化裁治疗慢性肾炎血尿日久不止，症见腰脊酸痛，头晕，倦怠乏力，舌淡，脉弱者有较好疗效。龙骨、牡蛎、海螵蛸、茜草、生山药、阿胶、白头翁，加参三七、地榆、山芋等化裁应用。

4. 山药

山药甘、平，归脾、肺、肾经。《本草纲目》归纳为"益肾气，健脾胃，止泻痢，化痰涎，润皮毛。"五大功效。具有益气养阴，补脾肺肾，固精止带之效。但其药性缓和，常须配伍使用，故《本草正》谓："山药能健脾补虚，滋精固肾，治诸虚百损，疗五劳七伤。其气轻性缓，非堪专任，故补脾肺必主参、术；补肾水必君茱、地；涩带浊须破故同研；固遗泄仗菟丝相济。诸丸固本丸药，亦宜捣末为糊。总之性味柔弱，但可用力佐使。”《神农本草经》谓山药：“主伤中，补虚羸，除寒热邪气，补中益气力，长肌肉，强阴。”故张琪常用之与黄芪、白术配伍，补气健脾，用于治疗重症肌无力；与首乌、生地配伍滋补肝肾之阴，治疗再生障碍性贫血肝肾阴亏，血虚血热型，剂量可用至50g。山药能滋精固肾，张锡纯以其为主药组成理血汤主治“血淋，及溺血、大便下血证之由于热者。”原方重用山药配阿胶补肾脏之虚，针对肾脏因虚生热而导致的诸证。张琪临证常在此基础上配伍生熟地、龟板以增强补肾阴固脱之力，用于治疗慢性肾小球肾炎、慢性肾盂肾炎以血尿为主者，或慢性前列腺炎、乳糜尿等辨证属肾阴亏耗，相火妄动，血不循经而外溢所致者。

5. 乌梅

乌梅酸、涩、平，归肝、脾、肺、大肠经。具有敛肺止咳，涩肠止泻，安蛔止痛，生津止渴之效。《本草纲目》谓：“敛肺涩肠，止久嗽泻痢，反胃噎嗝，蛔厥吐利。”乌梅味酸，既可安蛔，又能止痛，故以乌梅为主药的经方乌梅丸，被后世医家奉为治蛔祖方。然而仅以此作为治蛔专剂，则嫌失之局限。张琪临证善用乌梅丸加味化裁治疗内科多种疾病，均取得较好疗效。如治疗过敏性结肠炎腹痛、久泻久痢等辨证为肝气犯胃、脾虚不运者，以乌梅配伍白芍平肝抑肝；黄连、黄柏苦寒清胃和胃；附子、干姜、桂枝、川椒、细辛温脾肾之阳；党参、当归益气补血而扶正；党参、白术健脾以助运化，又加木香、川朴化滞。

乌梅味酸入肝经，邹澍《本经疏证》谓：“夫肝属木，木得津润，遂畅茂条达，一身之壅塞皆除，其有不津，则气乱为逆，逆于肺则为上气，逆于胃则为烦满，治之以梅，亦直探其源耳。”故张琪临证应用乌梅配半夏治疗顽固性呕吐，表现为长期呕吐不能进食，所吐之皆痰涎黏液，口干渴不能饮，伴有恶寒，手足厥冷，体质异常消瘦，胸中疼热，气上冲心，呕吐不止，四肢厥逆，辨证属肝经热、脾虚寒、寒热错杂者，疗效颇佳。

乌梅具有涩肠止泻之功，张琪自拟方益气补肾固摄合剂借乌梅收涩之性，炒炭配伍五倍子、金樱子、孩儿茶、赤石脂等收敛固涩之品，用于慢性肾小球肾炎、IgA肾病肾阴虚，气虚血失统摄滑脱不止以血尿为主，及不明原因的血尿顽固不止者，多有疗效。

6. 土茯苓

土茯苓甘、淡、平，入肝、肾经，具有清热解毒，除湿祛风之效。《本草纲目》谓：“祛风湿，利关节，治拘挛骨痛。”《本草正义》“土茯苓，利湿去热，能入络，搜剔湿热之蕴毒。其解水银、轻粉毒者，彼以升提收毒上行，而此以渗利下导为务，故专治杨梅毒疮，深入百络，关节疼痛，甚至腐烂，又毒火上行，咽喉痛溃，一切恶症。”

本品淡渗利湿，张琪以之治疗湿痹，利关节颇效，湿痹症状沉重难支，拘急难伸，土茯苓与萆薢、薏苡仁合用有良好疗效。土茯苓治疗痛风亦有效，可降尿酸，张琪治疗痛风与苍术、黄柏配伍，疼痛重者用上中下通用痛风方加土茯苓、萆薢、车前子颇效，土茯苓须重用，常用至30～50g方能有效。

土茯苓又能治泔浊，张琪拟有土茯苓汤：

土茯苓 30～50g　萆薢 20g　车前子 20g　薏苡仁 20g　石莲子 20g　黄柏 15g　芡实 15g

水煎服，每日1剂。

泔浊多因嗜食肥甘饮酒无节，湿热下注肾与膀胱，小便混浊或如米泔水，男性阴囊潮湿，女性带下如注，如兼热者可加败酱草、冬葵子，兼寒者加茴香、干姜、肉桂。

7. 萆薢

萆薢苦、平，入归脾、肾、肝经，具有利湿去浊，祛风除湿之效。《本经》谓："主腰背痛，强骨节，风寒湿周痹，恶疮不瘳，热气。"《本草纲目》："治白浊，茎中痛，痔瘘坏疮。"《正元广利方》谓："疗丈夫腰脚痹缓急，行履不稳者。"《本草图经》："禁食牛肉。"

张琪临床用萆薢治疗痹证偏于湿，症见腰脊酸沉痛，四肢酸重者，与薏苡仁、土茯苓、防己、桂枝合用有良效。如属湿痹兼有肾虚，腰痛肢节沉痛者，可与补肾药合用，如山茱萸、熟地黄、杜仲等。诸家本草皆云萆薢能祛风除湿，张琪根据临床观察此药长于祛湿利筋，用于治疗湿痹有效，而对祛风则无明显效果。张琪常用萆薢与薏苡仁合用，可利湿蠲痹，对痹证有关节积液者效果较好。

萆薢除治疗痹证外，长于治淋浊，尤以治膏淋，多因饮酒无度，嗜食肥甘辛热，湿热下注，气化不利，小便混浊或米泔之淋痛，可用萆薢清利湿浊。如萆薢分清饮为治疗尿浊之良方，组方为萆薢、石菖蒲、益智仁、甘草，有清利湿热，固肾通淋之效，偏于湿盛热轻者为宜；若偏热重者应用程钟龄的萆薢饮：组方为萆薢、文蛤粉、石韦、车前子、茯苓、灯心草，莲子心、石菖蒲、黄柏。原方谓治膏淋，此方治热重湿轻之小便混浊，在原方的基础上加竹叶、瞿麦、薏苡仁，疗效尤佳。张琪在临床中除用上两方偏热偏寒加减化裁治疗外，治疗尿路感染，肾小球肾炎小便泡沫多者，用之亦颇效，但必须重用萆薢 30g 左右，有顽固性肾炎尿蛋白不消，小便多混浊泡沫者，亦有效。

（二）毒药、猛药举隅

毒药，在中医学发展的不同时期，有着不同的含义。毒药曾是一切药物的总称，古人也常以药物偏性的强弱来解释有毒、无毒及毒性大小，故药性峻烈之猛药亦多被视为毒药。现代中医学认为毒药是一类既有药理治病疗疾作用，又有毒副作用，可致毒性损害或引起中毒甚至死亡的中药。张琪对于清代徐灵胎所提倡的"用药如用兵论"深有同感，认为王道之药、中庸之剂虽能补虚强身而常用，但对于顽疾重证，邪气猖獗者，亦须毒烈之药、峻猛之剂斩关夺将，直捣黄龙。

1. 附子

附子味辛、甘，性热，有毒，归心、肾、脾经，有回阳救逆，助阳补火，散寒止痛之效。《本草汇言》谓："附子，回阳气，散阴寒，逐冷痰，通关节之猛药也。诸病真阳不足，虚火上升，咽喉不利，饮食不入，服寒药愈甚者，附子乃命门主药，能入其窟穴而招之，引火归原，则浮游之火自熄矣。凡属阳虚阴极之候，肺肾无热证者，服之有起死之殊功。"《本草正义》云："附子，本是辛温大热，其性善走，故为通行十二经纯阳之要药，外则达皮毛而除表寒，里则达下元而温痼冷，彻内彻外，凡三焦经络，诸脏诸腑，果有真寒，无不可治。"

附子味辛性热善行，为温阳之要药，《内经》谓："阳气者，若天与日，失其所，则折寿而不彰。"以天与日喻人身之阳气，认为阳气是机体生命之本，与摄生延年，防病祛病至关重要。而一身之阳气实根于肾，以肾为水火之宅，肾中阴阳合化，方能构成有益于机体之少火。因此所谓温阳，首先在温补肾阳，同时也包括心阳、脾阳。阳气是人体生命活动的动力，也是机体抗邪之活力。附子能通行十二经，自上而下，出表入里，如配伍得法则可以发挥其中功能。

附子主要温脾肾阳气，对临床表现为手足厥冷，脉沉微，冷汗淋漓，血压下降，舌淡嫩，昏厥等证，即西医之休克，张琪临证之时以四肢厥逆为主的，附子与玉竹、何首乌合用回阳救逆；冷汗，舌淡嫩，昏厥为主加人参；心源性休克则合用龙骨、牡蛎、人参。小儿吐泻，脱水，出现四肢厥冷，口唇青，面㿠白，脉细数，此为亡阳脱水，张琪常用附子、人参、干姜，四逆汤加人参、五味子、山茱萸以回阳救脱，该方用法即药煎好后频频饮之，俟吐利止，手足转温，血压徐徐上升即转危为安。

附子有温中止痛之效，《金匮要略》有附子粳米汤，治疗腹中雷鸣彻痛之症，取附子温中祛寒止痛，配半夏降逆，温脾寒，大枣健脾和中，张琪常用此方治疗寒气攻冲之腹痛甚效。而属于寒积腹痛者，则宜附子与大黄合用。症见便秘腹痛，舌干口燥，腹部寒凉拒按，脉见沉紧，非附子不足以祛寒，非大黄不足以下其积，大黄苦寒荡涤实热，与附子合用则借其荡涤之力下其寒积，此乃中药配伍之妙。附子除温中治疗腹痛外，亦可治疗风寒痹痛。《伤寒论》有桂枝附子汤、桂枝去桂加白术汤、甘草附子汤，皆用附子以治风湿相搏，身体疼痛之症。张琪治疗痹证偏于寒者皆用附子以驱寒止痛，寒热夹杂之痹痛亦用附子与清热药合用，仿桂枝芍药知母汤意，每收佳效。

张琪取真武汤之意常用附子配伍温阳行水之品治疗心力衰竭。北方肺心病的患者较多，而张琪常年治疗肺心病心衰竭，临床表现心悸气短，呼吸困难不能平卧，下肢浮肿，尿少，腹胀，指甲青紫，两颧暗红，畏寒肢冷，脉沉涩或脉沉结，辨证为心阳衰微，予真武汤合生脉饮，加红花、桃仁、丹参活血之品，大多奏效。尤其值得注意的是，此类病人用洋地黄药物虽能纠正心衰竭，但对改善症状不如真武汤显著，服用真武汤后患者体力增加，精神旺盛，此点非洋地黄药之不及所在。

附子配伍益气温阳通络之品治疗心律失常。附子入心脾肾经，温肾行水，强心回阳，张琪除治疗心衰竭配伍活血祛瘀之品外，配益气活血治疗心律失常属于心阳虚衰者亦颇见效。凡心律失常，脉迟无力，舌润，畏寒，有阳虚证出现者，附子与益气活血药配伍，可以纠正，附子扶肾阳又能鼓舞心阳，合参芪益气，丹参、桃仁活血，气旺则血行则可告愈。

附子配桂枝治疗亡阳汗出，《伤寒论》云："太阳病，发汗遂漏不止，其人恶风，小便难，四肢微急，难以屈伸者，桂枝加附子汤主之。"本条为汗多阳虚，营卫失和之证，张琪临证多年观察，凡汗多恶寒属阳虚者，此方用之皆效。

附子与潜阳药治疗低热，阴亏阳气浮越于外，即属内伤发热范畴，症见倦怠乏力，自汗出，头昏气短，舌嫩，脉象虚数。此类发热，用甘温除热法无效，张琪常用龙牡以收敛浮阳，加附子引火归元，加用人参以益气，白薇、银胡、青蒿等以清虚热颇效。

附子配清热利湿之品，如瓜蒌瞿麦丸，清肺热，利膀胱湿热。《金匮要略》云："小便不利者有水气，其人若渴，瓜蒌瞿麦丸主之"。本方以附子温阳化气使津液上升而渴止，水气得化则小便利，更用瓜蒌根清热润肺，肺为水之上源，肺气清则水气下行，瞿麦利小便，茯苓、山药健脾渗湿，与附子合用又有温补脾肾功能，原方治上热下寒之消渴，张琪师其意用附子配伍清热利湿，或甘寒清热之剂，以治涉及脾肺肾功能失调之顽固性水肿，屡收良效，在大队清热利湿或甘寒养阴方中加入附子以温肾助阳，小便利而水肿消。

附子与清热解毒药相伍，如薏苡附子败酱散治疗阳虚寒淋。《金匮要略》薏苡附子败酱散治肠痈，其病机为阳气不足，湿浊停聚，气血壅塞而成痈脓，不可用苦寒下药。本方用附子扶阳助气，败酱草苦寒清热解毒，活血排脓，薏苡仁清热利湿，三药合用治阳虚而痈脓不除。张琪据此意治疗慢性尿路感染，尿化验大量白细胞或伴脓尿，或前列腺炎症见前列腺液大量白细胞，会阴部连尿道胀痛，同时伴有下元虚冷、腰酸痛、恶寒、全身倦怠、脉象沉、舌润，辨证属阳虚兼热邪者，用附子配伍清热解毒药如白花蛇舌草、蒲公英等皆效。

附子配益气活血之品治疗妇女痛经。月经与肾关系密切，肾为先天之本，肾阳温煦，气血得行，血脉通畅，则月经正常，若肾阳不足，寒邪内生，或寒邪独入血室，客于胞宫，血脉运行受阻，不通则痛，故以附子温肾阳，助血脉运行，配伍益气活血之品，养血通脉，则痛经消失而愈。

附子用量依作用不同而异，引火归元则量小，常用 2.5g；温阳则量大，常用 10～30g。因附子有毒，剂量宜从小到大逐渐递增，入汤剂先煎 30～60 分钟。

2. 川乌

川乌味辛、苦，性温，有大毒，归心、脾、肝、肾经。能祛风除湿，散寒止痛。《本草纲目》云："主大风顽痹。"《长沙药解》谓："乌头，温燥下行，其性疏利迅速，开通关腠，驱逐寒湿之力甚捷，凡历节、脚气、寒疝、治积、心腹疼痛之类并有良功。"

张琪常用川乌治疗寒湿偏盛型痹证，症见肢体关节肌肉疼痛，以腰及下肢明显，遇冷则痛剧，如经验方痹五方：

炙川乌 15g　麻黄 15g　赤芍 20g　桂枝 20g　黄芪 20g　干姜 10g　白术 20g　茯苓 20g　甘草 10g

方中川乌散寒温阳止痛，麻黄逐在表之寒邪，两药合用善驱筋骨表里间之寒湿；桂枝温通阳气，除寒湿而祛风；白术、干姜、茯苓健脾温肾散寒化湿，治寒湿弥漫三焦，与炙川乌、麻黄合用，共治表里之寒湿；当归、黄芪益气养血，赤芍活血通络，且凉血解毒，又可制诸药之热燥。此方阴阳气血、内脏外表、正邪补攻兼顾，方精药简，毫不拖沓。川乌止痛力强，经合理配伍，亦可治疗有热象的痛风性关节炎。如张琪经验方加味痛风汤：

制川乌 10g　黄柏 15g　苍术 15g　天南星 15g　防己 10g　威灵仙 10g　羌活 10g　红花 15g　川芎 15g　萆薢 20g　土茯苓 30g　穿山龙 30g　地龙 15g　薏苡仁 30g　金银花 30g　甘草 10g

治疗痛风性关节炎发作期，症见关节红肿灼热，疼痛难当，脉小有数象或滑数，舌紫苔白腻者。方中黄柏、苍术、萆薢、土茯苓、穿山龙、地龙、薏苡仁、金银花、甘草清热利湿、舒筋活络；天南星具有祛痰通络祛风之功，辛开走动，专疏经络；防己为轻宣淡渗之品，能宣通经气；红花、川芎活血化瘀；威灵仙"消痰水，破坚积"，疏通痹阻之经络，畅行凝滞之气血，与清热除湿及活血之品配伍，则奏效更佳，对某些极重之痹证也常收效；制川乌虽为辛温之品，但与诸寒凉药配伍，针对关节疼痛，取其通络止痛之功。

川乌有大毒，故张琪临床应用川乌除注意剂量逐渐增加，常用 10～15g 外，煎服法亦非常重要，常叮嘱患者川乌先煎 60～120 分钟。

3. 半夏

半夏味辛，性温，有毒，归脾、胃、肺经。能燥湿化痰，降逆止呕，消痞散结，外用消肿止痛。《药性论》："消痰涎，开胃健脾，止呕吐，去胸中痰满，下肺气，主咳结。"《医学启源》："治寒痰及形寒饮冷伤肺而咳，大和胃气，除胃寒，进饮食。治太阳痰厥头痛，非此不能除。"《主治秘要》云："燥胃湿，化痰，益脾胃气，消肿散结，除胸中痰涎。"

半夏乃肺脾胃三经主药，其性辛温，辛能散，温能通，故能行散水湿，以涤痰蠲饮，尤对寒痰、风痰最宜。但对燥痰热痰，配伍得当，也有一定的疗效。张琪常用半夏配伍麻黄、射干、干姜、细辛、五味子等组成自拟方加味射干麻黄汤治疗小儿病毒性肺炎辨证属肺脾寒饮者，具有卓效。对于慢性支气管炎、肺气肿感染辨证为脾湿生痰，日久化热，痰热互结之证，或痰饮复感外邪，痰热壅肺，症见喘咳气憋，痰黏稠不易咳出，脉滑，舌苔腻而少津者，常用半夏配伍胆南星、黄芩、鱼腥草等组成加味清气化痰汤治之，疗效颇佳。对于脑梗死、脑出血急性期，重者神志昏迷不醒，全身蒸蒸发热，或兼抽搐，大便不通，脉象弦滑、实数，舌绛红，苔黄燥，辨证为腑实不通，痰热互结者，必须泻下化痰同施，方可奏效。张琪经验方泄热化痰汤：

清半夏 15g　大黄 15g　芒硝 15g（冲）　胆南星 20g　五爪红 15g　黄连 10g　生地黄 25g　玄参 20g　麦冬 20g　枳实 15g　石菖蒲 15g　郁金 15g　黄芩 15g

即以大黄、芒硝泻热通腑，配伍半夏、胆南星、五爪红化痰取效。

半夏长于降气，《血证论》云："半夏辛降之气最甚"，对于气机上逆诸证，多有疗效。张琪临床常用半夏与附子配伍，治疗寒气攻冲之证；用半夏配伍代赭石，治疗肺气上逆之咳喘；配伍柴胡、黄芩，治疗少阳证之呕吐；用半夏配伍干姜、人参，治疗妊娠胃有寒饮之呕吐。

半夏还能开痰散结，是辛开苦降法的重要药物，张琪临床常用半夏泻心汤治疗多种疾病。凡属湿与热交阻，脾胃不和，见胃脘痛、痞满胀，吞酸、反胃呕吐等用之皆有卓效。且以此方化裁，治疗急、慢性肾衰竭，亦获较好疗效。对于急性肾衰竭早期见尿少、尿闭、恶心呕吐、胃脘痞满、大便不通、嘈杂喜冷、口中秽臭、发热口干、虚烦不眠、惊悸不安，舌质红、苔黄腻、脉滑数为主症，辨证为胃气不和，痰热内扰，浊毒内蕴者，多用半夏泻心汤合温胆汤化裁。对于慢性肾衰竭出现小便不通，呕吐不止，脘闷纳呆，少寐烦热，舌苔垢腻或舌紫有瘀斑等症，辨证属湿热内蕴，阻于中焦，常用半夏泻心汤加大黄、草果仁、藿香、苍术、紫苏、陈皮、茵陈等药治之。

张琪半夏常用量为 15～20g。

4. 牵牛子

牵牛子味苦，性寒，有毒。归肺、肾、大肠经。能泻下，逐水，去积，杀虫。《别录》："主下气，疗脚满水肿，除风毒，利小便。"《本草纲目》："牵牛治水气在肺，喘满肿胀，下焦郁遏，腰背胀肿，及大肠风秘、气秘，卓有殊功。但病在血分及脾胃虚弱而痞满者，则不取快一时及常服，暗伤元气也。"

张琪常用牵牛子配伍海藻组成藻朴合剂治疗肝硬化腹水。方中海藻为治疗腹水的有效药物，有软坚散结之作用，用量宜大，一般用 25～50g 为佳。牵牛子苦寒有毒，有泻下作用，逐水消肿，为治肝硬化腹水有效药物，再配合厚朴、槟榔、木香行气利水，诸药合用，相辅相成。但肝硬化腹水病人体质日耗，气血不足，一味攻下则正气不支，故须掌握消补兼施之大法，正邪兼顾方能取效，加入人参、茯苓、白术益气健脾。

张琪还常用牵牛子配伍大黄、甘遂、大戟、芫花，如舟车丸化裁治疗慢性肾病由于脾肾虚损，湿热、瘀血壅结三焦所致，临床症见水肿日久，遍身手足俱胀，面目亦浮，口不渴而皮毛出水，手按其肤如泥，喘息口渴，口干咽干，小便不利，大便秘结，脘腹胀满，舌质红，舌苔白厚，脉象沉数或沉滑有力者。亦用于肝硬化腹水、营养不良性水肿等出现腹水者。其中甘遂、大戟、芫花攻逐胸腹经隧之水，大黄、牵牛子苦寒，荡涤胃肠实热，泻下攻积，共同逐邪从二便分消，其中牵牛子、甘遂、大戟、芫花皆为有毒之品，用量多少根据病人体质强弱以及蓄水轻重程度而定，但是要注意，中病即止，适时减量。临证观察有大量病人，用药之后排出大量水样便，随后小便通利增多，此时再用茯苓导水汤或鳖甲煎丸之类健脾行气、活血化瘀，尿量逐渐增加，腹水也随之逐渐消除。

张琪临床应用牵牛子常用量为 20～30g。

5. 水蛭

水蛭味咸、苦，性平，有小毒。归肝经。能化瘀通络，破血逐瘀。《神农本草经》谓："主逐恶血、瘀血、月闭、破血瘕积聚……利水道。"《医学衷中参西录》："为其味咸，故善入血分；为其原为噬血之物，故善破血；为其气腐，其气味与瘀血相感召，不与新血相感召，故但破瘀而不伤新血。"

张琪常用之治疗慢性肾衰竭中晚期出现瘀血表现者。瘀血即是肾衰竭的病理产物，同时又是一个致病因素，长期作用于机体，使病机复杂。肾病日久，由气及血，肾络痹阻而导致瘀血，正如《医林改错》云："久病入络为血瘀。"水蛭为搜剔化瘀通络的代表药物，能祛瘀生新，且现代药理研究发现，水蛭中含有的水蛭素能阻止凝血酶对纤维蛋白原的作用，阻碍血液凝固，进而改善慢性肾衰竭患者血液高凝状态，延缓病情发展。

张琪亦常用水蛭治疗急性出血性中风(脑出血)。脑内出血不像浅表皮肤或七窍出血易于排出体外，出血即为瘀血，瘀血留内必然为患，或瘀停血阻(邻近组织)，或瘀停水蓄(脑水肿)，或瘀血不去，血不归经，引起再出血。因此虽然是急性出血，但不能简单采用止血之品，必须应用活血祛瘀止血之法。《本草经百种录》云："水蛭最喜食人之血，而性又迟缓善入，迟缓则生血不伤，善入则坚积易破，借其力以攻积久之滞，自有利而无害也。"水蛭能活血祛瘀而不伤新血，为治疗急性脑出血的理想药物，用之多效。

张琪临床用水蛭多入汤剂，常用量为 10g。

6. 细辛

细辛味辛、性温，有小毒。归肺、肾、心经。能祛风散寒，通窍，止痛，温肺化饮。《神农本草经》："主咳逆，头痛脑动，百节拘挛，风湿痹痛，死肌，明目，利九窍。"

细辛辛散温燥，既能外散表寒，又能温肺化饮，张琪常用之与干姜、五味子配伍治疗痰饮喘咳。清代陈修园说："干姜以司肺之辟，五味子以司肺之阖，细辛以发动其阖辟活动之力，小青龙汤中当以此三味药为主，故他药皆可加减，此三味则缺一不可。"

细辛辛温发散，芳香透达，长于解表散寒，祛风止痛，且能散血分之寒邪。张琪对末梢神经炎、雷诺症、下肢静脉炎，症见四肢麻木、寒凉、脉微细、舌润口和者，常用细辛配伍当归、赤芍、桂枝、甘草、王不留行、鸡血藤、黄芪、丹参、石斛、穿山甲等药，组成活络通脉饮，临床颇有疗效。此方正是用了细辛祛风通络止痛之效，如《本草正义》曰："细辛，芳香最烈，故善开结气，宣泄郁滞，而能上达巅顶，通利耳目，旁达百骸，无微不至，内之宣络脉而疏通百节，外之行孔窍而直透肌肤。"

细辛有小毒，如入散剂则用量不宜过大，张琪临床以之入汤剂常用量为 10g。

7. 马钱子

马钱子味苦，性寒，有大毒。归肝、脾经。能散结消肿，通络止痛。《医学衷中参西录》云："开通经络，透达关节之力，远胜于他药。"

张琪认为马钱子活血化瘀、开通经络、透达关节之力，远非其他活血通络药可比，对恢复肌力、强化关节活动有立竿见影之效。故常用炙马钱子治疗脑血管疾患肢体废用者。张琪临证还善用马钱子治疗神经系统疾病，如用马钱子配伍黄芪、丹参、枸杞、玉竹、地龙、党参、白芍治疗肌萎缩侧索硬化症，表现为起始上肢无力，渐渐后臂不能伸直，两前臂及手肌肉萎缩，手不能内旋，不能屈伸，两上肢不能抬起，下肢僵直无力，起步困难者。用马钱子配伍补阳还五汤加味治疗脑型麻痹，中医辨证属五迟五软证。以马钱子配伍虎潜丸、三妙散加减治疗急性脊髓炎症见腰痛、下肢痿软无力，步履困难，甚则瘫痪者。且用此法治疗脊髓蛛网膜炎、脊髓空洞症、周期性瘫痪、癔症性瘫痪皆取得很好疗效。

马钱子有毒，剂量不宜过大，张琪常用炙马钱子末每服0.5g，以汤剂冲服。

8. 大黄

大黄味苦，性寒，归胃、大肠、肝、脾经，具有攻积导滞，清利湿热，泻火凉血，祛瘀解毒之效。《本经》谓："下瘀血，血闭，寒热，破癥瘕积聚，留饮宿食，荡涤肠胃，推陈致新，通利水谷，调中化食，安和五脏。"《药性论》云："主寒热，消食，炼五脏，通女子经候，利水肿，破痰实，冷热积聚，宿食，利大小肠，贴热毒肿，主小儿寒热时疾，烦热，蚀脓，破留血。"

大黄攻积导滞、泻火解毒，临床常用于治疗急性热病阳明腑实证。急性热病过程中，出现潮热、手足濈然汗出，腹满硬痛拒按，喘促心中烦热，目不闭合，甚则脑症状，如谵语直视，循衣摸床，小便数或不利，大便秘结或热结旁流，舌红苔黄燥或老黄甚则苔焦起刺，其脉多沉实或滑数有力。以上皆因燥屎内结，热炽津伤，宜釜底抽薪，用三承气汤化裁，以下其结热燥屎，则诸证可愈。张琪曾治森林脑炎、病毒性脑炎数例，皆出现昏不识人、潮热、大便秘结、腹满拒按、舌质红、苔黄燥甚至抽搐，用大承气汤以大黄为主，配合芒硝，进药后大便下燥屎及污秽黏稠粪便，病人随之而苏醒。在此情况下，用安宫牛黄丸、紫雪丹等清心开窍之药皆无效，因阳明腑实，燥屎内结，不除其燥屎内结热则神志不能清，病必不能痊愈。大黄还常用于治疗胃肠系统疾病，如肠梗阻，尤其外科诊断为麻痹性肠梗阻，西医不能手术者。张琪曾治一患者，为哈尔滨市医科大学附属医院寻求中医会诊，诊时病人正在静脉滴注，饮食不能下咽，呃逆，询其病史，患者多次肠梗阻，多次手术，已肠粘连，不能再手术，此次患者再发肠梗阻，故寻中医诊治。张琪考虑其多次手术，腑气不通，故上为呃逆，下为便秘，为脾胃升降失常所致，先用代赭石止呃逆，再用大承气汤通腑泻浊，即而痊愈。

大黄治疗脑出血，中风入腑闭证（阳闭），突然晕厥不省人事，牙关紧闭，口噤不开，两手握紧，肢体偏废，面赤身热，气粗口臭，大便闭，遗尿不知，躁扰不宁，欲去衣被，舌苔黄燥或黄腻，脉象弦滑或滑数。此属肝阳暴涨，病因病机为平素肥甘无节，聚湿生痰，痰郁化痰，痰郁化热，上扰清窍，阻于舌本，腑实不通，与安宫牛黄丸、醒脑净虽有一定疗效，但腑实不通，则痰热难以祛除，所以必须大黄与豁痰药合用，泄热通腑，清化痰热，以使大便畅通，痰热除，则可转危为安。张琪验方，泄热化痰汤：

大黄15g　黄连10g　生地黄25g　玄参20g　麦冬20g　枳实15g　清半夏15g　胆南星20g　五爪红15g　石菖蒲15g　郁金15g　黄芩15g　芒硝15g(冲)

水煎服。

方中半夏、胆南星、五爪红化痰，黄连、黄芩清热，枳实、郁金、石菖蒲开窍，生地、玄参、麦冬滋阴清热，大黄、芒硝泄热通腑。本病包括脑梗死、脑出血急性期，重者神志昏迷不醒，全身蒸蒸发热，或兼抽搐，大便不通，脉象弦滑、实数，舌绛红，苔黄燥。服上方后，大便通利，下黏秽及燥屎粪便，痰热除，肠中清，则神志随之而苏醒。方中大黄一味苦寒泄热为主药，尤其注意用量足方能取效，用量不足往往达不到泄除热结之目的。张琪治疗此病的经验是，如审证准确，大黄常用至25～40g，大便始得下，更须与芒硝咸寒软坚合用，相互协调，则大便易通，邪热始除，大黄不下加芒硝，大便方通，此硝黄合用之妙。

大黄能泻火凉血，配伍生赭石，治疗吐血、鼻衄，属热感者，胃热上冲，血热妄行，清阳明热而血止，鼻衄血，非血液病，血上攻头痛，脉数有力，如大黄黄芩黄连汤治疗阳明热盛上冲吐血，加生地黄、玄参、赭石，气降则血下行。阳明为多气多血之府，以下行为顺，若阳明热盛，其气上逆，迫血妄行，上溢以致吐血、衄血，甚则如涌泉不止。大黄苦寒泄热降逆，以大黄为主药，直入阳明之腑以降逆上之热。

大黄治疗喘促属于肺热者，如急性呼吸窘迫综合征，临床表现喘促不得卧，呼吸困难，胸满腹胀，大便不通，脉象滑实，舌苔黄燥，此为毒热壅肺，肺失肃降，肺与大肠相表里，大便通，肺气随之肃降下行，否则毒热壅遏，气机不利，血运障碍，从而导致肠麻痹，用通腑泄热之剂，有利于腹胀减轻，膈肌下降，解除肺膨胀，改善肺的通气功能，大黄为首选药物，与枳、朴、葶苈、鱼腥草、黄芩等合用，通腑泄热解毒，大便通，肺气得以下降，哮喘迅即缓解，张琪临证治疗慢性阻塞性肺系疾病，凡见上述脉证者，必用大黄为主，合诸药配伍，可能收到以通为补之效。

大黄与龙骨、牡蛎合用治疗癫痫证，临床表现发作性神志不清，牙关紧闭，四肢抽搐，痰声辘辘，口吐涎沫，脉滑有力，舌苔厚腻，病机为风痰挟热上冲所致，宜清热化痰平肝息风，大黄尤为必须之品。《金匮要略》有风引汤治疗癫痫，其中用金石重镇之品伍以大黄，张琪临证经验，凡痫证表现有热者，必用大黄泻热降逆，伍以平肝息风豁痰之品，方能取效。

9. 石膏

石膏性甘寒，入肺、胃经，功能解肌清热，除烦止渴、清热解毒。《脾胃论》："如食少者，不可用石膏。石膏能去脉数，疾病退，脉数不退者，不可治也。"《本草衍义补遗》："石膏，本阳明经药，阳明主肌肉，其甘也，能缓脾益气，止渴去火，其辛也，能解肌出汗，上行至头，又入手太阴、少阳，而可为三经之主者。研为末，醋研丸如绿豆大，以泻胃火、痰火、食积。"

临床常用于解肌发汗，治疗感冒，包括冬温和春温，表现为壮热头疼，微恶寒，口渴，舌尖红，苔白，少津，脉象浮数等。《神农本草经》谓石膏之"中风寒热……"，乃指风温而言。因风为阳邪，风邪挟温，不同于风寒，初起即壮热头疼，口渴脉浮数，舌尖赤等。治疗此症，银翘、桑菊效皆不显。张琪常用生石膏 50g，加葛根、连翘各 15～20g，一般药后得汗而热退，即所谓"体若燔炭，汗出而散"。

生石膏能清阳明之热，对于足阳明胃经积热，循经上犯所致口疮、齿龈溃烂、牙痛、唇舌溃烂顽固不愈者，张琪常用李东垣之清胃散重用石膏，取效甚捷。

石膏亦可用于清肺定喘，治疗支气管炎、肺气肿并发感染。症见咳嗽痰稠或咳黄痰、身热恶寒、肢节酸痛。此证为表寒里饮挟热，宜小青龙加石膏汤治疗颇效。

石膏能疏风清热治疗风热头痛，症见头痛而胀，甚则头痛如裂，发热恶风，面红目赤，口渴欲饮，便秘溲赤，苔黄，脉浮数。张琪临证常用芎芷石膏汤与银翘散化裁，取方中石膏以清热泻火，菊花、连翘、银花、薄荷辛凉轻解，川芎、白芷、芥穗祛风止痛，若舌红少津可加石斛、花粉以生津止渴；便秘者可加大黄以泻热通腑。石膏亦可疏风清热用以疗热痹。急性风湿之发热，亦是顽固难治之症。《素问・四时刺逆从论》谓之热痹，病机为热邪痹阻关节，或内有蕴热，复感风寒湿邪与热邪搏结而起。临床表现关节热痛，伴有发热口渴，脉数、舌苔燥等证。《金匮要略》有桂枝芍药知母汤，《千金要方》有犀角散等，治疗此类痹症疗效多不满意。张琪常用生石膏 50～70g 配伍防己、秦艽、穿山龙、地龙、贯筋草、牡丹皮等以清热、祛风、活络，疗效颇佳。

石膏能清热解毒，临床常用以治疗热毒入于营血，症见高热面赤、狂躁谵语、全身斑疹密集或斑烂点紫、脉洪大、舌艳红、苔黄燥或舌卷焦黑如烟熏者。张琪常用清瘟败毒饮化裁，重用生石膏加紫草等，以清热凉血解毒。

石膏因有生津止渴之功，故可用于治疗暑温。《金匮要略》谓之暍，“太阳中热者，暍是也。汗出恶寒，身热而渴，白虎加人参汤主之。”此为感受暑热之邪所出现之证候，以汗出发热烦渴为主证。叶天士谓“夏暑发自阳明”即指此类，必以白虎加人参汤主治。生石膏常用至200～400g。张元素谓石膏为治“中暑潮热”之要药，信而有征。

10. 麻黄

麻黄味辛、微苦，性温，归肺、膀胱经。能发汗解表，宣肺平喘，利水消肿。《神农本草经》谓：“主中风，伤寒头痛，温疟，发汗出表，去邪热气，止咳逆上气，除寒热，破癥坚积聚。”

麻黄味辛发散，性温散寒，为治疗伤寒表实证之要药，临床表现为恶寒无汗，发热头痛，脉浮而紧的感冒重症，必用麻黄配伍桂枝开发腠理，发汗解表。如仲景之麻黄汤。张琪临床常用麻黄汤治疗感冒、气管炎等病辨证为寒邪外束，无里热者，症见全身肢节痛、无汗，喘咳痰稀薄而少，咳痰不爽，舌苔白滑、脉浮或浮紧者投用此方，最为合拍。对寒邪束表之身痛，张琪必用麻桂以治之，麻黄辛温驱寒邪外出，桂枝辛温通阳，故麻桂两药为治此类身痛必不可少之主药，而麻黄之用量，应根据病邪之轻重，病者体质之强弱，具体应用，张琪用此药一般成人量为5～15g，量不宜大，过量容易出现心动过速。还有对此药过敏的人，用后心悸气短不能支，甚至出现休克，医者不可不慎。

麻黄辛散苦泄，温通宣畅，入肺经，外能发散风寒，内能开宣肺气，有良好的宣肺平喘之功。张琪治疗慢性气管炎、肺气肿、病毒性肺炎肺心病等临床表现多呈现头身困重，轻度浮肿或浮肿不明显，或全身沉重酸楚者，辨证皆属饮邪在表，阳气不能充达，必用麻桂通阳以驱饮，常用小青龙汤化裁治之，对内饮无表证者亦可应用。但诸药剂量宜小，因其药物，多为辛温燥药，量大则容易化燥伤津。麻黄、干姜、桂枝一般常用量7.5g、细辛3～5g、半夏10g、五味子5g、白芍10g。

对重症感冒、大叶性肺炎、上呼吸道感染、急性支气管炎等表现为烦躁，舌苔白干少津，脉浮数，辨证属外寒里热者，多用麻黄与石膏配伍，麻黄宣肺透邪，石膏清肺中之热，且可制约麻黄之力，俾其发越不致过猛。临床使用时，凡表邪不解，邪热迫肺作喘者皆可用之，不必拘泥于有汗无汗，且两药合用，石膏可监制麻黄之辛温，使辛温之性转为辛凉，则无助热之嫌。但据张琪临床经验，石膏之用量须大于麻黄五倍以上，甚至10倍方能达宣肺清热之效，不然往往达不到药效。

麻黄入肺与膀胱经，能上开肺气，下输膀胱，为宣肺利尿之要药。对于急性肾小球肾炎水肿属于风水病，外症见骨节疼痛，恶风为风邪挟水之证，张琪常用越婢加术汤与麻黄连翘赤小豆汤合用，可收利尿消肿之效。

11. 葶苈子

葶苈子味苦、辛，性大寒，归肺、膀胱经。能泻肺平喘，利水消肿。《神农本草经》谓：“主癥瘕积聚结气，饮食寒热，破坚逐邪，通利水道。”《别录》：“下膀胱水，伏留热气，皮间邪水上出，面目浮肿。”《开宝本草》：“疗肺壅上气咳嗽，定喘促，除胸中痰饮。”

葶苈子苦降辛散，性寒清热，专泻肺中水饮及痰火而平喘咳。张琪常与大黄配伍，治疗急性呼吸窘迫综合征、慢性阻塞性肺系疾病，临床表现喘促不得卧，呼吸困难，胸满腹胀，大便不通，脉象滑实，舌苔黄燥，辨证为痰热壅肺，腑气不通者。毒热壅肺，肺失肃降，肺与大肠相表里，肺气不降，气机不利，血运障碍，从而导致肠麻痹，大便不通，用葶苈子泻肺涤痰，大黄通腑泄热，气机通畅，则哮喘迅即缓解。

葶苈子能泻肺气之壅闭而通调水道，利水消肿。张琪临床常用葶苈子配伍牡蛎、泽泻治疗慢性肾病症见腰以下及膝胫足踝肿甚，阴囊肿大，小便不利，尿色黄赤，舌苔白腻或黄腻，脉沉滑有力，辨证属湿热壅滞下焦、气化失常。水湿泛滥之证。

葶苈子常用量为 10～15g。

（三）对药、群药举隅

张琪临床常用一些行之有效的对药、群药互相配合以增强疗效。对药由两味药物组成，是源于药性"七情"而又有所发展的一种中药特殊配伍方法，群药是以三味或三味以上药物为组合单位的一种药物配伍方法。在四气五味、升降浮沉、归经等理论指导下，或互相增强某一疗效而起到相须相使作用，如黄芪配党参、肉苁蓉配巴戟天；或间接增强某一功效起相辅作用，如大黄配桃仁；或利用相反药性（如寒热、升降、补泻、入气入血）及不同功能的药物相互制约，产生新的功效，如茜草配海螵蛸；或利用归经特性达到定位性治疗效果，如萹蓄配瞿麦。由于疾病的复杂性以及药物自身性味功用限制，应用单味药不能适应复杂的病机，繁多的症状，对药、群药作为较为特殊、复杂的配伍形式，在临床常常取得较好的疗效。

1. 黄芪、党参

黄芪味甘，性微温，归脾、肺经，能补气升阳，益卫固表，利水消肿，托疮生肌。《珍珠囊》一书载："黄芪甘温纯阳，其用有五：补诸虚不足，一也；益元气，二也；壮脾胃，三也；去肌热，四也；排脓止痛，活血生血，内托阴疽，为疮家圣药，五也。"

党参味甘，性平，归脾、肺经，能益气，生津，养血。《本草从新》记载党参"主补中益气，和脾胃，除烦渴，中气微弱，用以调补，甚为平妥"。《本草正义》亦记载党参"健脾运而不燥，滋胃阴而不湿，润肺而不犯寒凉，养血而不偏滋腻，鼓舞清阳，振动中气，而无刚燥之弊"。

黄芪甘温，补气而助阳，党参甘平，补气而益阴，两者配伍，阴阳双补，补中固表，相须而用，补益中气之力更宏。张琪常用此药对治疗以气虚为主的肾小球肾炎蛋白尿。《灵枢・口问》曰："中气不足，溲便为之变。"由于脾气虚弱，升清无权，清气下陷，清浊不分，精微下泄，即可导致蛋白尿。黄芪党参合用能健脾升清，固涩精微，以达到益气滋阴，减少蛋白尿之效。此药对又能补中固表，故对体虚易感之人，具有充实腠理，预防外感之效。

黄芪常用量为 30～50g，党参常用量为 20～25g。气阴两虚之轻证及小儿患者可选用太子参。

2. 巴戟天、肉苁蓉

巴戟天味甘、辛，微温，归肾、肝经，能补肾阳，强筋骨，祛风湿。《本草汇》："巴戟天，为肾经血分之药，盖补助元阳则胃气滋长，诸虚自退，其功可居萆薢、石斛之上。但其性多热，同黄柏、知母则强阴，同苁蓉、锁阳则助阳，贵乎用之之人用热远热，用寒远寒耳。"

肉苁蓉味甘、咸，性温，归肾、大肠经，能补肾阳，益精血，润肠通便。《本草经疏》："肉苁蓉，滋肾补精血之要药，气本微温，相传以为热者误也。甘能除热补中，酸能入肝，咸能滋肾，肾肝为阴，阴气滋长，则五脏之劳热自退，阴茎中寒热痛自愈。肾肝足，则精血日盛，精血盛则多子。妇人癥瘕，病在血分，血盛则行，行则癥瘕自消矣。膀胱虚，则邪客之，得补则邪气自散，腰痛自止。久服则肥健而轻身，益肾肝补精血之效也。"

巴戟天补肾阳，偏入肾经血分，燥性较小。肉苁蓉味甘能补，甘温助阳，质润滋养，咸以入肾,为性质温和的补肾阳、益精血之良药。两者配伍,补肾阳、益精血,治疗肾阳虚证表现为倦怠乏力、腰膝酸软、面色无华、蛋白尿不消、夜尿频多等效果良好。此外两者合用可代替附子,而无燥热之弊,因此,张琪常以之用于肾阴阳两虚诸证。

巴戟天常用量为 20～25g,肉苁蓉常用量为 15～20g。

3. 大黄、草果仁

草果仁味辛,性温,归脾、胃经,能燥湿散寒,除痰截疟。《本草正义》:"草果,辛温燥烈,善除寒湿而温燥中宫,故为脾胃寒湿主药。"《饮膳正要》载草果仁:"治心腹痛,止呕,补胃,下气。"

大黄味苦,性寒,归脾、胃、大肠、肝、心经,能泻下攻积,清热泻火,止血,解毒,活血祛瘀。《医学衷中参西录》:"大黄,味苦、气香、性凉,能入血分,破一切瘀血,为其气香,故兼入气分,少用之亦能调气,治气郁作疼。"《本草正义》:"大黄,迅速善走,直达下焦,深入血分,无坚不破,荡涤积垢,有犁庭扫穴之功。"

草果仁辛散温通、燥烈,在辛开湿浊药中当属首选药物,善除脾胃之寒湿。大黄大苦大寒,既能清解血分热毒,又善泻中下二焦之湿热。慢性肾衰竭氮质潴留湿毒内蕴,非草果仁此辛温燥烈之品不能除,然湿瘀化热又必须伍以大黄以泄热开痞,故张琪常以此药治疗慢性肾衰竭属湿热毒邪壅结者,但应注意用量不宜过大,草果仁常用量为 10～15g,大黄常用量为 5～10g,过量则有燥烈辛散之弊。

慢性肾衰竭中晚期证情复杂,寒热夹杂,虚实并见,故脾肾阳气虚衰者,大便溏,虽有湿浊内阻,亦不可用,以免加重脾肾阳气虚衰,化源匮乏,病情加重。

4. 大黄、桃仁

大黄同上。

桃仁味苦、甘,性平,有小毒。归心、肝、大肠经,能活血祛瘀,润肠通便。《用药心法》:"桃仁,苦以泄滞血,甘以生新血,故凝血须用。又去血中之热。"《本经逢原》:"桃仁,为血瘀血闭之专药。苦以泄滞血,甘以生新血。"《本草经疏》:"桃仁性善破血,散而不收,泻而无补,过用之及用之不得其当,能使血下不止,损伤真阴而害非细。"

大黄泻热开瘀,桃仁活血润燥,两者相伍泻热逐瘀,热除瘀去则血止。对于急性肾小球肾炎、过敏性紫癜性肾炎、IgA 肾病等出现血尿同时兼有小腹满痛,小便赤涩,大便秘结,舌红苔干等,辨证为瘀热互结,血不归经,正气未衰者,张琪常用自拟方桃黄止血汤治疗,方中主药为大黄、桃仁。尤其是对过敏性紫癜性肾炎屡用激素而有瘀热之象者,首选大黄、桃仁,常收到满意效果。

大黄用于凉血止血量不宜大,一般用至 5～10g,量大则易导致腹泻;桃仁常用量为 15～20g。

5. 大黄、甘遂

大黄同上。

甘遂苦、寒,有毒。归肺、肾、大肠经。《神农本草经》谓"主大腹疝瘕,腹满,面目浮肿,留饮宿食,破癥积聚,利水谷道。"《珍珠囊》"味苦气寒,苦性泄,寒胜热,直达水热所结之处,乃泄水之圣药。水结胸中,非此不能除,故仲景大陷胸汤用之,但有毒,不可轻用。"

大黄破瘀,甘遂逐水,此药对为瘀水并除之要药,源于仲景《金匮要略》之大黄甘遂汤。张琪常用此药对治疗肾病综合征、肝硬化腹水、结核性腹膜炎腹水、肝脾肿大、腹壁静脉曲张等"水蛊”、“血蛊”病。此病由于水与血互相影响，相互瘀结，水阻则血不行，血不利则为水。此时若单纯祛瘀，则因蓄水不除压抑脉道，使血行阻滞，终致瘀血难消。单纯逐水则会因瘀血阻碍，津液敷布及排泄受阻，使水瘀互阻而加重，故两者必兼施，方能达到瘀水并除的目的。大黄、甘遂均属峻药，且甘遂有毒，不可轻用，并非一见单腹胀腹水就可用之，必须辨证属于水瘀互阻之实证，且审其体质尚可，形气具实者方可用之，且必须配伍补脾益气之品，正邪兼顾，方能取效。更应注意甘遂有毒，峻药宜从小量开始，人体差异，有人服药 3～5g 即泄水甚多，有人用 10g 才能达到药效。故临床甘遂常用 5～10g。大黄用量 10～15g。甘遂炙法很多，张琪多用醋浸晒干后用微火炒至黄色，不可炒至黑色，黑色则无效，入汤剂。

6. 萹蓄、瞿麦

萹蓄味苦，性微寒，归膀胱经，能利尿通淋，杀虫止痒。《滇南本草》记载萹蓄：“利小便。治五淋白浊，热淋，瘀精涩闭关窍，并治妇人气郁，胃中湿热，或白带之症。”

瞿麦味苦，性寒，归心、小肠、膀胱经，能利尿通淋，活血通经。《本草备要》中云瞿麦能“降心火，利小肠，逐膀胱邪热，为治淋要药。”《本草正》曰：“瞿麦，性滑利，能通小便，降阴火，除五淋，利血脉。”

萹蓄专入膀胱经，善清下焦湿热，瞿麦偏入血分，清血中之热，利小便而导热下行，此药对源于《太平惠民和剂局方》中的八正散，清热泻火，利水通淋，主治湿热淋证。二药均苦寒下行，功善通利，合用则导热下行，增强利水通淋之力。张琪多用此药对治疗湿热蕴结下焦之尿血及泌尿系感染，收到很好的疗效。

萹蓄常用量为 15～20g，瞿麦常用量为 15～20g。

7. 土茯苓、薏苡仁

土茯苓味甘、淡，性平，归肝、胃经，能解毒除湿，通利关节。《本草纲目》谓其“祛风湿，利关节，治拘挛骨痛”。《本草正义》曰：“土茯苓，利湿去热，能入络，搜剔湿热之蕴毒。”

薏苡仁味甘、淡，性微寒，归脾、胃、肺经，能利水渗湿，健脾，除痹，清热排脓。《本草新编》记载：“薏仁最善利水，不至损耗真阴之气，凡湿盛在下身者，最宜用之。”

薏苡仁甘淡微寒，渗利不伤阴，入阳明以养宗筋。土茯苓甘淡渗利，入络以解湿毒，二药配伍既能清热，利湿浊而分清，又能舒利关节。张琪常用此药对治疗肾小球肾炎蛋白尿辨证属湿热伴水肿或关节疼痛或泌尿系感染的患者。此外，该药对于尿酸升高者也有很好地降低尿酸作用，配伍苍术、黄柏更能提高疗效。

此二味药均为甘淡之品，药力较缓，故临床常以量大取效，薏苡仁可用至 20～30g，土茯苓可用至 30～50g。

8. 海藻、夏枯草

海藻味咸，性寒，归肝、肾经，能消痰软坚，利水消肿。《神农本草经》谓海藻：“主瘿瘤气，颈下核，破散结气，痈肿癥瘕坚气，腹中上下鸣，下十二水肿。”《本草纲目》云：“海藻，咸能润下，寒能泄热引水，故能消瘿瘤、结核、阴溃之坚聚，而除浮肿、脚气、留饮、痰气之湿热，使邪气自小便出也。”

夏枯草味苦、辛，性寒。归肝、胆经。能清肝火，散郁结。《神农本草经》谓“主寒热，瘰疬，鼠瘘，头疮，破癥，散瘿结气，脚肿湿痹。”

海藻具有消痰软坚散结、舒郁利水之功，凡癥瘕瘿瘤属于痰核气水壅结者用之皆效，可消散于无形。《千金方》治瘿有效方皆用海藻。张琪常用于治疗水疝、肠粘连、水肿、项下瘿气等。瘿瘤、瘰疬为足厥阴肝经气结，化火生痰而成，夏枯草清热散结，疏通气机，则热清痰消，与海藻相互协同，疗效颇佳。如张琪治疗淋巴结结核、甲状腺硬结、囊肿的经验方瘰瘿内消饮，即是由海藻、夏枯草为主药。

海藻常用量25～30g，夏枯草常用量25～30g。

9. 小蓟、白茅根

小蓟味苦、甘，性凉，归心、肝经，能凉血止血，散瘀解毒消痈。《医学衷中参西录》："鲜小蓟根，性凉濡润，善入血分，最清血分之热，凡咳血、吐血、衄血、二便下血之因热者，服着莫不立愈。"

白茅根味甘，性寒，归肺、胃、膀胱经，能凉血止血，清热利尿。《本草求原》："白茅根，和上下之阳，清脾胃伏热，生肺津以凉血，为热血妄行上下诸失血之要药。"《本草正义》云"白茅根，寒凉而味甚甘，能清血分之热，而不伤于燥，又不黏腻，故凉血而不虑其积瘀，以主吐衄呕血。泄降火逆，其效甚捷。"

小蓟味苦降泄，性凉清热，入血分，不仅能凉血止血，兼能活血解毒，其凉润之性，又善滋阴养血。白茅根味甘性寒，亦入血分，能清血分之热而凉血止血，其性寒降入膀胱经，故善治下部之尿血、血淋。两者相伍，专入血分，导热下行，清热凉血止血之力大增，且不燥不腻，故能凉血止血而无伤阴积瘀之弊。张琪临床常用于治疗肾盂肾炎、膀胱炎、急性肾小球肾炎、过敏性紫癜性肾炎等疾病症见尿血鲜红或尿黄赤，尿道灼热或疼痛，辨证属湿热毒邪蕴结下焦，灼伤血络，迫血妄行者。

小蓟常用量为20～30g，白茅根常用量为20～30g。

10. 金银花、连翘

金银花味甘，性寒，归肺、心、胃经，能清热解毒，疏散风热。《本草正》载："金银花，善于化毒，故治痈疽、肿毒、疮癣、杨梅、风湿诸毒，诚为要药。"《本草纲目》载："一切风湿气，及诸肿毒、痈疽疥癣、杨梅诸恶疮。散热解毒。"

连翘味苦，性微寒，归肺、心、胆经，能清热解毒，消痈散结，疏散风热。《神农本草经》云："主寒热，鼠瘘、瘰疬、痈肿、恶疮、瘿瘤、结热。"《珍珠囊》："连翘之用有三：泻心经客热，一也；去上焦诸热，二也；为疮家圣药，三也。"

金银花质地轻清，升散透达，气味芳香，既清气分之热，且在清热之中又有轻微宣散之功，又能解血分之毒。连翘轻清上浮，善走上焦，泻心火，破血结，散气聚，消痈肿。二药配伍，并走于上，轻清升浮宣散，清解表热，又能入里透营转气，清气凉血，清热解毒，为辛凉解表之首选药物，还能疏通气血，而无伤脾胃。张琪用于治疗上焦风热头痛、咽喉肿痛，或疮毒之症，或肾病蛋白尿、血尿而有热象者。此外亦常用于治疗慢性肾衰竭，常以《医林改错》之解毒活血汤化裁治疗以湿浊毒热入侵血分、血络瘀阻为主者，症见头痛少寐、五心烦热、恶心呕吐、舌光紫无苔或舌有瘀斑、舌下静脉紫暗、脉弦或弦数等，以清热解毒、活血化瘀。

金银花常用剂量为20～30g，连翘常用剂量为20～30g。

11. 茵陈、板蓝根

茵陈味苦，性微寒，归脾、胃、肝、胆经，能清利湿热，利胆退黄。《本草经疏》载："茵陈，其主风湿寒热，邪气热结，黄疸，通身发黄，小便不利及头热，皆湿热在阳明、太阴所生病也。苦寒能燥湿除热，湿热去，则诸证自退矣，除湿散热结之要药也。”《本草正》载：“茵陈，用此者用其利湿逐热，故能通关节，解热滞，疗天行时疾，热狂头痛，利小水。专治黄疸，宜佐栀子。”

板蓝根味苦，性寒，归心、胃经，能清热解毒，凉血利咽。《分类草药性》云：“解诸毒恶疮，散毒去火，捣汁或服或涂。”《本草便读》：“板蓝根即靛青根，其功用性味与靛青叶同，能入肝胃血分，不过清热、解毒、辟疫、杀虫四者而已。但叶主散，根主降，此又同中之异耳。”

茵陈苦泄下降，有除湿清热退黄作用，凡湿热熏蒸而发黄者，多以此药为主，退黄疸，亦能解热降压。板蓝根凉血解毒清热，与茵陈配伍，清热解毒，保肝利胆有降低转氨酶，抗病毒的作用，用于治疗急、慢性肝炎，辨证属肝脾失调、湿热中阻，临床表现为腹胀便溏、食少呕恶、胁痛、或面色晦暗等，乙肝表面抗原及 e-抗原阳性、肝功能转氨酶升高者等颇有效。

茵陈常用剂量为 20～30g，板蓝根常用剂量为 20～30g。需要注意的是，茵陈宜轻煎不宜久煎，一般皆后下，用于解热时浸剂疗效好。

12. 海螵蛸、茜草

海螵蛸味咸、涩，性温。归肝、肾经。能固精止带，收敛止血，制酸止痛，收湿敛疮。《日华子本草》谓：“疗血崩。”《药性论》：“止妇人漏血，主耳聋。”

茜草味苦，性寒，归肝经。能凉血化瘀止血，通经。《日华子本草》谓“止鼻洪，带下，产后血运，乳结，月经不止，肠风，痔瘘，排脓，治疮疖，泄精，尿血，扑损瘀血。”

海螵蛸禀水中阳气，能收敛止血，以收为主；茜草凉血止血，化瘀通经，以行为要。两者配伍，一涩一散，一止一行，动静结合，相反相成，共奏止血不留瘀，活血不耗血之妙。张琪常用两者配伍补肾之山药、阿胶，凉血之白头翁治疗慢性肾炎以血尿为主者，前列腺炎、乳糜尿等之血尿，以及精囊炎症见头昏腰酸、倦怠乏力，五心烦热，或尿色乳白浑浊，尿涩痛时作时止，肉眼血尿或镜下血尿，舌红苔白少津，脉细数。辨证属肾阴亏耗，相火妄动，血不能循经而外溢者。临床亦常与桂枝加龙骨牡蛎汤合用，治疗崩漏辨证属阴阳两虚，营卫不和，冲任不固者。

海螵蛸常用量 15～20g，茜草常用量 10～20g。

13. 甘遂、大戟、芫花

甘遂同上。

大戟味苦、辛，性寒。有毒。归肺、肾、大肠经。能泄水逐饮，消肿散结。《神农本草经》谓：“主蛊毒十二水，腹满急痛，积聚中风。”《本草正》云：“性峻烈，善逐水邪痰涎，泻湿热胀满。”

芫花味辛、苦，性温，有毒。归肺、肾、大肠经。能泄水逐饮，祛痰止咳，杀虫疗疮。《神农本草经》：“主咳逆上气，喉鸣喘。”《本草纲目》：“治水饮痰澼，胁下痛。”

甘遂行经遂之水，芫花泻上焦之水，大戟去脏腑之水。《本草纲目》云：“芫花、甘遂、大戟之性，逐水泄湿，能直达水饮窠囊隐僻之处，但可徐徐之用，取效甚捷，不可过剂，泄人真元也。”三者均为有毒之逐水峻剂，故应用时均宜配伍扶正之品，攻补兼施。如《伤寒论》之十枣汤、《丹溪心法》之舟车丸，皆以甘遂、大戟、芫花攻下逐水。张琪常用十枣汤化裁治疗渗出性胸膜炎积液较重者，用舟车丸改汤剂去轻粉治疗肝硬化腹水（重度）、结核性腹膜炎高度腹水、肾脏病腹水形气俱实之证。

甘遂、大戟、芫花醋浸炒微黄，研末冲服用 2.5～3.5g，入汤剂可用至 5g。用量可根据患者体质强弱及蓄水轻重而定。服药后待二便通利增多后，则改用健脾行气利水之剂调理。

14. 柴胡、黄芩、大黄

柴胡味苦、辛，微寒。归肝、胆经。能疏散退热，疏肝解郁，升阳举陷。《神农本草经》谓："主心腹肠胃结气，饮食积聚，寒热邪气，推陈致新。"

黄芩味苦，性寒。归肺、胃、胆、大肠经。能清热燥湿，泻火解毒，凉血止血，除热安胎。《本草经疏》："黄芩，其性清肃，所以除邪；味苦所以燥湿；阴寒所以胜热，故主诸热。"

大黄同上。

张琪常用三药配伍治疗胃炎、胆囊炎、溃疡病、胆石症、胰腺炎、十二指肠壅积等，症见胃脘胀痛，胁痛灼热，口苦咽干，心烦易怒，吞酸呕吐，便秘尿赤，舌红苔白干，辨证属肝郁邪热内结者。柴胡芳香疏泄，尤善疏散少阳半表半里之邪，且能条达肝气，疏肝解郁，调和气血；黄芩善于清少阳气分之热；大黄既能泻下攻积，又能清热泻火，因此张琪认为大黄为清疏肝经郁火之要药，不论临床便秘与否，皆可用之。

柴胡和解少阳常用量为15～20g；黄芩常用量为10～15g；大黄一般用量为7～10g，与他药同煎，不为导泻，故不后下。

15. 龙胆草、菊花、草决明、钩藤

龙胆草味苦，性寒，归肝、胆、膀胱经。能清热燥湿，泻肝胆火。《用药法象》云："退肝经热邪，除下焦湿热之肿，泻膀胱火。"

菊花味辛、甘、苦，性微寒，归肺、肝经。能疏散风热，平肝明目，清热解毒。《药性论》："治头目风热，风旋倒地，脑骨疼痛，身上一切游风，令消散，利血脉。"《本草便读》："平肝疏肺，清上焦之邪热，治目祛风，益阴滋肾。"

草决明味甘、苦、咸，性微寒。归肝、肾、大肠经。能清肝明目，润肠通便。《本草经疏》："决明子，其味咸平，《别录》益以苦甘微寒而无毒。咸得水气，甘得土气，苦可泄热，平合胃气，寒能益阴泄热，足厥阴肝家正药也。"

钩藤味甘，性微寒。归肝、心包经。能息风止痉，清热平肝。《本草纲目》："大人头旋目眩，平肝风，除心热，小儿内钓腹痛，发斑疹。"

张琪常用上四味药配伍黄芩、生地、川芎、薄荷组成自拟方胆草菊明清肝饮治疗各种疾病辨证为肝火上升或肝郁化热，症见头痛头眩、耳鸣、面红目赤、急躁易怒、舌质红，舌苔黄燥，脉弦数者。其中龙胆草苦涩大寒清泻肝火，《本草正义》："龙胆草，乃足厥阴、少阳之正药，大能泻火，但引以佐使，则诸火皆治。凡肝肾有余之火，皆其所宜"。菊花、草决明、钩藤清热平肝，《本草纲目》："菊花性甘、微寒，具有散风热、平肝明目"、"钩藤手、足厥阴药也。足厥阴主风，手厥阴主火，惊痫眩晕，皆肝风相火之病，钩藤通心包于肝木，风静火息"；黄芩清热；生地、川芎补血养肝，肝为藏血之脏，补血即养肝，泻肝之剂反做补肝之用，寓有战胜抚绥之义。薄荷清利头目。诸药合用，清肝泄热。张琪常用此方治疗高血压患者效佳。若眩晕明显可加代赭石、磁石、珍珠母、龙骨、牡蛎重镇潜阳。

16. 生地、公丁香、枳壳

生地味甘、苦，性寒，归心、肝、肺经。能清热凉血，养阴生津。《本草发挥》："洁古云：生地黄性寒，味苦。凉血补血，补肾水真阴不足，治少阴心热在内。此药大寒，宜斟酌用之，恐损胃气。"

公丁香味辛，性温，归脾、胃、肾经。能温中降逆，散寒止痛，温肾助阳。《本草正》："温中快气。治上焦呃逆，除胃寒泻痢，七情五郁。”

枳壳味苦、辛，性微寒，归脾、胃、大肠经。能破气除痞，化痰消积。《本草经疏》：“枳壳，气味所主，与枳实大略相同。但枳实形小，其气全，其性烈，故善下达；枳壳形大，其气散，其性缓，故其行稍迟，是以能入胸膈肺胃之分及入大肠也。……其主散留结胸膈痰滞，逐水，消胀满，安胃诸证，悉与枳实相同，第其气稍缓耳。”

生地甘寒柔润，能养阴生津，张琪常采用《温病条辨》益胃汤法，用生地滋养胃阴，所谓：“阳明燥土得阴自安。”但养阴之品多滋腻，碍脾之运化，故常用公丁香与之相伍，芳香醒脾，使其滋而不腻，又加枳壳行气和胃。对萎缩性胃炎、肥厚性胃炎、胃及十二指肠溃疡、浅表性胃炎及顽固性胃痛等疾病，症见胃脘痛、口干不思食、腹胀、手足心热、舌红少津、无苔或少苔、脉细数，辨证属胃阴亏耗者，多配伍麦冬、沙参、百合、麦芽、佛手、甘草组成地香醒脾益胃汤治疗，用之多效。

17. 牡蛎、海藻、天花粉

天花粉味甘、微苦，性微寒，归肺、胃经。能清热生津，清肺润燥，解毒消痈。《本草汇言》：“天花粉，退五脏郁热，如心火盛而舌干口燥，肺火盛而咽肿喉痹，脾火盛而口舌齿肿，痰火盛而咳嗽不宁。若肝火之胁胀走注，肾火之骨蒸烦热，或痈疽已溃未溃，而热毒不散，或五疸身目俱黄，而小水若淋若涩，是皆火热郁结所致，唯此剂能开郁结，降痰火，并能治之。”

牡蛎味咸、涩，性微寒，归肝、肾经。能平肝潜阳，软坚散结，收敛固涩。《本草备要》：“咸以软坚化痰，消瘰疬结核，老血痂瘕。涩以收脱，治遗精崩带，止嗽敛汗，固大小肠。”

海藻同上。

海藻咸能润下，使水邪从小便而去；牡蛎咸而走肾，与利水之海藻相伍，则下走水道，软坚而泄水，两者共奏软坚散结行水，清利湿热之功。天花粉味甘性寒，能开郁降火，既能协助牡蛎、海藻软化水结，利水逐饮，更能养阴清热，益胃生津，使水去而津不伤，以奏利尿消肿之功。张琪常用上三味治疗慢性肾病湿浊内停，郁久化热，湿热蕴结，留恋于下焦，导致膀胱气化失司，而见腰以下及膝、胫足、踝皆肿，或阴囊肿大，小便短少而赤、手足烦热，舌红，苔白腻或黄腻，脉滑有力或滑数等症状者。

临床常用量为牡蛎 20～30g，海藻 30～40g，花粉 15～20g。

第十五章　养生防病，贵在守恒有节

张琪被誉为全国名中医，久负盛名，驰誉全国，以生为德，修道敬业，普济含灵之苦，盛名历数十年不减。在多年对生命规律的探索中，对养生之道感悟甚深，并以身践道，将养生之法坚持实践至今，持之以恒，防病于未然。张琪的养生保健不仅方法合宜，且贵在能够坚持不懈地改善体质，润物无声地进行调摄，数十年如一日，因而九十高龄依旧能够坐堂行医，耳聪目明，步履稳健。

大道至简、道不远人。养生之道可以追溯到先贤孔子的“君子有三戒：少之时，血气未定，戒之在色；及其壮也，血气方刚，戒之在斗；及其老也，血气既衰，戒之在得。”张琪时常提起：养生的意识是贯穿于人之一生的——在人的一生中，各式各样的因素都在影响着我们的生命健康，因此，养生必须自始至终地贯穿人生。张琪提出的养生体系非常重视整体养生法。他认为人的一生就是一个整体，养生应当是贯穿于人一生的功课：人在母腹之中时，是影响先天之本强弱的决定性时期，从孕育起，为人父母者就应当高度重视饮食的调和、欲望的节制，以保全精血，造福后代；待生命降临，就应从小儿时开始系统地着手养生，注重摄养，可以起到防微杜渐之功；少年时期，要根据少年的生理特点，节饮食、适寒暑，未病先防，以全其真，一个人如果自恃年纪少壮，气血方刚，劳役放浪过度，就很可能导致百病兼结，命危朝露。因此对疾病的预防要和日常养生保健结合起来，要在年轻健壮时就及早进行养生调摄。保全真元对中年人，同样具有重要意义：人的成年时期是一生中的兴旺阶段，预防伤正对于抗御早衰具有很大意义，通过中年的调养补益，为进入老年期做好准备。老人的生理功能衰退，此时的养生在于顺神养精，调腑和脏，内恤外护。内养精、气、神，外避六淫邪气，保其正气，周流和气，济其衰弱。对于高龄之人，可视其阴阳气血之虚实，有针对性地采取保健措施。根据老年之生理特点，适当锻炼，辅以药养和食养，可达延年益寿之效。张琪的养生之道化先贤之言，简约而不简单，认为要将好的养生之道融入生活当中，守恒有节，这样的养生模式在己可治心、养身、延年，在外可齐家治国。在做到持之以恒之后，才谈得上养生的技术层面问题。

如今资讯发达，流行的养生保健的方法很多而各行其道，那么我们应该如何选择呢？张琪建议：要根据自己各方面的情况，仔细甄别，合理选择。在确定了几种适合自己的养生方式组合之后，就要专一且持之以恒，切忌见异思迁，摇摆不定。因为每一种方法都有自身的规律和系统性，专一精练能强化生命运动的节律，提高生命运动的有序化程度。如同时采用过多的方式方法，一则不能尽善尽美的体现养生康体作用，二则由于养生方法规律不完全相同，互有干扰，反而会影响生命活动的有序化，身体健康水平不可能很好的提高。

印光大师在《净土决疑论》中曾有言道：药无贵贱，中病者良；法无优劣，契机者妙。要想有益健康，就要遵循养生方式的自身客观规律，循序渐进，坚持不懈，不可急于求成，得陇望蜀，方能达到延年益寿，养生致道的目的。

张琪提倡养生生活化，所谓“养生生活化”就是要积极主动地把养生方法糅合到日常生活的每一方面。因为作、息、坐、卧、衣、食、住、行等等，必须符合人体生理特点以及自然和社会的规律，才能给我们的工作、学习和健康带来更多的益处。人生天地间，难免有所喜好，但是，喜好应当适可而止，所谓“多好则专迷不治”，喜好要做到愉悦身心，张弛有度，既不损伤人体，又能愉悦身心，这才符合中庸之道。日常生活中时时处处都可以养生，只要把养生保健的思想深深融合到生活之中，掌握合理的方法，坚持不懈，守恒有节，自然可以养身调益，祛病延年。

一、太上养神，大德有其寿

儒家有言：大德者，必得其寿。作为一代名医，张琪的医德医术是相辅相承，密不可分的。医德是医术发扬的基础，医术是医德的体现方式。医德高尚，医术才为有本之木，有源之水。中医在漫长岁月中形成了源远流长，博大精深的中医药文化，儒家思想是中医文化的重要组成部分。张琪自幼刻苦研习中医典籍，广泛涉猎儒家经典，作为中医药文化重要组成部分的中国传统医德，以及张琪平日研习的儒家思想，对张琪的大医之风和养生心境产生了深远的影响。张琪的儒学修养极为深厚，堪称一代儒医典范。

谈到养生之心境，张琪非常推崇以儒家之“仁心”修养心神，行医做人，以仁为本。古语有云：仁者寿。“仁”者之所以“寿”，是因为“君子爱人”，在处世上自然有“浩然之气”，行谦虚平和、大气为人的处世之道，襟怀旷广，略无滞怀。张琪将“仁恕之道”融入行医修身当中，在治病救人的同时更赋予医学以更广大的道德内涵。

张琪认为“医者仁心”包含两层含义：即医心与医术。中医体系历史悠久，包罗万象，张琪深知医学知识深奥复杂，不易掌握，一旦大意很可能会导致严重的后果，因而坚持行医者必须具备较高的德行，崇尚儒家勤学自省精神，以先贤的学习精神勉励自己。张琪非常欣赏仲景先师“上以疗君亲之疾，下以救贫贱之厄，中以保身长全，以养其生”之理念，以兼济天下的情怀达到尽善尽美的医学境界，全力挽救病人生命。张琪时常与弟子们说：“先知儒理，然后方知医理，为医者须旦夕手不释卷，详加参明，融化机变，印之在心，慧之于目。”

张琪数十年如一日地精研医理，对很多疾病的研究均有极高的成就。行医成为张琪最大的乐趣，张琪的日常生活由临证、读书组成，看似生活很单调，实则内心极充实。因为能为国家做贡献、为人民解疾苦，使他得到了极大的成就感。安宁、愉悦的心境，有所寄托的心灵，是他健康长寿的重要原因。

新中国成立，改革开放以来，党的“中西医并重”政策使中医事业有了飞跃式的发展，老中医受到党的承认，得到了人民的尊重和热爱。张琪欣逢盛世，如鱼得水，能够尽情发挥自己的所长和所爱使他心神愉悦。投身于祖国的医学事业，施治的病人重获健康；指导的研究生和年轻医生在学业、科研与临床上取得飞速进步和突出成就；将自己多年从医经验毫无保留地传授于人……这些都是张琪的最大乐趣。张琪常说，每想到这些，都觉得喜不自胜，意气昂扬，觉也睡得香甜。

现代医学认为人体的生理功能与精神活动是密切相关的，精神因素可以直接影响脏腑阴阳气血的功能活动。张琪曾阐述过这样的观点：一个人如果精神愉快，性格开朗，对人生充满乐观情绪，自然能达到阴阳平和，气血通畅，五脏六腑协调的状态，机体健康。反之，不良的精神状态，会对人体的脏腑功能产生消极作用，使得脏腑的功能失调，气血运行阻滞，抗病能力下降，正气虚弱，引发各种疾病。

张琪数十年如一日勤奋地工作和学习，保持勤动脑，爱思考的习惯。张琪认为“动脑”和“动心”有不同的意义，“动心”则执著起、私欲生，而适当“动脑”会令人保持敏锐的头脑，从事自己认为有意义的工作更是如此。“动脑”而不执著、不掺杂私欲，是养神而非耗神，用“神”方能养“神”，只要不执著过度、殚精竭虑，就能做到张弛有度。多年的中医文化以及儒家思想的熏陶，使张琪形成了一种非常豁达旷然的心境：把淡泊名利，知足常乐作为养生的重要因素，达到内心的安和境界，正所谓“安则物之感我者轻，和则我之应物者顺。外轻内顺，而生理备矣”。

在日常生活和工作中，人们经常会遇到不顺心的事，忧虑不堪，心事重重，这会使身体和心灵受到禁锢，不能相互协调，甚至会损害健康。遇到这种情况首先要学会自我调整，从思想上释放自我，不以外物萦纡我心。张琪常把“不如意事十之八九”这句话挂在嘴边，与同志、朋友、学生、患者交往，都做到以宽厚仁爱之心对待。在张琪的多部医学专著和临床医案相继付梓之后，同行均赞叹张琪将数十年行医经验坦荡相授，不拘于一家一派之桎梏，有君子之风。而张琪却谦逊道“医乃仁术，济世利民之事，是我们老中医义不容辞的职责。其实，限于我自己的水平，只不过沧海一粟罢了，虽然微不足道，但是，这样做既传授了他人，自己也感到欣慰，仍然能从中获得喜悦”。这正是张琪的养生之法：注意自我修养，保持思想高度和心理平衡，达到自身强健还能够奉献社会的目的。

张琪主张养生应注重养心，提倡“养心神、培正气”的养生智慧。所谓“养心神”，就是要注重自我修养的提高和思想境界的提升，以保持良好的精神状态。所谓“培正气”，就是要拥有美与善的心境，高尚优良的品德；具有了高尚优良的品德，才能减轻心灵的负荷、焕发生命的活力。

纵观张琪养心明德之经历，可归结为以下几方面：

（一）勤学乐道，精诚不倦，仁心仁术，医人医己

张琪认为，养身的最好方法首先是勤学，其次是乐道。通过刻苦钻研医术，探索生命规律，在悬壶济世的过程中积累知识，用积累的渊博知识明辨是非，才能领会养生之道，“得道”才能够达到保养身心，益寿延年的目的。张琪正是通过学习，探索出养生体系，才善于保养生命。张琪优良的气质风范，不是先天具有的，而是通过后天的长期学习、修养、积累而来的。

张琪嗜好读书，他时常告诫弟子们：好书相伴左右，聚精会神地读书，你的心灵就远离尘世的喧嚣，进入超凡脱俗的纯净空间。优质的阅读能美化心灵，提高修养，完善自我，延年益寿。“非淡泊无以明志，非宁静无以致远。”只要书册在手，就可以脱离尘世的喧嚣与烦恼，完全沉浸在“淡泊、宁静”的境界之中，远离了世间的狂热与冷酷，淡忘了人间的红尘扰攘与物欲横流。读书，潜下心去读，你便感到心灵澄静自然，寂寞、孤独与郁闷不再侵扰心灵的净土，内心只感到惬意、舒心与享受。读的好书多了，尤其是读经典著作，就能领略绝顶风光，一览众山小。

张琪医德高尚，对患者的疾患感同身受，全心救治。把治愈患者作为自己最大的幸福，因此专心钻研医理，对中医临床和学术研究有一种好之、乐之的钻研精神，全心忘我，以致大道。张琪是一代儒医，儒家思想极大地影响了他，他爱人知人、爱身知己。张琪遇事首先想到的是为对方着想，体谅对方，帮助对方，站在对方的立场思考，将心比心，推己及人。“己欲立而立人，己欲达而达人”，是张琪推崇的儒家“仁”的精神的体现。“大德并得其寿”，有仁爱之心不仅使自己健康长寿，也努力使他人健康长寿。

张琪崇仁修德，白日诊病，夜间读书，遇有疑难病症，遍觅方书，直到思考出解决方案。如今张琪已至鲐背之年，仍然担负着繁重的门诊、科研任务，回家之后，看完新闻联播便投身工作，至今仍然笔耕不辍，他说自己最大的心愿是将毕生所得全都奉献后人，发愤忘食，乐以忘忧，不知老之将至。张琪多年临证，老骥伏枥，医术水平愈发出神入化，得心应手。临床诊病更是他的兴趣所在，能够治愈患者是他最大的快乐。患者们相信他所开的方药，心疗之下，其效愈佳，患者

的良好反应和张琪的治疗能力形成了良性循环。

在年事渐高之后，张琪着手总结自己多年的临证经验，以惠后人，为中医事业继承和发展做出自己的贡献，这种使命感，以及被社会、患者的需要、尊重和感激对张琪来说是极大的精神支持。临证、读书，活到老、学到老，看似忙碌，但这种耗神和养神并不矛盾。一阴一阳谓之道，神要用方能养，只要适度，勿过用即可。

张琪有一颗慈善、仁爱之心，数十年如一日做好事，助人为乐，扶困济贫，给自己精神上带来极大的愉悦、舒坦、充实和宁静。《易经》有"天行健，君子以自强不息。地势坤，君子以厚德载物"之说，"厚德"是保障心理健康进而达到身体健康的重要措施，能够达到身心双修之效。有较高的精神修养，达到内心冲正平和的状态，人的生命活动才是最自然、最健康的。只有在这种状态下，"精神"才能"内守"，"真气"才能"从之"。人体具有极强的自稳定、自组织、自平衡、自修复能力，但前提是不去扰动内心，才能达到五神安和，气血顺畅，所以要学会放弃。"不以物喜，不以己悲"，物我两忘，天人合一方是最好的养生之道。张琪在心境的修养上达到了很高的境界，这是他健康长寿的真正原因。

（二）调畅情志，静心寡欲

张琪的养生体系不但与儒家重德思想相契合，也暗合道家清净思想，《小有经》中有一段这样的养生阐述："少思、少念、少欲、少事、少语、少笑、少愁、少乐、少喜、少怒、少好、好恶。行此十二少，乃养生之都契也。多思则神怠，多念则精散，多欲则智损，多事则形疲，多语则气促，多笑则肝伤，多愁则心慑，多乐则意溢，多喜则忘错昏乱，多怒则百脉不定，多好则专迷不治，多恶则焦煎无宁。此十二多不除，丧生之本也。"

张琪平素沉默寡言、清心节欲，注意制心养生。遇到烦心之事，能耐心控制，从不与人争吵，一直保持着与世无争的态度。张琪时常教导学生："唯宽可以容人，唯厚可以载物。"

张琪的养生之道内容浩瀚，承接儒道两家之长，但可以归纳总结为：要取得"养心神、培正气"的养生效果，在广泛学习的基础上还要有坚定的意志，有恒心，有知足减欲的觉悟，即笃志寡欲。笃志就是坚定志趣，寡欲就是减少欲望。广泛地学习，坚守自己的志趣，多探讨并思考身边有意义的问题，从中培养坚定而淡然的道德品格。对于欲望，张琪认为，欲念是天生就有的，是人类的本能，这无可厚非，但欲念应当有所节制，"多欲则智损，多事则形疲"，只有减少欲念，知足常乐，才能保养纯真的本心，有益健康长寿；反之若放纵自己的欲望，难填欲壑，情感波动剧烈无节，就会丧失仁义礼智信等道德意识，久而久之，情志不得畅达，必然罹患疾病，有损寿元。故要"养心神、培正气"，必须要克服对名利等各种诱惑的欲望和追求。应当尽量保持思想安静无杂念，心灵纯净无污染，始终如一地坚守静而不躁的情绪。少私寡欲，当私心减少了，就能站在更高的层次、更新的角度看问题，放下无谓的固执，这也就降低了无谓的欲念，减轻了不必要的负担，海纳百川，有容乃大；壁立千垂，无欲则刚。这正是养生之极高境界，御心制欲，后能心志笃定；心志笃定，后能心神清静；心神清静，后能心境安宁；心境安宁，后能冷静而全面的思考问题，最终有所斩获。

（三）品德温和宽厚，远七情之扰

凡是与张琪接触过的人无不为他温和宽厚，真心诚意的气质所折服。这一方面是由于张琪久读诗书，湛湛大儒，而且天性颖悟，能由医而悟道，境界既高，对于人世的纷争、不平自可以一笑了之;另一方面也由于张琪深谙医理,懂得七情内伤,损人尤甚的道理,因此自己多有排解,养成一种柔而不弱,韧而不刚的独特气质。

情志因素对人体的影响不容忽视,思想清静能够调神,能够促进人体精气神充盛内守而不散失,保持形神合一的最佳状态,因而能达到抗病的目的。七情郁结,好恶焦煎,患失患得,则人正常的七情会被激化,所谓"七情致病"也就由此而生。所谓七情,指的是喜、怒、忧、思、悲、恐、惊七种情绪变化,是人们对外界事物刺激的情绪以及心理反应。情志影响力量之大,往往比药物对人体的作用更强。情志对脏腑的影响有两个方面,一是直接影响脏腑所藏之神,二是间接影响脏腑的物质层面,是由神至气,而至形质的过程。因为控制七情不当,情绪过甚容易损伤五脏气机及血脉运行,怒伤肝,忧思伤脾,悲伤肺,恐伤肾,惊伤心,喜怒忧思悲恐惊中某一情的太过、太久必然使某一脏腑的气血偏胜或偏衰,又由人体五行相生相克引发一系列的失衡,久而久之,使得脏腑的功能失调,气血运行阻滞,抗病能力下降,正气虚弱,而导致各种疾病。所以张琪非常注重情绪与健康的关系,喜、怒、忧、思、悲、恐、惊,七情过甚是养生之大忌,人不可能没有七情之扰,但要达到康体延寿之功,就要注意调情畅志,使七情在适度的范围之内而不致伤身,保持精神愉快,心情开朗,对人生充满乐观情绪,就能够平和阴阳,通畅气血,协调五脏六腑,机体自然会处于健康状态。

张琪有着大医精诚之心,一心救助患者,把医疾救患当做自己最高的追求。他通晓古今、有着很高的文化素养,在日常生活中温和宽厚,是一位可亲可敬的洵洵长者,与周围的人相处融洽。自然就形成了平和的心态,安宁清静的心神,心理和精神长期处于良好状态,体内气血运行正常,阴阳平衡,神经系统、免疫系统功能调节良好,脏腑功能活动旺盛,没有七情之内伤,所以能够健康长寿,养怡延年。

张琪堪称仁者寿、德者寿的典范。人格境界令人高山仰止,道德水准令人衷心拜服。那种一心为公,忘我无私的境界令他宠辱不惊、心平如镜。修身养志,行止合道,所以能信之坚,守之固。云山苍苍,江水泱泱,医乃明医,儒乃达儒,张琪之德,山高水长。

二、太极养形,动静有其韵

张琪年逾耄耋,骨骼系统健康无恙,行止自如,这与他常年锻炼身体,保持运动有关。张琪认为养生锻炼要根据自己的体质选择合适的锻炼身体的方法,比如慢跑、歌舞、气功、太极拳、八段锦等。他认为,有规律、持之以恒、适度的运动,可以使人体气血流畅,循环旺盛;五脏六腑、皮肉、血脉、筋骨得到充分的营养。尤其脑力劳动者,更应进行体育锻炼。张琪平日锻炼喜静不喜动,偏爱太极拳,注重太极拳的养生作用,勤练不辍,常年通过太极拳健身。张琪也很喜欢散步,重视散步中的"三浴",即光浴、气浴、风浴——每天清晨沐浴着阳光,呼吸着新鲜的空气,迎着扑面的微风,进行有节奏的全身锻炼,既能调和气血,聪耳明目,又能锻炼四肢关节和各个内脏器官。如果不出门,张琪就在屋子里散步,放松心情,调整呼吸,使呼吸深长均匀、气定神安、物我两忘。张琪崇尚华佗的观点:"人欲得劳动,但不当使极。动摇则谷气全消,血脉流通,病不得生,譬如户枢,终不朽也。"

张琪的运动养生之道归结起来主要有以下几个方面:

(一)老有所为,老有所动

张琪能获健康长寿,一个极其重要的原因就是老有所为,精神有所寄托。每日出入于诊室、病房以及学校之间。张琪一生勤奋，鲐背之年仍然忙于医疾救患、钻研学术，他一心救助患者，沉醉于中医学术科研之中，心神愉悦，好之、乐之，因而神得其养；他忙于诊务科研，脑力和体力得到了很好的锻炼，劳而不苦，生活充实，气血和畅得行，谷气得消，养生得法，身体壮健。

张琪的生活正是"形劳而神逸"的最好写照。张琪提倡恬淡安静不等于无所事事，在进行体力活动的同时，也要坚持脑力锻炼——思考、读书，使大脑充分运转，否则大脑将逐渐萎缩，反应也就越来越迟钝了，正所谓用进废退。一天工作下来，有时张琪感觉很累，就坐下来听听京剧，别有一番乐趣。忙碌之后的放松才是真正的放松，这正是古人所说的"反者道之动"，张弛有道才是真正的养生。张琪还提到了坚持脑力锻炼的问题。勤动脑和勤动体一样都是养生中"动"的层面。张琪认为老年人随着年龄的增长，四肢肌肉力量逐渐减弱，而经常运动，可使肌肉纤维变粗而坚韧有力，血管变丰富，血液循环及新陈代谢得到改善，增强人的耐力、速度、灵活性、准确性。但老年人锻炼不可过度，更不宜剧烈，要有一定尺度，循序渐进，尤其是有心脑血管疾病的人，更要注意不可过度运动。适当的体育锻炼能够使血脉流通，气血通畅，关节屈伸滑利，津液运行正常，内生病邪既不容易产生也容易被身体的正气除掉。保持良好运动习惯，疾病的发病率就低，因此张琪提倡根据自身实际情况，选择适当的锻炼方式。

（二）动静相宜，不妄作劳

"生命在于运动"一直流传于日常保健交流之中，"用则进，废则退"生命的价值是通过运动来体现的，生命的快乐也是通过运动来获取的。通过坚持活动和锻炼，可以达到增强和改善体质的目的。但是，张琪认为"动"不可过，动与静应是相辅相成的。

小运动量有利活动筋骨也有益于延年益寿；过度运动则使体内消耗量增加，机体会受损，故运动应适量，不是时间愈久、负荷越大越好。健身运动如此，日常的工作、生活也是如此。张琪告诉我们，"生命在于运动"可以理解为"适度地活动身体，动与静有机结合，有劳有逸地进行劳作。"运动养生的主旨是"神贵静而形贵动"，这也是张琪经常教导学生的一句话。人运动少了就会变得安逸惰懒，所以"动以养形"就特别重要。古语有言：流水不腐，户枢不蠹。人作为一个整体，各脏器是处于恒动状态的，动则气血和畅，内外通达，有助于排除身体的一切隐患。长期过分安逸，则机体气血不畅，气机壅滞，外感易发、内生百病。"静以养神"是储存积蓄的过程，"动以养形"则是内外通达的过程，动静相宜，形劳神逸，则蕴而不滞，通而不伤。形动和神静，这两者是对立统一的，形动有助于神静，动中有静、静中有动，动静互根。两者要相宜、适度、和谐，机体方处于最佳状态。张琪得享九十高龄而身体康健无虞，正是得益于遵循了动静结合这一规律。

张琪认为动静结合，不妄作劳才是养生的核心和长寿的根本。"劳"的程度应根据不同的人，不同的体质，甚至是同一个人在不同的时期、不同状态下而确定。日常小事，不妨多自己处理，这些劳动，能使四体常勤、五脏气血旺盛、关节运动灵活、百脉畅通。但日常活动也不要过度，这个"度"仍应以个人的体质情况而定，做到"无久坐、无久行、无久视、无久听"；反之则会导致"久视伤血、久卧伤气、久坐伤肉、久立伤骨、久行伤筋"。要做到保养生命，适度劳作而不损伤身体，劳与逸的搭配要适宜，既不能太过，也不能不及。勤劳动，持之以恒，常小劳，感觉疲惫即止，劳逸结合，闲散适度方是正道。张琪养生之道在于不损不伤，即使损不至伤也不能不防。在不损伤的前提下，注意养护自身，这才符合养生之法。张琪九十高龄，依然腿脚轻便，精神矍铄，他告诉我们他每日早起锻炼、散步，并且坚持练习太极拳毫不松懈，这对他保持身体健康助益极多，影响颇深。张琪从中年时期就坚持每日早晨练习太极拳，从日常的练习中可以看出张琪功力深厚。“十年动乱”时期，张琪被下放到农村劳动，但他却认为那一段日子他的收获非常大，不但锻炼了他强健的体魄，还教会了他神静的境界，“神静形动才是真正的养生。”

“动”与“静”是养生中相反相成的两个方面。张琪养生经验表明，动和静两个因素都是养生之道不可或缺的，清静养神必须和适度用形结合起来。心无所念，身无所用，浑浑噩噩，绝非养生之道。只有在动静相宜的原则指导下，既清静养神，又适度用身，才符合动静养生之要旨。

（三）传统功法，养身益寿

张琪特别爱打太极拳，从中年时就打拳，一打就是半个世纪。他说，无论练何种功，何时练，练习者必须保持乐观的情绪，收心敛性，消除杂念，达到“凝神一致，专心不移”的精神情境。太极拳、五禽戏、八段锦、老年体操等是以肢体活动为主的外功，以强健筋骨、增加肌力、疏通气血、灵活肢体为主要目的。然而，外功锻炼的前提也都同内功一样，要求心凝神注，摒除杂念。太极拳就是典型的内静外动锻炼法，它既要求练拳者心静，全身放松，用意不用力，又必须动作如流水行云，有拳技的特色，再配合好呼吸，以意导气，“气沉丹田”，才能使静、动、意、气全部默契一体。

太极拳经历了几个世纪的发展，凝结了中国各时期广大练习者的智慧，在技术上、理论上都形成了完整的系统，具有宝贵的养生价值。在练习太极拳时，要求静心用意，用意识引领动作的舒展与完成，将动作与呼吸紧密配合，呼吸要平稳、自然、均匀；动作要中正、安舒、柔和、缓慢、绵绵不断、轻柔自然、连贯协调、虚实分明；身体保持放松、自然、不偏不倚，保持重心稳定；拳招要轻灵沉着、刚柔相济、不浮不僵。太极拳的拳学理论，具有深刻的哲理性。太极拳将老子的《道德经》、《周易》、太极阴阳学说融合于拳学理论，以“道法自然”、“无为而治”、“以柔克刚”、“虚极静笃”以及“阴阳五行”、“天人合一”等古典哲学思想指导拳术法则、招式规范、套路组成、技术要求等，构成了独特的拳学理论。太极拳讲究柔顺，刚柔相济，随机转化，舍己从人，以柔克刚，利于人的心态、心理的调整，增进人们的身心健康。太极拳对松静自然之境界的追求，对于解除精神紧张，提高精神对环境的适应能力具有特殊的功效，讲究保持舒畅的腹式深呼吸，促进内脏的蠕动，能起到调整内脏、提高功能的作用。

太极拳能够增强生命活动力，是一种非常好的有氧运动，它是一种把我国源远流长的拳术、导引术、吐纳术三者结合，加以创新的治病强身、增强体质和延年益寿的体育运动。使意识、呼吸、动作三者密切结合，从而达到调整人体阴阳，疏通经络，和畅气血的目的，使人的生命旺盛，故可使弱者复壮、病者复康，起到增强体质、祛病延年的作用。张琪酷爱太极拳，是一种精神境界完满的外在体现和追求养生长寿的睿智选择。

三、清淡养身，饮食有其真

“安身之本必资于食”，饮食养生是中华民族传统文化的一大瑰宝，也是中医宝库中的一个重要组成部分。中国饮食文化源远流长，溯其源流，大抵滥觞于火的使用以及各种器具的发明，这些为食养创造了物质条件，使人类从原始的茹毛饮血、火耨刀耕阶段中脱离出来；其后，又产生了炒、焖、蒸、炖等多种烹饪方式，开始讲究饮食要色、香、味俱全；进一步，“吃”的要求就不仅局限于满足口腹之欲，开始讲求健康饮食以益寿延年，将饮食逐渐从果腹充饥发展成为一种文化。

吃什么，怎么吃，才能于体有健，于身有益，成了当今百姓最为关注的问题。时常有人询问张琪的食养之术秘诀，以期从张琪口中探知一些神秘的“祖传秘方”，然而张琪每每无以回奉。并非张琪秘而不宣，故弄玄虚，而是他从不认为自己的食养之法有何特别之处。少年之始张琪便沉潜岐黄，在醉心医术的同时，对传统中医理论的深入理解也潜移默化地影响了张琪的食养观念。中医讲求顺应天地四时，遵循阴阳五行、生化收藏的变化规律，对人体进行科学调养，保持生命健康活力，从而达到保养身体、减少疾病、增进健康、延年益寿的目的。因此，细细寻味，张琪的食养虽无秘诀，但却有契合中医养生理论的自己的做法和体会。

张琪谨守《黄帝内经》“食饮有节”和“五谷为养，五果为助，五畜为益，五菜为充”的理论，早午晚三餐基本定时定量，以七八分饱为宜，不多食也不吃零食。饮食口味清淡，菜多肉少，以素为主，但有时也略吃点鱼类、肉类，注重荤素搭配。张琪有饮茶的习惯，且数十年如一。他从不追求考究精致的高档饮食，但求三餐食饮搭配得当，有序有节，节而有度，而更为重要的是他能将这些良好的饮食习惯持之以恒的贯彻执行。

张琪的饮食养生之道主要可归结为如下几个方面：

（一）用药谨慎，食养先行

张琪是中医大家，对于方药之效烂熟于胸，但同时他也深知“药之效，毒为之”之理。因此，无论给患者处方用药，抑或自己用药，张琪都是慎之又慎。

当世之人，往往过于关注自己的身体状况，稍有不适，便四处寻医求药，好像非药不足以愈病。然而很多人忽视了人体的自愈功能，用药愈勤，人体自愈的能力反倒愈有减损，甚至造成小小疾病都得依赖药物方能痊愈的局面。俗语云：“是药三分毒，食之不效，导引不效，方命之药。”此“毒”并非全然指药物的毒理作用，而是说药性有所偏颇。药有偏性，以药性之偏纠正脏腑之偏，是治病之理，但药之偏性同样也容易造成“脏气不平”。曾国藩就曾在《曾子家书》中切切叮嘱子侄：“药虽有利，害亦随之，不可轻服，切嘱。”张琪本仲景所言“人体平和，唯须好将养，勿妄服药。药势偏有所助，令人脏气不平，易受外患。”这与孙思邈“药性刚烈，犹若御兵；兵之猛暴，岂容妄发？”的观念相契合，认为用药如用兵，不可妄投。因此张琪在日常生活中秉承“有是证、用是药”的宗旨，用药十分谨慎。

“夫为医者，当须先洞晓病源，知其所犯，以食治之；食疗不愈，然后命药。”（《千金方・食治》）张琪坚信“有卫生之道，无长生之药”，不是有病就必须得吃药，不应只重药疗，而忽视饮食水谷对人体的影响，因此，张琪平日少用药、慎用药，却注重饮食的调养之功。食养可谓是中华民族文化的一大瑰宝，是中医宝库的一个重要组成部分。孙思邈在《备急千金要方》中关于食治的论述有“食能排邪而安脏腑，悦神爽志以资血气。若能用食平疴释情遣疾者，可谓良工。”可见自古就有以食养为先的思想。

在远古茹毛饮血的时代，人类本能地寻求食物果腹。在对食物长期不断地探索实践过程中，人类发现不同的食物会对人体产生不同的影响，进而引发不同的生理或病理反应。随着经验的不断累积，人们渐渐对食物的不同功效有了简单的“定性认识”，从而产生了对食物与药物的模糊分类，因此便有了中草药的雏形，同时也产生了“药食同源”的思想。《黄帝内经・太素》记载：“空腹食之为食物，患者食之为药物。”古人早已认识到许多中草药可以被作为食物，而我们日常许多食物也具有一定的药物疗效。因此，通过对饮食合理的调配，可以达到防治疾病，调和阴阳，延年益寿的目的。

中医在长期的实践经验中，积累了许多饮食调养的经验，形成了别具特色的饮食养生理论。所谓“养生当论食补，治病当论药攻”，张琪重视食养，但并不教条。他从不追求山珍海味、玉盘珍馐,但却时常强调“五谷杂粮最养人,粗茶淡饭最宜人”。在食物烹调上,多选用蒸、煮等方式,很少吃煎炸食物。食物种类广泛,不偏不挑,虽喜食清淡,以蔬菜为主,但也十分注意荤素搭配。曾有记者与张琪谈起养生之道,张琪诙谐地说:“饮食应该清淡,但也得有点荤腥吧,不然吃起来不香。”五谷杂粮、禽鱼肉蛋中的营养成分都是人类日常生活不可或缺的,应合理搭配应用,以使人获得充足营养。气血调和,则百病不生。反之,偏食则可致人气血阴阳平衡失调,危害身体健康。

自古至今,人们渐渐形成一种“以补为重”的约定俗成的思想,即谈到食养,都认为用人参、冬虫夏草等贵重药品为最好,是补养佳品,却很少考虑自己当下的身体状况如何。张琪却不赞同这种观点。纵观历代帝王将相,几乎无一日不进食补药,然而真正得以长寿者却寥寥无几。“补”并无过,然而关键是要按需进补、恰到好处。张琪认为“以食养身”同样也应该遵循因时、因地、因人制宜的原则。即同一个人在不同的地理环境、生理时期,或随着时间季节的转变以及身体状况的变化,所采用的食养方法应该随之改变;不同的人即便其所处的地理环境、生理时期、时间季节完全相同,所采用的食疗方法也不一定完全相同。这与中医所言三因制宜含义相同,也就是说食养应根据时间、地点以及食用者的具体生理、病理状态,对饮食内容及结构进行相应的调整。中医治病采取“实则泻之”、“虚则补之”、“寒者热之”、“热者寒之”等治疗方法,同样食养也要讲求“审因施食”,以求“补其不足,损其有余”来调节身体气血阴阳平衡。不虚不补,张琪平时很少进补虫草之类的峻补之品,通常仅是根据当下具体情况,相应地调配饮食,应季而不偏颇,均衡而又有所侧重,这样做自然能保证周身气机和调,身强体健。

早春时节,张琪饮食上多以韭菜、小麦等具有清平发散作用的食物为主,酌情加些葱、蒜等佐味,以适应春气升发的特性,同时在此季张琪也喜欢吃些应季的山野菜,既有清热解毒之效,又能佐餐促进食欲。夏季酷暑炎炎,张琪则较多食用清凉消暑的蔬果,诸如冬瓜、黄瓜、绿豆、苦瓜等,而肉类则以凉性的鸭、鱼肉为首选。由于夏日脾胃气机呆钝,常常会感到食欲不振,因此他嘱咐家人以清淡爽口的汤、粥等为主,既清解暑热又易于消化。秋季应肺,气候干燥,而且张琪常常边诊病边为患者和学生讲解,难免言多,常有咽干口燥之感,所以他习惯在秋季多吃些有生津润燥作用的梨,或与蜂蜜、银耳等煮水代茶饮。冬天天寒地冻,尤其地处东北,所以张琪此时尤为注意食物温度,避免凉食。而且适当地多摄入些具有温热性质的肉类,比如牛、羊肉。而像雪里蕻这一类的性温又寻常可见的蔬菜也是冬季他餐桌上常见的菜肴。张琪认为寻常饮食应时而进,使脏腑机体得其所需即达到食养目的,无需大费周章地寻求养生秘方。

(二)食饮有道,按时有节

在食养方面,张琪尤为注意的一点就是顾护脾胃。中医认为脾胃居中焦属土,乃后天之本,为气血化生之源,能将食入的水谷精微化生为气血精津液,并转输周身,滋养五脏六腑、四肢百骸。土厚才能载物,脾胃健旺方能使脏腑功能强盛,脏腑不衰即能颐养天年。因此中医在用药治疗疾病时,往往都会虑及脾胃而辅以食养保护其功能,如医圣张仲景就常于用药后嘱患者以“糜粥自养”,保护胃气。“人以水谷为生,故脾胃为养生之本”,饮食水谷进入人体,脾胃首当其冲发挥功能,所以在日常饮食调养中,注意调理脾胃仍为第一要义,尤其对于老年人而言,更是言简而意深。张琪认为随着年事渐长,脾胃运化功能渐渐衰疲,“大充伤而形不臧;大摄骨枯而血冱”,贪多饱食则易消化不良,少食则又营养不足,因此进食掌握在“充慑之间”,规律有节的饮食则是调理脾胃的切要。

“食能以时,身必无灾”,《吕氏春秋》如是说。按时进餐,规律饮食是维持脾胃功能正常发挥的前提和保障。《黄帝内经》里提到“胃满则肠虚，肠满则胃虚，更虚更满，故气得上下，五脏安定，血脉和利，精神乃居。”可见按时就餐，与人体胃肠虚实更替的生理节律一致，才能够使五脏平和，精神饱满。张琪很少在外应酬，长久以来，一日三餐，有规有律，适时而进，并且主张早餐吃饱，午餐吃好，晚餐吃少。清晨初醒之时，阳气始升，脾胃气机尚未恢复正常，所以早餐以简单清淡为宜，粥食有益，正如李梴所言“晨起食粥，推陈致新，利膈养胃，生津液，令人一日清爽，所补不小。”由于上午的脑体活动量较多，消耗的能量较大，因此午餐需要补充一些富有蛋白质和脂肪的营养丰富的食物，而且可以吃得稍饱一点。晚饭后一般活动较少，应该吃些低热量易消化的食物，而且要少吃，张琪常笑称“晚饭少一口，能活九十九”。由于夜间入睡以后，阳气渐敛，脾胃运化功能随之减弱，如果睡前进食，则不易消化，易于导致脾胃积滞，而衍生他病，因此张琪几乎从不夜间加餐。

如今生活条件越来越好，交通运输越来越便捷，提供给我们的食品越来越多，我们餐桌上的菜品菜式也越来越丰富，在解决基本的温饱问题之后，人们开始对食物的样式和口味有更高的追求。飞禽走兽、煎烤烹炸、冷热酸甜，一旦合于口味，许多人便会不厌其饱，食而无度。“饮食不节，以生百病”，对于不知食宜者，健康都为难事，何谈长寿。自古以来，食饮有节就是中医养生思想中非常重要的一个方面。张琪服膺《黄帝内经》所言“饮食自倍，肠胃乃伤”，认为“节饮自然脾健，少餐必定神安”，因此饮食很有节制，一日三餐基本定量，每餐保持七八分饱即可，既不贪恋美味盛宴，也不嫌弃粗茶淡饭。这种坚持，不仅仅是一种习惯，更是定力的一种体现。

“凡食之道，无饥无饱，是谓五脏之葆。”饮食有节，除了指不应贪图肥甘厚味外，亦指调节饥饱要有法度，不可过饱，同时亦不可过饥，应总以七八分为度，即感觉七八分饱便止食，而感觉七八分饥便进食。虽然节制饮食可以减轻肠胃负担，可以益寿延年，但张琪则认为节食要合理、有道，这方面不可走入误区。节食要有序，要因人而异，要有一个尺度。有的人饭量大，有的人饭量小，因此在饭量上并无固定标准，只要保持七八分饱即可。但不可一谈及饮食有节，便过分限食，如果饥饿太过，同样也会伤及脾胃，而变生其他疾病。张琪说，观察现今不少青年人，为了减肥而采用饥饿疗法，出现脾胃疾患者为数不少，有些甚至出现贫血和营养不良，这是对身体健康的严重损害，切不可效法。张琪的经验是饮食要合理搭配，不应过为偏颇，譬如有些人无肉不欢，顿顿食肉而少吃蔬菜；而有些人认为新鲜蔬菜对人体有益，只吃蔬菜，而主食摄入相对过少，这些都是不健康的饮食习惯，容易诱发多种疾病。张琪提倡：食饮有节，食量八分，食物多样，主副不偏。

除了对食量有节外，张琪也讲求五味的有节。《内经》中说“天食人以五气，地食人以五味”，中医认为五味各入五脏，各有所宜，“若食之不节，必致亏损，孰若食淡谨节之为愈”。张琪平素饮食较为清淡，没有明显的偏嗜。他并非苛求一定要舍弃或戒绝自己所爱的口味，而一味崇尚清淡饮食，他常说一个人能吃到自己喜爱的食物，让心情愉快就是一种养生，但他强调口味的偏嗜应该有度有节，适可而止，过则为害。在平日与患者的交流中，张琪发现许多人口味偏嗜明显，无辣不欢，无甘不快，嗜吃膏粱厚味，贪食黏腻肥美，虽然满足了口腹之欲，却使得百病丛生。每每此时，张琪总会耐心劝导，叮嘱其“谨和五味”对健康的重要性。

（三）茶饮养生，远离烟酒

俗话说“民以食为天，食以水为先”，饮食是维持人类生命存在的基本条件。饮食者，饮在食先，“七分为饮三分为食”，可见水对人体的作用至关重要，是人类的生命之源。张琪每日晨起都会饮一杯温开水或者蜂蜜水，既可以刺激肠道蠕动，防止便秘，又能补充水液的不足，稀释血液，促进循环，迅速恢复清醒，神清气爽。张琪平日也有勤补水的习惯，从不待极渴而饮。

中国有着悠久的茶文化，饮茶品茗既可解村野乡民之渴，又可寄文人雅士之情，可雅可俗，亦饮亦药。茶叶味苦、甘，入心、肺、胃经，中医认为它上可清头目，中可消食滞，下可利小便，能解渴醒神，除烦解毒，实为天然的保健佳品。茶叶中富含茶多酚、儿茶素以及多种维生素等对人体有益的物质，具有降血脂、抗血凝、抗癌、延缓衰老等功效，老年人坚持饮茶对健康大有裨益。张琪习惯在饭后1小时左右喝些淡茶，这一习惯保持已有数十年之久，一来可助消化，二来“可以益思”，提神醒脑，消除疲劳，使思维活跃，这也是张琪长久以来保持精神矍铄的法宝之一。茶叶有不同的品种，制作方法也有多种，因此在性味功效上也有一定的区别，比如用含苞待放的香花窨制而成的花茶，茶香浓烈，有促进阳气生发、振奋精神之功效，春天饮用较为适宜；未经发酵过的绿茶，性味寒凉，清淡爽口，生津止渴效果尤佳，为夏季解暑佳饮；半发酵的乌龙茶，甘鲜馥郁，茶香清爽，有润肤除燥的作用，适宜秋季饮用；经完全发酵的红茶，甘温醇厚，温阳暖胃，冬天饮用最佳。张琪平素喜欢口味清雅、性情平和的碧螺春、普洱等，四季都适宜饮用，但偶尔也会换换口味。

烟酒的危害，众所周知。烟虽有暂时提神之能，但长期吸烟，有毒物质会蓄积于体内，对人体有百害而无一利。酒为五谷之精华，性热质阴，少饮可有温经通脉，舒筋活血之功，未必无益；但多饮不免伤身，容易伤及脾胃、肝胆之气，水湿内停，而生湿生痰。烟酒嗜好无度，可造成湿热内蕴，伤津耗液，不仅伤及脾、肺，久而久之更易于延及肝肾。张琪深知烟酒无度之害，从青年时期就戒烟少酒。多年保持的健康的生活方式是成就张琪养生之路的一块重要的基石。

四、清静养心，作息有其风

日月盈昃，斗转星移；寒来暑往，四季更迭。人居天地间，时时刻刻受到天地自然的影响。道家有言“人法地，地法天，天法道，道法自然。”人体气血的运行、盛衰，脏腑经络的生理功能，都与自然界的变化息息相关，自然界有其节律规则，人体也应相应的调整变化。“阴阳四时者，万物之始终也，死生之本也，逆之则灾害生，从之则苛疾不起，是谓得道。”顺应自然方能得道，行道方能有助正气。张琪深谙中医“人以天地之气生，四时之法成”之奥理，洞察“起居有常”方可“度百岁”而“尽终天年”之要旨，言行视听，坐立寝卧，衣食住行等以顺乎自然、合乎天地为贵，与自然节律和谐一致，并且适时、适量、适度、适宜，唯和唯平，有法有度，自然有益于延年增寿。

现代“时间生物学”与中医这种“天人相应”的理论有着异曲同工之妙。时间生物学是一门研究机体生物节律及其应用的科学，从宏观上探索人的生理以及心理机能随着宇宙运动所形成的四季昼夜等时间节律而调节的机制，主要研究人的生命活动与自然界之间的相互关系，是一门新兴的生命科学领域的交叉性学科。在自然界中，经过长期的进化过程，无论低等动植物，或是高等生物，为了适应自然环境而生存，体内逐渐形成了一个“小宇宙”，几乎其所有生命活动都是按照一定的规律、周期性的运行，与自然界“大宇宙”遥相呼应，这种生命活动现象便被称为生物节律。人的生物节律这种近似时钟的功能，调节机体各组织、各器官、各系统按时运行，表现出与大自然环境周期性变化相似的状态。国内外新近的研究均证实，天文、季节、天气等自然现象对人体的生理功能，心理变化以及疾病的发生发展都会有不同程度的影响。因此如若认清并掌握这种规律，按照这种天然的生物时钟起居作息，久而久之便会形成相对固定的生物周期，体内各器官的功能便会协调一致，并通过调节神经、内分泌系统、免疫系统以及各脏腑功能来支配人的生理、心理行为，便可以使人体的生理、心理功能保持良好的状态，从而延缓衰老，祛病延年。张琪常说人逐渐衰老，乃至于死亡都是符合自然规律的，谁都不可抗拒，我们应该科学对待，泰然处之，顺其自然，不违背自然规律。只有我们善待生命，生命才会善待我们。

张琪作息规律具体表现在以下几个方面：

（一）早晚有时，卧起有方

人的生活节律是在亿万年的进化中逐渐形成的，是中医所讲“天人合一”的最重要的特征。按照生物规律来安排自己的生活，与自然节律和谐统一，才是最自然的生存之道，也是健康的唯一选择。一天之中人体阳气的盛衰与自然界昼夜变化相通，随着自然界阴阳的消长变化出现相应的变化。“阳气尽则卧，阴气尽则寤”，因此睡卧与醒寤也是阴阳交替的结果。《素问·生气通天论》中指出“平旦阳气生，日中而阳气隆，日西而阳气已虚，气门乃闭。”从早上开始人体的阳气渐渐旺盛，在白天运行于外，推动人体的脏腑组织器官进行各种机能活动，与此相适应的是生理功能旺盛，适宜于人从事工作活动，所以白天是学习或工作的最佳时机。夜晚人体的阳气内敛而趋向于里，“阳入于阴”则安寝，生理活动减弱，呼吸变慢，精神活动抑制，有利于机体休息以便恢复精力。因此，人们长期以来形成了“日出而作，日落而息”的生活习惯。人的起居活动应符合这一规律，做到起居有常、活动有度、作息有时，不悖生、不害生，顺应天地自然的气机。唯此，才会增强机体对自然环境的适应能力，预防疾病的发生，而能寿享期颐。

现代医学研究也证实，人体内的生物钟与自然界的昼夜规律相符，按照体内生物钟的规律作息，对机体的健康大有裨益。

古人有“早起者高寿”的说法，我们也会发现，许多长寿的老人具备的一个共同特点就是早睡早起，卧起有时。张琪的睡卧时间非常规律。通常早上 6 点起床，晚上 10 点左右上床睡觉，很少熬夜晚起。俗话说“天有三宝日月星，人有三宝精气神”，中医传统养生学认为“精、气、神”为人之三宝，养生目的即养“精、气、神”。其中神为生命的主宰，所谓“失神者死，得神者生”，神是人体的脏腑功能的外在表现，也是生命活力的体现。“起居有常，养其神也。”人们起居有常，作息规律，顺其自然，就能够保养精神，便会面色红润，双目炯炯，神采奕奕，精力充沛。然而现代许多人晚上不睡，早晨不起，过着昼夜颠倒的生活。东汉医药学家葛洪在著作《抱朴子》中称：“定息失时，伤也。”长期起居无常，作息失度，会使人目光无神，面色萎黄，精神萎靡。天长日久，便会如孔子所言“寝处不时……疾共杀之”，正气渐渐耗散，疾病渐生，伤身折寿。

张琪每天中午都有午睡的习惯。多年以来，张琪通常上午出诊，门诊疑难病人接踵而至，连续诊治往往一坐就是四五个小时，每个病例均要仔细地辨证，同时还要结合病例有针对性地给随诊的研究生进行讲解。一个半天结束，常常会觉得十分疲惫。张琪缓解疲劳、恢复体力最好的办法就是倒头休息，午睡上 1 个小时左右。睡眠是修复日常活动产生的自由基对大脑的损伤，补充大脑营养物质、消除脑疲劳的最佳方式。传统医学认为，晚上子时（即 23 时到凌晨 1 时）为一天中阴气最盛的时候，此时熟睡，最能养阴，睡眠效果最好，睡眠质量最佳。中午午时（即 11 时到 13 时，为日中）阳气最盛，此时称为“合阳”，午时小憩可以养阳。故有“子时大睡，午时小憩”这种睡子午觉之说。

毋庸置疑，午睡对健康有益，不仅可以消除紧张、缓解疲劳，还有利于预防疾病、延年增寿。现代医学也证实，坚持每日午睡可以减少某些疾病的发生。美国科学家通过对近百名心脏病患者以及相应数量的对照组的观察，深入探讨了午睡在预防疾病方面的远期效果。研究发现坚持午睡半小时以上，能够使人的冠状动脉得到充分休息，从而避免心脏病的发作可能。在一些有午睡习惯的国家和地区，其心脑血管病的发病率要比没有午睡习惯的国家低得多。同时也有研究表明，午睡应该平卧，才能使身心都得到放松。经常会有人午休时伏于桌面以打盹替代午睡，这并不可取。虽然同样是午休睡眠，但这种睡眠方式并不利于消除疲劳。因为正常人体处于睡眠状态时，全身肌肉松弛，血液循环减慢，因此头部供血减少。而由于体位关系，坐着午睡时供给大脑的血液更少，所以醒后容易出现头昏、眼花、乏力等一系列大脑缺血缺氧的症状，反而事倍功半。此外由于伏案睡觉会压迫眼球，使得眼压升高，久而久之会使眼球胀大、眼轴增长，形成高度近视，使视力受到损害，得不偿失。可见正确的睡眠方式可以大大提高睡眠质量。

张琪认为人随着年岁的增长，睡眠时间越来越短实属正常，此时睡眠质量就显得尤为重要。他常说做自己喜欢做的事，保持心情愉悦无与伦比，心中喜悦，心里踏实，觉也睡得香甜。张琪的这种"先睡心，后睡眼"的生活态度和方式恰恰是张琪能在鲐背之年享有安稳睡眠和强健体魄的重要原因之一。

（二）四时有别，顺时调摄

春、夏、秋、冬，一年之四季；温、热、凉、寒，四季之温度；生、长、收、藏，四季之特征。自然界的四季交迭更替无疑会直接或间接地影响人体的脏腑、经络、气血等。顺应四时的变化调整衣食起居，以调摄人体阴阳平衡，这也是张琪养生保健的基本原则之一。

"顺四时而适寒暑"。四时寒暑的更替，对人体影响极为显著。若要养生得长寿，必须了解自然界发展变化的规律，自觉地适应四季温、热、凉、寒气候温度的变迁。一年四季的气候变化，也与昼夜交替相似，有它一定的阴阳消长规律，因此呈现春生、夏长、秋收、冬藏的生命规律。《内经》谓"从阴阳则生，逆之则死。"人类应该适应自然界四季阴阳变化规律，同时可以积极利用这一规律来养生保健，可使机体阴阳和顺，生气勃勃，重病不生。因此"顺四时而从阴阳"对于养生保健，亦是非常重要的。

"春三月，此谓发陈。天地俱生，万物以荣，夜卧早起，广步于庭，被发缓形，以使志生，生而勿杀，予而勿夺，赏而勿罚，此春气之应，养生之道也。"（《黄帝内经》）冰雪消融，春回大地，万物复苏，春季，一派欣欣向荣的繁荣景象，此时阳气始萌，有升发之势，因此春天应注意保护人体阳气。

"十年动乱"时期，张琪常清晨到公园参加民间"三浴功"锻炼，这是一项民间流传很久的良好的富有成效的体育锻炼活动。张琪坚持参加这项运动十余年，后来由于年龄渐长，张琪渐渐改习惯为晨起到公园散步。"夜卧早起"，闲庭信步，以迎阳气，助阳气缓缓升发，同时又保证汗出适宜，不至耗伤阳气。另外，春季时分，张琪在衣着上十分注重保暖。民间俗语有言"二月休把棉衣撇，三月还有梨花雪"，可见虽然春天气温渐渐转暖，但往往出现倒春寒等天气现象，冷暖不定，所谓"乍暖还寒时候，最难将息"，因此，春季不可急于脱掉冬衣。特别是老年人，尤应注意保暖，衣物应随着气温的变化而随时增减。

"夏三月，此谓蕃秀。天地气交，万物华实，夜卧早起，无厌于日，使志勿怒，使华英成秀，使气得泄，若所爱在外，此夏气之应，养长之道也。"（《黄帝内经》）夏季天气下降，地气上腾，天地阴阳之气相交，植物开花结实，生长之势旺盛，是天地万物繁茂秀美的时令，是养"长"的季节。此时，作息合于夏季气候的特点，才能使人体正气旺盛，身强体壮。由于夏季昼长夜短，夜间睡眠时间相对缩短，因此夏季时分，午间小憩显得尤为重要。张琪夏季午睡时间常常会略延长二十分钟左右。

夏暑严酷，近凉喜冷乃人之常情，然而不宜过度贪凉。暑天炎热，人体阳气趋于外，汗出较多，腠理疏松，易受邪风，因此有言曰"不得星月下露宿，兼便睡着，使人扇风取凉，一时虽快，风入腠理，其患最深，贪凉兼汗身当月下露卧，多风痹，手足不仁，语言蹇涩，四肢瘫痪。”可见夏天贪凉露宿，容易造成严重的不良后果。现今科技发达，空调电扇普及千家万户。夏日一至，无论气温如何，总以空调制冷为快，殊不知百害丛生。张琪很少以空调纳凉，他认为我们虽不拒绝高科技带来的舒适便利，但也不应该形成依赖。通常情况下，维持屋内空气畅通，多饮水，保持心境的平和安静，就能摆脱暑热的烦恼，所谓“心静自然凉”，大可不必时时依赖空调。

“秋三月，此谓容平。天气以急，地气以明，早卧早起，与鸡俱兴，使志安宁，以缓秋刑，收敛神气，使秋气平，无外其志，使肺气清，此秋气之应，养收之道也”（《黄帝内经》）秋季是万物成熟、收获的季节。此时秋高气爽，金风急劲，阳气渐渐收敛，阴气渐渐强盛。人体也处于阳气收敛，阴精潜藏于内之时，因此中医传统理论认为“春夏养阳，秋冬养阴”。人们的起居调摄应与气候的变化相适应，以保养阴精为主，“以缓秋刑”，避免秋天肃杀之气对人体产生的不良影响。

金秋季节，天气逐渐转凉，早晚温差较大，因此应该注意保暖，但添加衣物不必要过早、过多，如俗语所言“春捂秋冻”，这样可以让机体对外界气温变化有一个循序渐进的适应过程，培养对冬季严寒气候的抵御能力。虽说如此，随着深秋气候逐渐转冷，添衣保暖仍是十分重要的，尤其对于老年人，抵抗力相对较弱，更不应该盲目的“冻”。

“冬三月，此谓闭藏。水冰地坼，无扰乎阳，早卧晚起，必待日光，使志若伏若匿，若有私意，若已有得，去寒就温，无泄皮肤，使气亟夺。此冬气之应，养藏之道也。”（《黄帝内经》）冬月时令，草木凋零，冰冻虫伏。人在此时也应顺从天地而处于闭藏状态，不要扰动阳气。由于冬季昼短夜长，所以应早睡晚起。所谓“早起不在鸡鸣前，晚起不在日出后”，虽说晚起，并非如现代很多人一样睡到日上三竿，只是说可以稍微延长睡眠时间，以等待日光。

身处北国冰城哈尔滨，冬季严寒，因此，温暖衣衾，去寒就温，保暖御寒尤为重要。中医认为“寒从足下起”，张琪冬季注重防寒保暖，尤其注意足部的保暖。也有晚睡前用热水泡脚的习惯。清朝外治法祖师在《理瀹骈文》中道“临卧濯足，三阴皆起于足，指寒又从足心入，濯之所以温阴，而却寒也。”双足在热水的浸泡下，暖意蒸腾，劳乏顿解，困意渐生，泡脚后立即上床睡觉也能获得较好的睡眠效果。双足为足三阴之始，足三阳之终，旁通手之三阴三阳，全身五脏六腑在足部均有相应的穴位。热水泡脚可以刺激足部穴位，能够疏通经络，和调阴阳，有安和五脏的作用。现代医学也认为足部有许多神经末梢感受器，泡脚能有效刺激这些感受器，作用于中枢神经系统，产生调节脏器神经功能、促进血液循环等作用。由此可见，睡前泡脚能够改善循环，消除疲劳，促进睡眠。但是要注意水温不可过高，一来容易烫伤皮肤，二来容易使人汗出过多，损伤体内的阳气。

虽然东北冬天气温低下，冰多路滑，出门锻炼多有不便，但张琪并没有因此而放弃晨起锻炼的习惯，即便在室内也有意识坚持行走半小时左右，达到全身微有汗出的情况，不但使筋骨得以舒展，精神也感到十分惬意舒适。

（三）劳逸有常，不逾法度

张琪善摄生，不仅“卧起有四时之早晚”，而且“兴居有至和之常制”，一劳一逸，一张一弛，常有法度，不逾规矩。

常言道“生命在于运动”，人体脏腑经气的运行有赖于气机的运动。适当的劳作活动，能使气机运行顺畅，有利于气血运行，筋脉强韧，自然能葆有充沛的生命力，从而增强体质，强健体魄，身体也必当康健。正如古语所言“养生之道，常欲小劳”。而适当的休息能够消除疲劳、恢复精力和体力，使人们以更加饱满的精神状态投入工作中。

劳与逸虽相互对立，然而又存在着相互影响、相互协调的辩证统一关系，两者均为人体的生理需要。因此劳而有度，逸而有节，劳逸结合，是养生的又一重要环节。好逸恶劳绝不可取，亦应避免"疲及强所不能堪"。若过逸不劳，气机易于郁滞，气机运动失常则五脏六腑功能、活动衰退，肢体肌肉痿弱无力，因而百病丛生。察当世之事，如《吕氏春秋》之言"出则以车，入则以辇，务以自佚"者大有人在，《内经》所谓"五劳所伤"，其中便有"久卧伤气"、"久坐伤肉"之说，此"命曰招蹶之机"，是为许多疾病的祸源所在，实则为贪逸所致。而"久视伤血"、"久立伤骨"、"久行伤筋"，则劳役太过，耗伤精血，"精用而不已则劳，劳则竭"，精竭形弊是劳伤导致内伤虚损的重要原因。

当代社会，人们工作压力大、生活忙碌紧张，常有有关"过劳死"的报道见诸报端，每当看到报道，张琪总是不免为其扼腕叹息，盖因这些"过劳死"者个个年富力强，精力旺盛，皆为才俊，正待一显身手、大展宏图之际，却因不知节制，过劳过用，以致精血大伤，"百病兼结"，终至猝然离世，可悲可叹！因此张琪总是语重心长地劝告周边的人，要合理的安排工作休息时间，而他自己也是同样多年如一日地实行这一观点。张琪每天上午或于门诊问疾诊病，或于家中整理医案、读患者或同行来信，并亲自回复。出门诊时，常常一坐就是一上午，中途几乎没有休息的时间。于是张琪常在结束一上午的工作后，走到窗前，极目远眺，然后浇浇花、喂喂鸟，闲情养性。如果天气好的话，便会步行一段距离之后再乘车回家。张琪认为许多行业由于其工作的特性，不能随心所欲的自由安排工作或休息时间，那么就应该根据自身工作的特点，寻求一个最为适合的作息方式来调节身心。

所谓"劳"者，不单单指体力劳动，也包含了脑力劳动。科学合理地用脑也是养生保健的重要方面。科学用脑，就是指用脑应该注意劳逸适度。既要勤于动脑，善于思考，同时又要注重对脑的保养，防止疲劳作业。张琪每天午饭后，习惯收看《百家讲坛》节目，一来增广见闻，修身养性，二来又能使疲累半日的头脑得以放松；尔后午睡片刻，醒后淡茶一盏，品茗读报，一上午的倦意顿时烟消云散。下午的时光，张琪每每醉意于古典医籍或医学杂志之中，结合自己的临证所见，屡有所得，常有所悟。"白天临证夜读书"，不断地充实完善自己，勤于思悟医理，正是张琪医术精湛，誉满杏林的原因所在，也是张琪在杖朝之年却依旧保有清晰的思路、活跃的思维的源流。张琪爱听京剧，空闲时间或者略感疲惫时，常选择些京剧名家片段来欣赏，在感受中国传统文化瑰宝魅力的同时，也让自己换换脑筋，放松身心。他主张，人们应该多培养业余爱好，使精神有所寄托。诸如吟诗作对、湖畔垂钓、吹弹歌舞等爱好，亦动亦静，在陶冶情操、怡情养性的同时，又能舒缓疲劳，做到劳逸结合，动静兼修，形神共养，实为养生之要旨。

五、防病养生，智者有其寿

《孔子家语》中有"智者寿"之言。长寿之道亦关乎智慧。智者对事物有独到的见解和分析判断能力，并且能够运用所掌握的知识、结合以往经验，解决问题。《黄帝内经》中有关于上古之人度百岁而不衰的问题的讨论，岐伯这样论述道"其知道者，法于阴阳，合于术数，食饮有节，起居有常，不妄劳作，故能形与神俱，而尽终其天年，度百岁乃去。""知道者"即指有智之人，其学识渊博且见事明智，深谙养生之理，善于运用养生之法，行养生之为，心明志坚，知何当所为、何当所不为，养生有术，故而可尽终寿。而愚者恣意妄为，即便懂养生之理，却漠然视之，不为亦不守，所行颠倒错乱，毫无规律，因此但有中寿，难享天年。智者不仅懂养生之法，而且御养生之术，借此以让其法掷地有声，更好地发挥作用，收获预期的健康长寿的效果。

综观上述张琪的养生之法，行之有术是使其得获良效的重要保障。归纳张琪养生之术，主要体现在以下几点：

（一）扶正避邪，防病于其未

中医“治未病”思想可谓源远流长，早在《黄帝内经》中便提出了“圣人不治已病治未病”的思想，指出高明的医生善于未雨绸缪以“消未起之患”，防患于未然以“治未病之疾”，不待发病，防重于治，“医之于无事之前，不追于既逝之后”。张琪秉持《内经》及仲景之“治未病”思想，思忖经旨，推崇葛洪在《抱朴子》中关于养生防病的思想，即“治身养性，务谨其细”，如果一个人在预防疾病方面能够做到“务谨其细”，从生活细节着眼，“不可以小益为不平而不修，不可以小损为无伤而不防。”见微知著，防微杜渐，以“预防”为养生的宗旨，那么就能达到养形保命，益寿延年的目的。

中医讲究“正气存内，邪不可干；邪之所凑，其气必虚。”所谓正气，即人体脏腑、经络、气血等的正常生理功能的统称，以此为基础，人体能够对外界环境产生适应能力、抗邪能力以及康复能力。而邪气则是伤人致病的直接因素。疾病的发生无不源起于正虚与邪犯，因此防病必然溯其源头，即平日里就要注重扶助正气并规避邪气。保护和增强正气，是使人们更好地适应环境变化，抵抗邪气，维持人体健康的重要手段，而防止邪气侵入致病则是防止疾病发生发展的主要措施。

对疾病的预防与日常的养生保健密不可分。《管子·形势篇》中提到“起居时，饮食节，寒暑适，则身利而寿命益；起居不时，饮食不节，寒暑不适，则形累而寿命损。”张琪认为养生防病从平常生活中的一点一滴做起即可，知损益，“谨其细”，遵循《内经》“法于阴阳，合于术数”，“食饮有节，起居有常，不妄劳作”，“恬淡虚无”，“虚邪贼风避之有时”等要旨，从饮食、起居、作息、心态等方面调摄，增强自我防护意识，近益避损，合乎阴阳自然规律，调养精气，不乖张违逆，有节有度，便可使脏腑功能健旺，经络通畅，气血充足，正气强盛，邪不易近，染病机会自然减少。

有病早治，这也是上医历来遵循的方针之一，也是养生中不可忽视的一部分。“小疾有根柢，忽之当日深”，许多严重的疾病最初都起于小的不适，有些人未及时予以重视，有些人讳疾忌医，这都会贻误病情，最终一发不可收拾，引为大患。张琪在临床时发现，有类似想法做法的患者大有人在，非到病情深重，方知情况险恶，然而此时治疗已是事倍而功半，犹如渴而穿井，斗而铸锥，不免晚矣。因此张琪的养生观念之一便是善于养生之人，应当充分利用食疗、药疗的作用，节慎在未病之前，而就医于已病之后，将疾病尽早地扼杀在萌芽状态。张琪常戏谑地称：“年纪大了，各种毛病都找上门来，这晚年生活就得跟疾病顽抗，斗争到底了。”随着年龄的增长，脏腑功能必将逐渐减退，精气必将逐渐衰竭，一些疾病便不请自来，这如同历史的车轮碾过而不可倒退一样不可避免，养生只能延缓这个过程，却不可阻止它的发生，因此对于疾病要保有一个正确的观念和良好的心态，应该勇敢面对，积极治疗，将其对人体的损害降到最小。

（二）因人而异，着眼于生活

每每出诊或接受访问的时候，总有人问张琪一个相同的问题，那就是“有什么养生的诀窍”。张琪常常笑而不答，并非张琪秘而不宣，而是确无特别之处。

随着人们生活水平的提高，在饱暖无忧的前提下，人们愈加重视生活质量的提升，开始追求养生保健，而林林总总的养生方法也随之应运而生。张琪认为被大家公认的养生方法大多是因袭《黄帝内经》等经典医籍中的传统中医养生理念，在继承中有所发展，可以说都是老祖宗留下来的宝贵财富，因此几乎都是可行的、有效的。然而，这些方法虽好，却绝没有“放之四海而皆准”的“万灵药”，不能人云亦云，要因人而异，根据个人具体情况的不同而有所变化。我的养生方法适合我，但未必适合你，就如同我的衣服，你未必穿着合身舒服一样，所谓“吾之毒药，彼之蜜糖”也。

所以张琪的养生方法都是以传统养生思想为宗旨，但从不拘泥，教条，在不断摸索中选择一种适合自己的生活养生方式。我们身边总是不乏一些为了养生而养生的人，对养生知识理解不够深入，盲目寻找，依猫画虎，刻板的按照他人推荐的食材吃，按照他人的时间安排作息，但常常被折磨得痛苦不已，难以坚持。张琪总是笑着说：“人活一世，如果连自己日常生活都被别人的规矩框起来，那该有多么悲哀。”养生不应该被当做是一种负担、一件不得不去完成的任务，而应该作为自己日常生活中的一个习惯，而融于生活的每个环节中去。这样不勉强，发自内心地做，才是实现保养神形、延年添寿这个养生目标的一个前提保障。

张琪从不刻意强调养生，他认为养生是一种观念，是一种意识，是一种态度，是生活中的一个习惯。衣、食、住、行、坐、卧、起、居皆存养生之理，皆蕴养生之道。张琪提倡养生要着眼于生活，将养生生活化，积极主动地把养生意识融于日常生活各个方面。有一句印度谚语这样说道：“播种行为便收获习惯，播种习惯便收获性格，播种性格便收获命运。”正是平时一些看似无足轻重的生活琐事组成了健康延寿这一攸关性命的大事，因此于生活之中洞察养生的奥笈，培养良好的生活习惯，是张琪养生之法得以收获良效的重要原因。要想将养生生活化，首先必须要充实完善养生知识。

中医养生并不是一门独立的科学，它是脱胎于中医学、国学等中国传统文化，汲取其中的思想精髓而产生的一门学问。因此，提高文化素养，增加文化底蕴，才有利于真正地领会中医养生思想的内涵，培养养生的意识，使其融入思维之中，这样做，就会发现生活中处处都可以养生——比如保持心情愉悦、衣着避寒就温、饮食有节有度、动静相合相宜等；再比如根据身体状况，选用适合自己的药膳药茶、每天步行一段距离上班、睡前醒后摩腹片刻、看电视的时候起身活动肩颈手臂等等。这些都是生活细节，并无特别之处，但要有执行力，做到知行统一，将利于养生的做法落实到日常生活之中，才能做到真正的养生。只有方法导航，却不付诸实际行动，永远到达不了幸福的彼岸。养生并非一个口号。好多人每天信誓旦旦的宣布要开始养生，但总是以忙碌或是劳累为借口，一拖再拖，从未认真施行，缺乏执行力和实践力，这是一种惰性的表现，也是对自己的不负责任。

养生不需要程式化，所谓“道不远人”，养生之道在日常生活中各个环节时时处处都可实现，只要符合人体自身生理特点、合乎自然以及社会的规律，便会为我们的生活和健康带来更多的益处。总之，只要掌握养生思想的精髓，把养生保健的思想深深植根于生活之中，即可起到防病健身，祛病延年的效果。

（三）持之以恒，养生贯终生

恒，乃持久之意。“恒”之为“久”，又有“不已”之意。养生保健不仅要方法合适，而且还需要坚持不懈地努力。冰冻三尺，非一日之寒，滴水石穿，非一日之功，养生是通往长寿之殿唯一的途径，绝不是一蹴而就的，是需要时间的累积和毅力的堆砌。养生之道，贵在持恒不已。张琪常笑称自己的这些养生方法稀松平常，甚至都不足以称为法，但是贵在有恒。持之以恒，且能数十年如一日的坚持不懈，确是一件极其不简单的事，需要莫大的恒心毅力，这也是张琪能得享高寿的重要原因。

参悟养生之理只能说是知其法，而一以贯之才能得其益。古往今来长寿之人莫不明理笃行，保持良好的生活习惯，持之以恒，贯穿终生。持之以恒需要恒心，而恒心的基础则是耐心。正如之前所说，养生寓于生活细节之中，面对这些繁琐的生活小事，有耐心，能以一个平和从容的心态面对和处理，是坚持养生之道的前提。孙思邈被誉为百岁药王，他崇尚养生，通晓养生之术，结合中医学与儒家、道家等思想，自创了"养生 13 法"，即"耳常鼓"、"面常洗"、"头常摇"、"腰常摆"、"腹常揉"、"摄谷道"、"膝常扭"、"常散步"、"脚常搓"、"发常梳"、"目常运"、"齿常叩"、"漱玉津"，并深得其益。常年的坚持是孙思邈能有期颐之寿的原因所在。这些养生动作并不需要借助器材，也不需要耗费大量的时间，在日常生活中，随时随地都可以进行，但还是会有很多人对此嗤之以鼻，嫌其太过繁琐麻烦。事实上，如果没有这份耐心和坚持，也便无需探求养生之术了，因为长寿之路并无捷径，唯需身体力行，坚持不懈。

恒心的动力是信念。无论养生的目的是为了除疾却病，还是为了延年益寿，都需要一个坚定的信念：坚持下去。唐代著名医学家、养生学家孟诜曾留下"日行千步人难老"的诗句，认为自己每日步行是得享高寿的重要因素之一。他以行医采药为业，为百姓诊病数十年，每日"行数里路，采一篓药"，年过 80 还依旧耳聪目明坐堂候诊。由于他坚持日行千步，被当时人称为"孟千步"。他的坚持既源于他对健康长寿的向往，也源自于对普济含灵的执著，正是坚定的信念给予他能够每天坚持的力量，促使他坚持着自己的养生之法。

现代许多人之所以没有恒心，就是因为信念不够坚定，甚至是信念的缺失。对养生抱着一种得过且过的态度，过着"今朝有酒今朝醉"的生活。或者心血来潮便制定养生计划，却一日曝十寒，实施几天便绝口不提；或者仗恃年轻体健，恣意妄为，生活无度无常，认为年龄大了再开始养生也为时不晚。殊不知千里之堤毁于蚁穴，这些错误的观念和做法正在一点一点地透支他们的健康和生命。张琪常说："身体是自己的，如果一个人对自己的身体健康都不负责任，又怎能期盼这样的人对社会有所贡献呢？心怀对自己对他人负责任的态度和信念，养生这点事儿不难做到的。"

实施养生之道，张琪尤为强调"守恒"的重要。建造健康长寿宝殿是人生的一项浩大工程，既要有设计合理的图纸，又要有顽强不息的斗志，从年轻时便着手动工，坚持不懈，终会在晚年时得获正果。

尽管张琪并不自以为养生有道，然吾辈姑且妄自揣测，仰窥大略，简而述之，其"养生之法为有节，养生之术为守恒"。"守恒有节"是张琪养生所追寻的宗旨，也是张琪得享长寿的根本原因所在。大道至简，寥寥四字，却足以令人品咂玩味终生。